KB264928

눌원보건문고 18

지역사회에서의
올바른 건강검진

Screening in Primary Health Care
— Setting Priority with Limited Resources

파울라 A. 브레이브맨
E. 타리모

서울대학교 의과대학
의료관리학교실 옮김

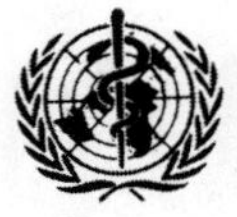
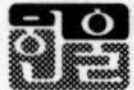

세계보건기구 World Health Organization

　세계보건기구는 국제적인 건강문제와 공중보건에 대해 일차적인 책임을 지는 국제연합의 전문기구이다. 1948년 조직된 이 기구를 통해 약 170개국의 보건의료 전문가들은 서로의 지식과 경험을 교환하고 2000년까지 전인류가 사회경제적으로 생산적인 삶을 영위할 수 있게 하는 건강 수준에 도달할 수 있도록 노력하고 있다.

　세계보건기구는 포괄적인 보건의료 서비스, 질병 예방과 관리, 환경위생 개선, 보건의료인력 개발, 생의학 발전과 보건의료 서비스 연구 조정, 보건사업 기획과 실행을 증진시키고 회원국간의 직접적인 기술협력과 협조망을 구축하는 것을 돕는다.

　이런 폭넓은 분야의 노력에는 회원국 전국민을 포괄하는 일차보건의료체계 개발, 모자보건 증진, 영양실조 개선, 말라리아나 결핵, 나병 같은 전염병 관리, 에이즈 예방과 관리를 위한 전세계적인 전략 조정, 예방할 수 있는 질병에 대한 면역증진활동 강화와 천연두 박멸, 정신건강 증진, 안전한 식수 공급, 모든 범주의 보건인력교육 등의 다양한 활동이 망라되어 있다.

　인류의 더 나은 건강을 위해서는 생물학적 물질, 살충제, 약품에 대한 국제표준 설립, 환경보건 기준 설정, 약품의 일반명 사용 권장, 국제보건규약 관리, 질병과 관련 건강문제의 국제적 통계 분류 개정, 보건통계 정보 수집과 분배 등에 대한 고려 또한 필요하다.

　다양한 세계보건기구 주관 사업에 대해 더 자세한 정보를 얻으려면 세계보건기구의 간행물들을 참고하면 된다.

지역사회에서의 올바른 건강검진

파울라 A. 브레이브맨
미국 캘리포니아 주 샌프란시스코
캘리포니아 대학 가정 및 지역사회의학

Family and Community Medicine
University of California, San Francisco, CA, USA

E. 타리모
스위스 제네바 세계보건기구
보건의료 서비스 강화국

Division of Strengthen of Health Services
World Health Organization,
Geneva, Switzerland

1994
제네바

역자서문

우리나라에서는 다른 어느 나라보다도 건강검진이 성행하고 있다. 아마도 이러한 사실은 과거 우리나라의 주요 건강문제였던 결핵과 기생충을 흉부방사선 집단 촬영과 집단 대변검사로 퇴치한 것에 기인한 것으로 생각된다. 또 작업관련성 질환을 중심으로 시행된 근로자 건강진단사업도 이에 긍정적인 영향을 미쳤을 것이다.

그러나 최근의 상황은 매우 심각하여, 이것이 과거의 성공적인 사례에 기인한 독특한 의료문화라고 보고 지나치기 어려울 정도로 건강검진이 만연하고 있다. 민간병원마다 고가의 건강검진을 병원의 수익을 위한 전략으로 내세우고 있다. 여기에는 의학적으로 조기검진의 효과가 증명되지 않은 항목이 포함되어 막대한 액수의 의료비를 낭비하게 되는 결과를 초래하거나, 개인적으로도 검사의 의미가 없어 검사 결과를 대하는 국민이나 의료인들을 당황하게 만들고 있다. 그리고 반드시 건강상의 효과를 본다고는 할 수 없는 건강진단임에도 불구하고, 이에 접근할 수 없는 국민들에게는 상대적인 박탈감을 안겨주기도 한다. 그런가 하면 임상적·역학적·경제적인 측면에서 우리나라 인구를 대상으로 반드시 실시하여야 하는 항목이 의료보장의 혜택을 전혀 보지 못하기도 한다.

이러한 상황은 비단 민간의료기관에서 실시하고 국민들이 자발적으로 참여하는 건강진단에 국한된 것은 아니다. 이미 수년 전부터 의료보험조합에서는 피보험자를 대상으로 한 건강진단을 실시하고 있다. 또 1995년 제정된 국민건강증진법에 따라, 지방자치단체는 보건소 단위로 질병의 조기발견을 위한 검진 및 처방 사업을 전개하여야 한다. 그러나 아직 어떤 질병에 대하여, 무엇을 목표로, 어떤 항목의 건강진단을 실시하여야 하는가에 대한 합의점이 없는 실정이다. 더욱이 인력과 자원이 한정되어 있는 지역사회에서, 효과적인 질병의 조기발견을 위한 건강진단 전략에 대하여서는 아직 이렇다 할 표준안이 없어 당장 사업을 실시하여야 하는 일선 보건소의 실무 담당자들은 큰 어려움을 겪고 있다.

이러한 배경에서 우리는 1994년에 세계보건기구에서 발간한 『지역사회에서의 올바른 건강검진(*Screening in Primary Health Care: Setting Priorities with Limited Resources*)』을 번역하여 내놓는다. 이 책은 지역사회에서 반드시 실시하여야 하는 질병의 조기발견 항목 뿐 아니라, 자원이 제한된 상황에서 건강진단사업에 필요한 자원과 인력, 고려사항 등을 상세하게 제시하고 있다는 특징을 갖고 있다. 또 연구가 필요한 경우 연구의 우선 순위에 대하여도 권고를 하였다는 점 등 여러 면에서 기존의 추천서보다 실질적인 도움이 되리라 생각한다.

우리는 이 책이 우리나라 보건소와 지역사회 의료기관에서의 주민 건강진단 계획 수립에 도움이 될 수 있기를 바란다. 또 궁극적으로 여기서 제시한 권고안을 근간으로 우리나라의 지역사회 실정에 맞는 과학적이고 효율적인 질병의 조기발견과 검진 항목과 이를 위한 자원과 인력의 표준안이 개발되어 국민들의 건강수준 향상에 기여하기를 바라는 바이다.

1997년 1월
서울의대 의료관리학교실
주임교수 신영수

서문

주민의 건강상태를 개선하는 데 있어 건강증진과 질병예방이 필수적이라는 견해가 점차 확대되고 있다. 예방 서비스를 제공하고 건강한 생활양식을 증진하는 방법은 여러 가지가 있다. 그 중에는 환자/의사의 상호작용에 초점을 맞추고 의사가 진료를 하면서 1차와 2차 예방 서비스를 증진하는 방법이 있다. 이는 무척 요긴한 방법이기는 하지만 주민과 지역사회에 기반을 둔 활동에 의해 보완될 필요가 있다.

본인이 이 주제에 대해 관심을 갖게 된 것은 '정기건강검진에 대한 캐나다 특별조사단(Canadian Task Force on the Periodic Health Examination)'에 참여하면서부터이다. 1970년대 후반에 캐나다에서 구성된 조사단은 임상적 예방에 관한 전 세계의 문헌을 조사하여, 의사와 환자에게 예방활동의 활용법에 관한 권고안을 만드는 임무를 띠고 있었다. 조사단은 현장 연구를 기반으로 예방활동의 효용과 효과를 검토하는 방법론을 개발하였다. 1984년에 미국에서도 비슷한 임무를 가진 예방 서비스 특별조사단이 만들어졌으며, 이 두 조사단은 생산적이며 효과적인 협력을 통해 방법론을 공유하고 각각 독자적인 권고안을 만들었다.

북미에서 개발된 권고안은 다른 나라, 특히 개발도상국에 적용하기 어려운 측면이 있다. 사실, 개발도상국의 건강상황은 선진국과 크게 다르고, 이는 전 세계적으로 보건의료 지출과 보건지표가 큰 차이를 보이는 것으로도 알 수 있다. 그뿐 아니라 여러 개발도상국이 역학적 전환기를 거치고 있어, 감염성 질환의 문제도 심각하지만 심혈관계 질환이나 암과 같은 만성질환의 위협도 나타나고 있다. 개발도상국에서의 예방 서비스에 관한 권고안을 만들 때는 그 나라의 사회적 상황과 건강수준에 맞는 방식으로 이루어져야 한다. 이것은 매우 거대하며 복잡한 과제이다.

이 책은 개발도상국의 상황에 비추어 예방 서비스를 검토하고, 예방 서비스가 중요한 사업이자 정책 이슈라는 점을 고려하여 과학적 증거에 입각한 방법을 통해 예방 서비스의 효용과 효과를 검토하려고 하였으며, 아직까지 이런 시도는 없었다. 저자들은 세계보건기구의 미간행 문서를 비롯하여 입수할 수 있는 문헌을 광범위하게 검토하고, 개발도상국 의사결정자에게 무엇이 필요한가라는 관점에서 출발하여 예방 서비스를 포함하는 일반적인 이슈를 비판적으로 재평가하였다. 저자들은 광범위한 문건을 대량으로 수집하고 조직하여 중요한 세계적인 관심사를 이해하면서 그 문건들을 새로운 관점에서 검토하였다. 따라서 이 책에서는 이전에 충분히 검토되지 않았던 여러 가정들에 의문을 제기하고, 유용한 틀을 제안하고 있다.

저자들은 어려운 과제를 훌륭하게 수행하였다. 이 책을 출발점으로 삼아, 개발도상국에서 제공되는 예방 서비스를 진지하게 검토하는 역동적인 여정이 시작된다고 볼 수 있다. 사실 앞으로 여기서 검토된 생각과 접근법들을 더 개발하고 특수한 조건하에서 철저히 시험하여, 특수한 상황에 맞는 특수한 권고안으로 다시 만들 필요가 있다.

이 책은 개발도상국의 예방에 대해 단정적으로 주장하지는 않지만 여러 단계에서 전개되어야 할 광범위한 과정을 밝히는 역할을 하였다. 이 책은 개발도상국에 적용되는 만큼 임상적인 예방활동과 지역사회에 기반을 둔 예방활동의 효용과 효과를 측정하며 또 예방활동을 확대하고자 하는 사람들이 사용할 만한 지침서라고 할 수 있다.

국제적·국가적·지역적 수준의 운영자들이 자신들이 시행할 수 있는 활동을 개략적으로 파악하고자 할 때도 이 책을 참고자료로 사용할 수 있을 것이다.

과학적인 증거를 기반으로 정책을 결정하는 과정은 매우 어려운 일이지만, 이런 과정을 거쳐 정책을 결정하고자 하는 것은 매우 바람직한 일이다. 이 책은 개발도상국을 위한 기술평가이자 예방분야에 적용되는 기술평가의 좋은 사례이다. 이 책은 예방 서비스 영역뿐 아니라 다른 임상 및 지역사회 보건활동에서 나타난 선도적인 활동 중에서 가장 돋보이는 작품이다.

레날도 N. 바티스타
임상역학부 부장
맥길 대학 몬트리올 종합병원
캐나다 퀘벡 몬트리올

감사의 말

핵심 조언자

저자는 다음 분들께 특별히 감사를 드립니다. 이 분들은 초고를 자세히 검토해 주고 개정 방향을 제안해 주었을 뿐만 아니라 이 책의 전개방향에 영향을 미친 아이디어를 제안해 주셨습니다.

Renaldo Battista, Vice Chairman, Canadian Task Force on the Periodic Health Examination, and Associate Professor, McGill University, Montreal, Canada.

John Shao, Professor and Chair, Department of Microbiology and Immunology, Muhimbili Medical Centre, Dar Es Salaam, United Republic of Tanzania.

Barbara Starfield, Professor and Head, Division of Health Policy, Johns Hopkins University School of Public Health, Baltimore, MD, USA.

세계보건기구 비감염성질환국에 있는 잔 스체른스워드 박사와 아반 기라파스 박사도 이 책에 특별히 기여해 주셨습니다. 이들과 비감염성질환국의 다른 직원들의 협력으로 이 프로젝트의 개념적 기반을 구축할 수 있었습니다.

추가 지원자

앞에서 말씀 드린 핵심적인 조언자 외에도 저자는 세부적인 비평
과 개념적인 지도를 제공해 주고 자신들 또는 동료들의 작업을 이용
할 수 있도록 해 주신 다음 분들께도 감사를 드립니다.

Dr. L. Arguello, School of Public Health of Nicaragua, Managua,
Nicaragua.

Dr. M. Belsey, Family Health, WHO, Geneva, Switzerland.

Mr. A. Creese, Strengthening of Health Services, WHO, Geneva,
Switzerland.

Dr. D. Egger, Strengthening of Health Services, WHO, Geneva,
Switzerland.

Mr. S. Fluss, Health Legislation, WHO, Geneva, Switzerland.

Dr. R. Guidotti, Family Health, WHO, Geneva, Switzerland.

Dr. T. Gyorkos, McGill University, Montreal, Canada.

Dr. T. Hall, University of California, San Francisco, CA, USA.

Dr. J. Heidel, Faculty of Medicine of Casablanca, Morocco, and
McGill University, Montreal, Canada.

Dr. A. Issakov, Strengthening of Health Services, WHO, Geneva,
Switzerland.

Dr. H. Kahssay, Strengthening of Health Services, WHO, Geneva,
Switzerland.

Mrs. M. H. LeClercq, Oral Health, WHO, Geneva, Switzerland.

Dr. E. Liisberg, Health and Biomedical Information, WHO, Geneva,
Switzerland.

Dr. J. Martin, Strengthening of Health Services, WHO, Geneva,
Switzerland.

Dr. E. Najera, Pan American Health Organization/Workd Health Organization, Buenos Aires, Argentina.

Dr. M. I. Roemer, University of California, Los Angeles, CA, USA.

Dr. P. M. Shah, Family Health, WHO, Geneva, Switzerland.

Dr. I. Tabibzadeh, Strengthening of Health Services, WHO, Geneva, Switzerland.

Dr. S. Woolf, Scientific Adviser to the US Preventive Services Task Force, Washington, DC, USA.

참고 자료를 발굴하는 데 도움을 주신 분들께도 감사드립니다.

Dr. T. Bennett, University of California, San Francisco, CA, USA.

Dr. T. Imai, Director-General's Office, Geneva, Switzerland.

Dr. D. Kamerow, US Preventive Services Task Force, Washington, DC, USA.

Dr. C. Montoya, Strengthening of Health Services, WHO, Geneva, Switzerland.

Dr. O. P. Shchepin, Institute for Fesearch on Social Hygiene, Public Health Economics and Management, Moscow, Russian Federation.

Dr. A. E. Washington, University of California, San Francisco, CA, USA.

Mr. T. Webster, Strengthening of Health Services, WHO, Geneva, Switzerland.

Ms. K. Marchi, University of California, San Francisco, CA, USA. (편집에 도움을 주셨습니다)

참고자료를 정리하고 회의와 의견교환을 주선하고 이 책을 준비하는 데 도움을 주신 분들께도 감사를 드립니다.

Mrs. C. Allaman, Strengthening of Health Services, WHO, Geneva, Switzerland.

Mr. R. Lynch, University of California, San Francisco, CA, USA.

Mrs. A. Pollinger, Strengthening of Health Services, WHO, Geneva, Switzerland.

Mr. W. Tsang, University of California, San Francisco, CA, USA.

끝으로, 덴마크 국제개발기구의 재정지원에 심심한 사의를 표합니다.

● 차례 ●

서론

이 책의 목표

질환의 조기발견은 현재 전 세계 모든 나라에서 보건의료 서비스의 기본적인 요소의 하나가 되었다. 이 중에서 건강검진(health screening)은 특별한 자각증상이 없어서 치료를 받고 있지는 않지만 건강문제를 가지고 있는 사람들을 찾아내는 방법이다. 조기검진의 목표는 어떤 불분명한 위험요인이나 질병이 발견되면 적시에 적당한 방법으로 그 문제를 해결하는 것이다. 조기검진을 통해 불분명한 위험요인이나 질병의 진단을 확정짓지 못한다면 다른 방법으로 확진을 하게 된다. 현재 개발도상국과 선진국의 보건의료 정책 담당자는 '조기검진을 기본 보건의료 서비스의 한 부분으로 도입할 것인가'라는 문제와 '도입한다면 언제 어떻게 도입할 것인가'라는 문제에 자주 부딪히고 있다.

최근에 선진국에서는 여러 가지 일상적인 조기검진의 잠재적인 편익과 위험에 대한 증거들을 포괄적·체계적·집중적으로 검토하여 결론을 도출하고, 이런 결론에 비추어 국가의 정책결정자와 임상 의사에게 필요한 사항을 기술한 문헌(USPSTF, 1989; CTF, 1979, 1984, 1986, 1989, 1990, 1991)들이 많이 출판되었다. 그러나 개발도상국에서의 건강 조기검진이라는 일반 주제를 다룬 문헌은 없다. 따라서 개발도상국의 정책결정자는 다른 정보원이 없기 때문에 보통 가장 과학적으로 권위 있는 것으로 보이는 정보원이 제시하는 권고안을 채택하게 된다. 이런 참고문헌이 해당 국가의 전반적인 상황과 맞지는 않지만 다른 대안이 없기 때문에 어쩔 수 없다.

최근 수십 년 동안 선진국에서는 첨단 기술을 사용하는 값비싼 의료가 급속히 증가하였다. 개발도상국에서도 이런 기술의 유혹을 뿌리치기 힘들다. 개발도상국의 경우도 짧은 수명과 급성 감염성 질환이 특징인 형태에서 도시화율이 높아지면서 평균수명이 길어지고 만성 비전염성 질환이 증가하는 형태로 변화하고 있다. 이와 같은 이환율과 사망률의 변화를 일반적으로 '역학적 변천(health transition)'이라고 부른다. 이런 현상으로 인해 개발도상국의 보건정책 담당자들은 기술 투자를 결정할 때 더 심각한 딜레마에 부딪히게 된다. 한편으로는 역학적 변천으로 인해 암과 다른 비전염성 질환을 조기에 발견하기 위해 선진국에서 사용하는 첨단기술을 채택하라는 압력이 점차 커지고 있다. 임상 서비스를 이용하고 가장 높은 질의 진료를 원하는 사람들, 즉 도시에 사는 상대적으로 특권을 갖고 있는 인구집단이 주로 이런 요구를 한다. 그러나 동시에 역학적 변천 과정에서 일반적으로 개발도상국의 전체적인 자원은 거의 증가하지 않고 있다. 그뿐 아니라 개발도상국의 농촌지역과 도시빈민지역 거주자들은 아직도 감염성 질환이나 상대적으로 낮은 기술을 이용하여도 예방할 수 있는 원인에 의한 질병으로 고통받는 경우가 매우 많다. 따라서 제한된 자원을 첨단 기술의 사용에 소비하게 되면, 농촌주민과 도시빈민과 같은 가장 취약한 계층이 피해를 입을 수 있다.

이 책은 제1장에서 논의한 일차보건의료의 원칙하에서 건강 조기검진이 어떤 위치를 차지하여야 하는지 정하고자 한다. 일차보건의료 전략은 기술사용과 가용자원을 가장 평등하고 효율적이며 효과적인 방법으로 순위를 정해 사용하는 것이다. 이 책은 이런 전략에 잘 맞는 조기검진의 사용가능성을 증가시키고, 다른 방법이 더 생산적일 때는 조기검진의 이용을 억제하는 것을 목표로 하고 있다.

우리는 이런 노력이 종착점이 아니라 출발점이라고 본다. 우리는 결정적인 해답을 제시하려고 하는 것이 아니라, 중요한 문제를 제기하고 정책결정자나 프로그램 관리자가 그들 고유의 상황에서 적용할 수 있는 의사결정 방법을 권유하려고 하는 것이다. 임상가들도 이 책에 관심을 갖기를 기대하지만 임상진료 지침서로 활용하도록 만든 것은 아니다. 진료 지침은 각 나라들이 자신의 나라에 맞는 수준에서 지역의 상황과 필요를 감안하여 개발되어야 한다. 이 책은 문제를 제기하고 관심을 유발시키는 역할을 하고자 하는 것이기 때문에 여러 상황에서 진료에 대한 정책과 지침을 개발하고 지속적으로 재평가하는 과정을 선도하는 데 도움이 될 것이다. 이 책은 주로 개발도상국의 의사결정자를 대상으로 하여 만들어졌지만 선진국의 정책결정자도 이와 같은 일차보건의료 전략을 통하여 많은 것을 얻을 수 있으리라고 생각한다. 이 전략은 불평등이나 빈곤의 문제가 존재하는 한 언제나 적용된다. 그리고 특히 지불능력과 관계없이 전체 국민에게 기본적인 예방 및 치료 서비스를 제공하는 국가 보건의료 프로그램이 없는 곳에서는 더욱 그렇다.

다른 건강검진 평가 작업과의 비교

이 책은 규모, 방법 그리고 목표의 면에서 과거에 이루어졌던 건강 조기검진 관련 작업과 다르다. 참고자료로 사용한 연구의 과학적 질을 평가하는 것은 이 프로젝트의 범위 밖의 사항이다. 이 책에서는 조기검진에 관한 단정적인 정의를 내리기보다는 조기검진 방법을 어떻게 적용할 수 있는가를 보여주고자 하였기 때문에, 조기검진에 관한 다른 문헌을 검토하고 전문가의 자문을 받은 후에 권고안을 개발하였다. 이와는 대조적으로 캐나다(Canadian Task Force on the

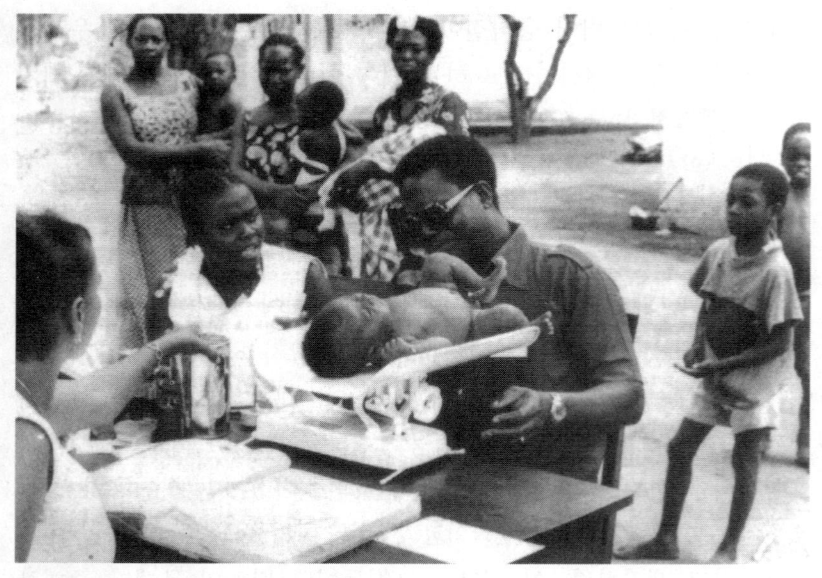

아동검진사업에서의 영유아 성장 검진(WHO/ 18212)

Periodic Health Examination)와 미국(US Preventive Services Task Forces)의 특별조사단은 대규모의 합의 위원단을 구성하였으며, 이 위원단에서는 북아메리카에서 결과의 질을 체계적으로 평가하여 이런 평가를 기반으로 조기검진을 비롯한 광범위한 예방 서비스에 대한 임상진료 권고안을 만들었다. 최근에 영국에서도 규모는 약간 작지만 이와 비슷한 어린이 건강 조기검진에 대한 대규모 평가단이 구성되었다(버틀러, 1989; 홀, 1989). 누필드 트러스트(Nuffield Trust: 홀랜드와 스튜어트, 1990)에서는 영국의 보건의료 서비스라는 틀 안에서 모든 연령군의 조기검진을 심층적으로 검토하여 그 결과를 책으로 발표하였는데, 그에 따르면 영국의 경우도 국가 보건 프로그램이 있는 다른 선진국과 비슷한 양태를 보이고 있다고 한다. 그 책을 준비하기 위해 대규모의 조사를 벌이지는 않았지만, 그 책의 저자는 조기검진 테스트 사용에 대한 과학적 증거의 정확성을 집중적으로

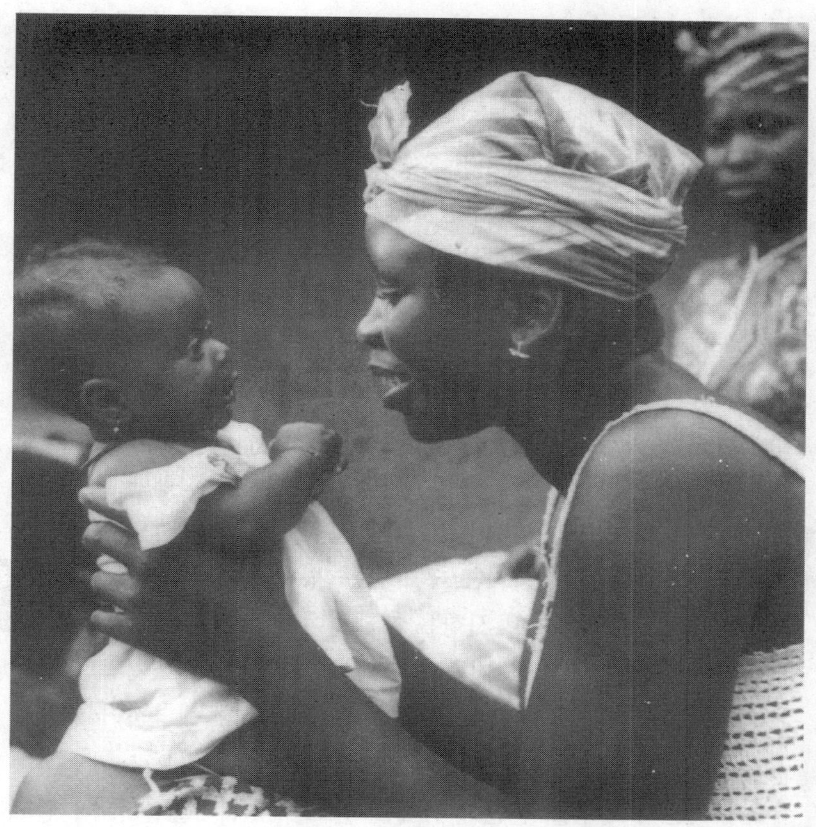

조기검진은 자원을 가장 형평적·효율적·효과적인 방법으로 사용하기 위해 우선순위를 정한 일차보건의료 전략에 맞게 사용되어야 한다(WHO/ 18430).

검토하였다.

　이 책은 임상가보다는 정책결정자를 대상으로 하고 있다는 점에서 이 분야의 다른 작업과 다르며, 또한 이 작업은 주로 개발도상국의 필요에 주안점을 둔다는 점에서도 과거의 작업과 다르다. 이 책에서는 증상이 없는 개인들에게 중재적인 보건의료 서비스의 하나로 조기발견 활동을 시행하기로 결정할 때 그 결정이 경제적·사회적으로 어떤 의미를 띠고 있는지 검토한다. 이 작업에서는 초기의 문헌에서 다루었던 기술적이고 윤리적인 이슈와 더불어 접근성, 형평성 및 장기적인 사회경제적 발전의 문제에 특별한 주의를 기울였다.

이 책은 모두 8장으로 구성되어 있다.

- 제1장은 오늘날까지 건강 조기검진을 어떻게 보고 있는지 살펴본 다음 일차보건의료를 간략하게 설명하고, 조기검진이 일차보건의료의 관점에서 평가될 때 나타나는 중요한 문제를 다룬다.

- 제2장에서는 건강 조기검진을, 주어진 보건문제를 예방하는 방법의 하나로 사용할 것인가의 여부를 결정할 때 참고할 만한 일련의 기준을 권고한다.

- 제3장은 조기검진의 사용이 권유할 만하다고 결정되었다면 조기검진을 사용하는 보건의료 서비스의 기획과 시행에 적용되는 원칙을 제시한다.

- 제5장에서 제8장까지는 권고받은 방법을 어떻게 적용하는지 보여주고, 이 때 어떤 사항을 고려하여야 하는지 보여주기 위하여 앞 장에서 제시한 기준과 관심사와 관련하여 조기검진 사용 사례들을 검토한다. 각 조기검진 실시 때마다 예방적인 일차보건의료 접근법의 한 부분으로 그 항목을 우선적으로 채택하여야 하는지 여부를 판단하여 이를 권고사항에 기술한다. 이 권고는 확정적인 것이라기보다는, 논의가 활발하게 벌어지고 새로운 연구가 이루어지도록 기본적인 자료를 제공하는 것이다. 여기에서 사용한 방법론은 제4장에서 논의하고 있다. 또한 여기서 다루어진 조기검진은 부록에 표로 요약하여 제시하였다(216-242면).

제1장

일차보건의료의 관점에서 본 조기검진의 재평가

건강검진의 정의와 범위

> 건강검진(health screening): 시기적절한 중재가 필요한, 증상이 없는 질환이나 인식되지 않은 건강 위험요소를 능동적으로 발견하기 위한 추정방법

건강검진은 기존의 연구를 통해 명백한 증상으로 발전되기 전에 치료하면 편익을 얻을 수 있으며, 잠재적으로 위험하다고 결정된, 인식되지 않은 건강 위험요인이나 증상이 없는 질병을 찾아내기 위해 추정법을 사용하는 것으로 정의될 수 있다. 조기검진은 보통 확진보다 빠르고 값이 싸며, 그 결과가 양성으로 나오면 확진을 하기 위해 검사를 받아야 한다. 이 책의 주제는 규범적인 조기검진, 즉 검사받는 사람들을 대상으로 예방과 치료활동을 제공하기 위하여 수행되고, 해당 지역 여건에서 시행가능한 시기적절한 치료를 통해 편익을 얻을 수 있는 조기검진이다. 다른 특별한 규정이 없는 한 '조기검진'이라는 용어가 사용될 때는 규범적인 조기검진을 의미한다고 보면 된다. 이 책에서 사용되는 '건강검진'이라는 용어와 다른 용어나 약어는 용어집에 정의되어 있다(257면).

조기검진 자체는 하나의 서비스가 아니다. 조기검진은 확진이 포함되는 폭넓은 전략의 한 요소이며, 여기에는 질병의 예방이나 관리와 건강증진을 위한 행동계획이 포함되어 있어야 한다. 예를 들어

한 지역에서 자궁경부암 조기검진을 한다고 할 때, 그 지역에 암병
변이나 암전구병변이 있다고 발견된 사람들에게 확진과 치료를 제공
할 만한 자원이 없다면 이 조기검진은 아무 의미가 없다. 즉 '조기검
진－확진－시기적절한 중재'나 아니면 그보다 간단한 '조기검진－시
기적절한 중재' 전략이어야 한다.. 조기검진 사업은 1차, 2차, 3차예
방단계에서 효과적인 활동을 이루기 위한 단계의 한 과정으로 생각
되어야 한다. 예방과 각 예방단계에 대해서는 이 장 후반부에서 논
의할 것이며, 그 정의는 용어집에 수록하여 놓았다.

조기발견(early detection)은 조기검진(screening), 환례발견(case-find-
ing: 다른 이유로 진료를 받는 사람에게서 질병을 발견하는 것)과 조
기에 알아차릴 수 있는 증상이나 징후가 나타나면 즉시 병원에 가보
도록 교육하는 대중 캠페인 등 질병을 조기에 발견하기 위한 여러

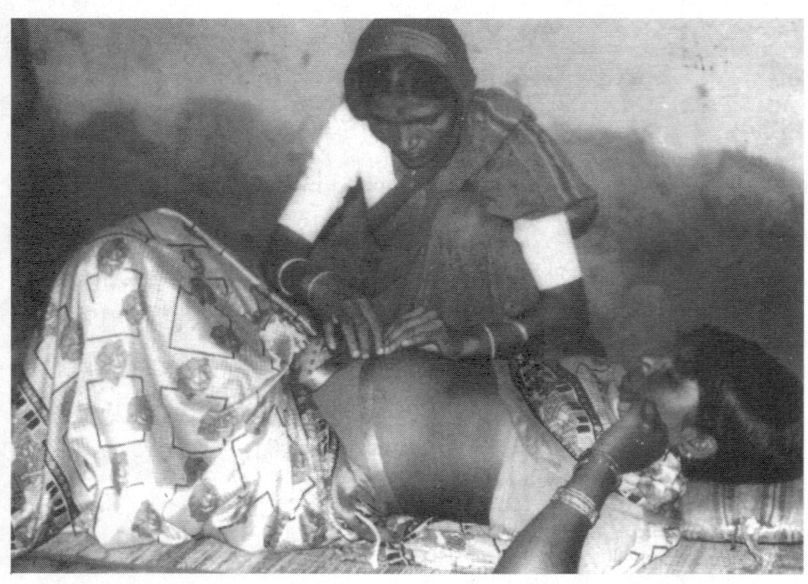

조기검진 기법에는 임상검사뿐 아니라 문진, 관찰 및 이학적 검사(도구를 사용할 수도 있고 사용하지 않을 수도
있다) 등이 있다(Pratinidhi/ WHO/ 19597).

가지 방법들을 모두 포괄하는 폭넓은 용어이다. 그러나 증상 유무의 경계선이 모호한 경우가 있다. 의료 서비스를 받기가 아주 어려운 곳에서는 여러 증상이나 징후가, 심지어 매우 심각하고 고통스러운 것일지라도 정상적인 것으로 간주될 수 있다. 왜냐하면 지금까지 이런 곳에서는 치료나 예방 서비스를 한 번도 받아본 적이 없었고, 따라서 주민들은 이런 증상들을 삶의 불가피한 부분으로 받아들이는 경우가 있기 때문이다. 주혈흡충증이 유행인 지역에서 즈혈흡충의 방광 감염으로 인한 혈뇨를 자주 볼 수 있고, 요오드 결핍이 유행인 지역에서 갑상선의 이상 비대가, 그리고 회선사상충증이 유행하는 지역에서는 그로 인한 맹인이 매우 많다. 산업화된 국가에서도 소득과 교육수준이 낮고 보건의료에 대한 접근이 어려운 주민집단 사이에서 백내장으로 인해 불필요하게 시력을 잃은 노인들이 많으며, 폐경기 여성들은 자궁탈출증으로 인한 요실금을 감내하고 있다. 왜냐하면 감염된 사람이나 그들을 돌보는 사람들 모두가 이 나이의 사람들에게는 이런 증상이 질병의 징후가 아니라 정상적인 것이라고 보기 때문이다.

 따라서 이 책에서는 조기검진을 매우 폭넓게 해석하여, 개인에게 명백하지 않은 건강문제도 추정을 통해 조기발견하는 행위를 포함시켰다. 즉 건강에 관해 많이 아는 사람들이 병리적인 것이라고 생각하여 치료를 받는 증상을 가진 질병을 조기에 발견하는 행위까지도 포함시켰다. 원래 조기검진은 증상이 없는 상태의 발견을 의미하기 때문에 엄격하게 말하면 이런 행위는 조기검진보다는 조기발견의 범주에 속한다. 일반적으로 건강에 대해 아는 사람들이 쉽게 발견할 수 있는 특징적인 증상을 가지고 있는 건강문제일 경우에, 우리는 엄격하게 정의된 조기검진을 시행하기보다는 2차예방에 적합한 전략으로서 당사자가 스스로 가까운 의료기관에 찾아가도록 대중교육 활동을 벌일 것을 권고한다. 그러나 엄밀한 의미에서 보면 건강 조기검진은 증상이 없는 사람을 대상으로 하는 것이고, 조기발견은 증상이 있는 상태에서 하는 것이며, 이를 확실히 구별할 수 있어야 한다.

'조기검진'이라는 용어를 사용할 때는 특정한 질환이나 그 질환의 전조를 발견하기 위하여 임상검사를 이용할 것이라고 가정하는 경우가 많다. 그러나 이 책에서 사용되는 조기검진이라는 용어는 건강수준에 영향을 미치는 여러 가지 위험요인을 추정에 의하여 규명하기 위해 여러 가지 방법을 적용하는 것을 의미할 수도 있다. 조기검진 기법에는 임상검사뿐 아니라 문진, 관찰 및 이학적 검사(도구를 사용할 수도 있고 사용하지 않을 수도 있다) 등이 있다. 이 책에서는 '검사'라고 할 때는 모든 형태의 발견 절차를 의미한다.

조기검진 활동은 또한 연구목적으로도 수행될 수 있다. 조기검진을 통해 얻은 정보를 프로그램 기획에 활용하여, 기존의 우선순위를 재평가하고 새로운 우선순위를 만들 수도 있다. 그러나 규범적인 조기검진은 한 질병의 발생률, 유병률 및 자연사를 기술하는 역학적 연구의 목표와는 다른 특별한 목표를 가지고 있다. 사실 건강 조기검진을 효과적으로 활용하려면 지역 주민의 중요한 사회경제적·환경적 위험요인의 분포와 일반 주민에서의 질병의 주 위험요인 및 자연사에 관한 기존의 역학적 지식을 잘 알고 있어야 한다. 이런 사전 지식이 있어야 조기검진과 적절한 추구관리(다시 말하면 확진과 효과적인 치료)를 우선적으로 시행해야 하는 고위험 집단을 규명할 수 있다. 제3장에서 우리는 지역사회 수준에서 사전 위험 평가를 비롯한, 조기검진이 포함되어 있는 서비스의 대상선정에 대하여 논의한다.

보통 가구원이나 지역사회 구성원들은 여러 가지 건강 위험요인을 공유하고 있으므로, 보통 가구나 지역사회 수준(한 지역이나 작업장)에서 사람들을 조기검진하는 것이 효과적이다. 그뿐 아니라 보건기관에서 개인 수준으로 이루어지건 가구나 지역사회 차원에서 이루어

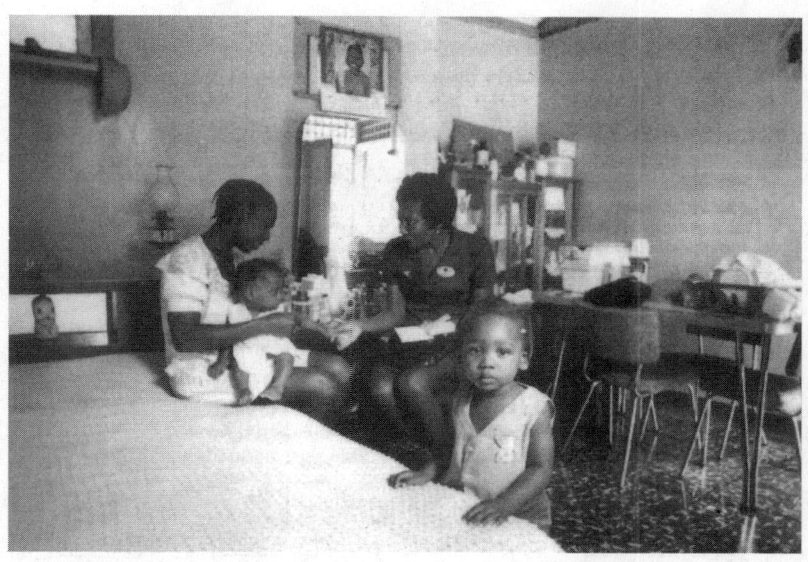

자마이카에서의 보건일꾼의 가정방문. 가정을 방문하면 교육이나 지원과 같은 예방 서비스를 제공할 수 있을 뿐 아니라 가구 수준의 건강 위험요인을 폭넓게 사정할 수 있다(J. Littlewood/ WHO/ 16788).

지건 관계없이, 조기검진을 하면 개인·가구 또는 지역사회 수준에서 예방활동이 필요한 위험요인을 발견할 수 있다. 보건의료 제공자가 개인적으로 발견하는 위험요인들이라고 해도 그 안에 가정이나 지역 사회 수준의 문제가 내포되어 있다. 예를 들어 영양실조에 걸린 어린이가 발견되면 그 가정(다른 자녀나 임산부를 포함하여)의 가장이 실업상태이거나 아니면 전체 지역사회의 식량공급이 부족하다는 것을 알 수 있다. 주민에 대한 접근법을 기본으로 한 조기검진을 통해 보건의료 제공자는 어느 시점에 활동을 취하는 것이 가장 적절한지 결정할 수 있어야 한다.

　일상적인 환경감시는 조기발견의 중요한 형태이며, 문제가 발생하기 전에 건강에 악영향을 미치는 잠재적인 원인을 찾기 위한 환경조건의 평가도 이에 포함된다. 예를 들어 불분명한 건강 유해요인을 찾기 위해 작업장, 시장 또는 지역을 감시하거나 음료수, 폐기물 처리 및 주거조건을 일상적으로 모니터하는 방법이 있다. 불분명한 환경 유해요인을 지속적으로 감시하여 개인, 가족 및 지역사회에 폭로되지 않도록 적시에 중재하는 것은 건강증진과 질병예방에 필수적이다. 이 책에서 환경감시를 다루지는 않지만 환경감시는 건강 조기검진의 보완책으로 보아야 한다.

조기검진에서 발견된 위험요인에 대한 대응

효과적인 예방활동에는 보건의료 서비스가 포함될 수도 있고 포함되지 않을 수도 있다(<표> 참조). 일반적으로 보건인력들은 보건의료 부문에서 효과적으로 해결할 수 있는 질병이나 관련된 위험요인을 발견하기 위해 조기발견을 사용하는 것으로 생각한다. 그러나 건강 조기검진을 통해서 보건부문 범위 밖의 활동이 필요한 건강문제가 발견될 수 있다. 그 예로는 한 지역사회에서 식량 공급이 부족하여 영양실조가 만연한다거나, 식수가 불결하고 환경이 비위생적이라는 점과 관련되어 유아 설사가 끊이지 않는다거나, 달팽이가 서식하는 물을 마심에 따라 요로의 주혈흡충의 감염률이 높은 것 등이 있다. 이 경우에는 보건의료 서비스에서 중재하는 것만으로는 효과가 거의 없을 것이다. 이런 경우에는 지역주민들이 나서서 발견된 문제를 효과적으로 처리하는 방법을 찾는 것이 필수적이다.

보건의료 예방 서비스에서 조기검진의 활용

무증상 단계를 가진 질병이나 특정 감염성 질환의 유병률이 높은

예방

예방은 일반적으로 1차, 2차, 3차의 수준에서 일어날 수 있다.

• 1차예방은 일반적으로 알려진 위험요인에 노출되는 것을 예방함으로써 보건문제의 발생을 제한하는 것을 의미한다. 예를 들면 사람들이 달팽이가 서식하는 물을 사용하지 못하도록 함으로써 주혈흡충증을 예방하고, 사회경제 개혁을 통하여 적절한 식량을 얻을 수 있도록 만들어 영양실조의 수준을 줄이거나, 입법이나 교육을 통해 청소년들이 흡연을 막음으로써 폐암을 예방하는 것 등이 있을 수 있다.

• 2차예방은 증상이 발현되기 전이나 질병의 초기 단계에 개입함으로써 질병의 역효과를 줄이는 활동을 말한다. 따라서 2차예방에는 조기 발견과 치료활동이 포함되며 증상이 나타나지 않는 질병이라면 조기검진도 포함될 수 있다. 예를 들면 전암성 병변을 발견하고 치료함으로써 침습성 자궁경부암을 예방하고, 고혈압을 낮추거나 당뇨를 조절함으로써 심근경색의 위험을 줄이며, 부모와 지역사회 보건일꾼에게 경구용 수분재공급 용액의 사용법을 가르침으로써 어린이 설사의 부작용을 줄이는 것 등이 있을 수 있다.

• 3차예방은 확진된 질병으로 발생되는 손상을 줄이고, 질병에 걸린 사람들의 삶의 질을 최대로 높이는 것이 목표이다. 뇌졸중 환자가 말하고 인식하고 움직이는 기능을 회복하도록 하는 연습과 훈련 프로그램은 3차예방의 예가 될 것이다.

1차, 2차, 3차예방은 서로 중복된다. 이렇게 예방 수준을 구별하는 것은 유용하기는 하지만 정확한 것은 아니다. 여기서 '예방'이라는 용어는 이 세 수준을 모두 포괄하는 폭넓은 의미로 사용되며, 따라서 1차예방활동뿐 아니라 치료와 재활도 포함한다.

지역의 경우, 일차예방을 목적으로 하는 활동과 조기발견과 치료 사업을 병행하는 것이 바람직하다고 알려져 있다. 이런 사업에는 사회경제적 수준, 교육, 영양, 환경조건의 개선과 예방접종의 개선이 있을 수 있다(매큐언과 로웨, 1974; 테리스, 1981; 뢰머 1984).

임산부와 태아의 건강 위험요인을 발견하여 조기에 치료하기 위하여, 모든 임산부를 검진할 때 모유수유, 출산터울 및 적절한 모성영양 증진활동을 결합시키면, 고위험군 주민들의 건강 수준이 높아지는 것으로 나타났다(CTF, 1984; 의학연구소, 1985; 로이스톤과 암스트롱, 1989). 여러 위험군별 적정 산전방문 수와 시기(세계보건기구, 1985a), 산전진료의 적정한 내용(의학연구소, 1988), 그리고 의료와 비교하여 사회적 지원의 상대적 중요성(파프, 1986)이라는 문제는 여전히 남아 있다. 산전진료 자체가 임산부의 건강에 미치는 영향은 정확히 알기 어렵다. 왜냐하면 의료 서비스와 건강증진 서비스는 서로 통합되어 있어 분리할 수 없기 때문이다. 사회경제적 조건이 변화하면 조기검진이 포함되어 있는 산전 산후 진료 프로그램도 같이 변하는 경향이 있기 때문에 산전 조기검진의 효과만 따로 떼어 생각하기도 어렵다(챔벌린, 1984).

수십 년 동안 여러 개발도상국과 선진국의 예방접종과 아동진료 프로그램에서는 어린이 성장 발달의 주기적인 조기검진을 시행하여 왔다. 이 프로그램에서는 예방접종과 동시에 아동의 건강 조기검진 사업을 하였으며, 사실 이런 조기검진이 예방접종의 시행을 보장하는 수단이라고 생각되어 왔다. 그러나 다양한 사람들에게 신체 성장 표준을 일반적으로 적용할 수 있는지에 대하여는 찬반 의견이 있었다. 그뿐 아니라 어린이가 제대로 성장하지 못한다고 해도 그 가족에게 별다른 서비스를 제공할 수 없는 상황이라면, 즉 예를 들어 지역사회 전체가 식량이 부족하여 영양실조가 만연하고 있다면 이런 상황에서는 어린이의 성장을 모니터하여도 부모에게 죄의식이나 두려움만 불러일으킬 뿐 어떤 적합성도 없다는 문제가 제기되었다. 일반적으로 조기검진을 하고 있는 질병의 임상적인 중요성에 대해서도 의문이 제기되고 있다(USPSTF, 1989). 그리고 예를 들어 경증도의 척추측만증(scoliosis)과 같이 검사 자체의 정확성에 의심이 가거나 치료가능성이 의심되는 질병의 일반적인 조기검진에 대해서도 의문이 있다(챔벌린, 1984; CTF, 1984; 리 외, 1985). 영국에서 최근에 나온 출판물에서는 모든 어린이에게 일반적인 조기검진을 실시하기보다는, 의사가 부모의 관심사를 고려하여 실시 여부를 확실하게 물어본 후에 검진하도록 권고하고 있다(홀, 1989; 맥팔래인 외, 1989). 즉 조기발견 사업에서는 어린이의 일상적인 행동이나 모습을 잘 알고 있는 부모의 의견이 중요하며, 보건의료 제공자와 부모 및 가족간의 대화가 필수적이라는 것이다.

지역주민을 대상으로 하는 일상적인 건강 조기검진이 가장 잘 이루어지고 있는 분야는 모자보건사업, 즉 산전진료와 아동진료(well-child care) 분야이다(챔벌린, 1984). 그뿐 아니라 모든 연령군에서 질병의 전조나 장기적인 무증상 단계를 가질 수 있는 특정 질병의 조기발견과 치료가 이루어졌고 이에 대한 것도 잘 정리되어 있다. 그 사례로는 성병, 결핵(마운틴, 1950)과 주로 성인에게 영향을 미치는 특정 비감염성 질환, 고위험 여성의 자궁경부암(피노티 외, 1981; 삼파이오 고우즈, 1981; 타오 외, 1984; 양 외, 1985; 슈리바스타브 외, 1986; 스탠리 외, 1987), 50세 이상 여성의 유방암(모리슨, 1986), 지역내에서 치료가 가능한 지역의 구강암(바나쿨라수리야 외, 1983, 1984; 세계보건기구 모임, 1984) 등이 있다.

조기검진은 1960년부터 여러 나라에서 성인 대중에게 사실상 독립적인 서비스로 제공되었다. 미국에서는 1960년대와 70년대에 흉부 X선 검사, 심전도, 소변과 혈액의 화학적 검사를 비롯한 종합적인 검사실 검사에 의한 자동화된 다단계 검사가 일반화되었고(챔벌린, 1971; USDHEW, 1971) 일부 지역에서는 아직도 시행되고 있다.

그러나 선진국의 문헌을 보면, 지난 25년 동안 다단계 검사의 효과나 불특정 성인 다수를 대상으로 하는 조기검진이 건강 개선이라는 면에서 효과가 있었는가에 대해서는 상당히 의문이 제기되었다 [누필드 지역병원 트러스트(Nuffield Provincial Hospital Trust), 1968; 챔벌린, 1971; 프레임과 칼슨, 1975; CTF, 1979; USPSTF 1989]. 그러나 이런 사실에도 불구하고 분명한 위험요인이나 질병의 증상이 나타나기 전에 아니면 초기단계에 조기에 발견하는 것이 일반적으로 바람직하다는 사실은 점차 널리 인정되어 왔다. 세계 여러 곳에서, 여러 가지 위험요인과 질병, 특히 성인의 만성질환과 암 조기검진이 표준 진료의 하나로 정착되었다. 개발도상국에서도 교육

수준이 높은 주민들은 선진국에서처럼 이런 조기검진을 받고자 한다.

조기검진에 사용되는 정밀한 기술은 급속히 확대되었고 이런 기술을 만들어 광고·분배·유지와 관리를 하는 기업이나 조기검진 테스트의 결과를 추구 관리하는 기업은 이를 통해 막대한 소득을 올릴 수 있었다. 이윤동기가 없다 할지라도 기술은 매력적이고 힘이 있기 때문에 대중정책에 영향을 미칠 수 있다. 세계 어느 곳에서나 정책결정자들은 조기검진 서비스를 도입, 확장하거나 유지하라는 강한 압력을 받고 있다. 조기검진이 바람직하다는 적절한 과학적 증거가 없거나, 보건의료 서비스 하부구조가 구축되어 있지 않기 때문에 조기검진을 하여도 가장 필요한 사람들의 건강 향상이 보장될 수 없는 경우에 이런 압력은 거세다. 그리고 때때로 조기검진 검사의 비용이

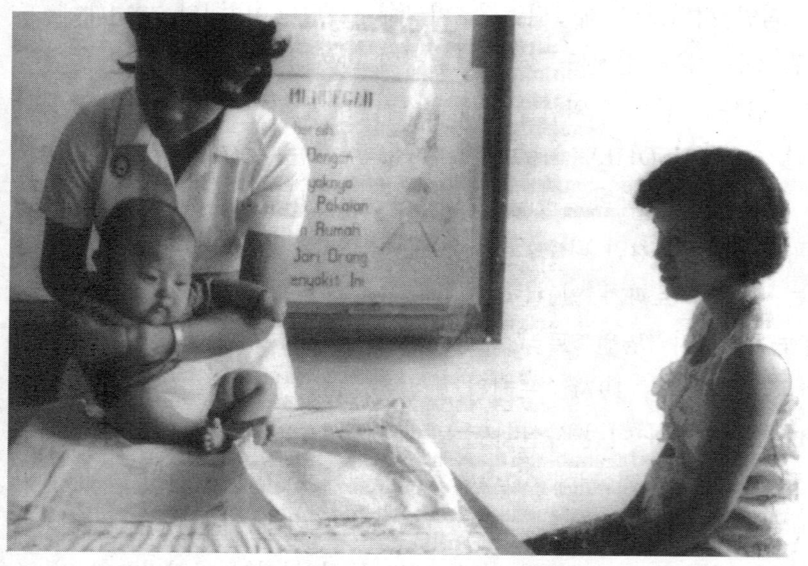

세계 여러 나라에서 아동 성장발달의 주기적인 검진은 예방접종 사업이나 기타 아동진료 사업에 포함되어 있다. 사진은 말레이시아 아동진료 사업에서 영아를 검진하는 모습(WHO/ 17411).

낮으므로(예를 들어 혈압 측정) 이를 사용하자는 논리도 있었다. 이 경우, 확진에 드는 비용과 조기검진으로 찾아낸 위험요인을 처리하는 데 드는 전체 치료비용을 제대로 계산하지 않을 뿐 아니라, 조기검진이 포함하지 않은 더 효과적인 다른 방법의 비용을 이런 전체 비용과 비교 검토하지도 않는다. 또 조기검진이나 진단검사 또는 치료로 발생되는 의학적 합병증, 불필요한 두려움, 개인적 자유의 상실 또는 사회적 낙인과 같이 개인이 받는 역효과에 대해서도 충분히 고려하지 않는 경우가 많다. 특히 자원의 분배에 대한 결정의 전체적인 사회적 비용은 무시된다.

증상이 없는 질병의 조기발견이 갖는 가치의 재평가

지금까지 축적된 증거에 비추어 볼 때, 그리고 비용절감에 대한 관심이 점차 증가함에 따라, 선진국에서는 점차 불특정 대수를 대상으로 하는 건강 조기검진은 낭비일 수 있다는 점에 주목하고 있다 (프래임과 칼슨, 1975; CTF, 1979, 1984, 1986; USPSTF 1989). 현재 이 영역에 대해 이와 같은 재평가가 이루어지게 된 것은 정기 건강검진에 대한 캐나다 특별조사단이 신중하고 철저한 작업을 한 것이 계기가 되었다. 이 조사단은 1979년에 첫 번째 책자를 냈고 그 이후 몇 차례 이를 개정하였다. 미국의 예방 서비스 특별조사단은 캐나다 특별 조사단의 평가기준과 비슷한 기준으로 최근 사례들을 검토하였으며, 1989년에 보고서를 출판하였다. 이 두 나라의 특별조사단은 성인에게 일반적으로 사용되는 여러 조기검진 행위와 어린이들에게 일반적으로 사용되는 일부 조기검진 행위는 테스트의 효용이나 조기치료의 효과에 대한 과학적인 증거로 볼 때 정당화될 수 없다고 결론지었다. 영국에서 1989년에 출판된 어린이의 조기검진에 대한 지침서에서는 현재 널리 사용되는 여러 가지 검사가 효과에 의문이 있다며 사용을 중지할 것을 권고하였다(홀, 1989; 맥팔래인 외, 1989).

여러 연구에서, 검사 결과 위양성(false positives)으로 나온 경우에는 후에 확진을 통해 질병이 없는 것으로 확인되었다고 해도(홀츠만, 1991), 그 질병이 두려움을 불러일으킬 수 있는 질병이라면 대상을 정하지 않은 조기검진이 유해한 효과를 가져올 수 있다는 사실을 지적하였다(할버스탐, 1970; 프랭크와 마이, 1985). 검사 결과 양성으로 나오면 그것이 진짜이든 가짜이든 관계없이 당사자에게는 심각한 사회·경제적 영향을 끼치는 낙인이 될 수도 있다. 또한 위험하다고 밝혀진 사람들에게 어떤 분명한 편익을 제공할 수 없는 곳에서는 조기검진을 하는 것이 윤리적으로도 문제가 된다(윌슨과 융그너, 1968).

1968년 세계보건기구는 선진국과 개발도상국에서 참고할 수 있도록『질병 조기검진의 원칙과 실제』라는 제목의 공중보건시리즈물을 출판하였다(윌슨과 융그너, 1968). 이 후에 1971년 제24차 세계보건총회의 대중 건강진단에 대한 전문가 토론을 위한 문서가 나왔다. 전문가 토론에서 각 회원국은 일상적인 조기검진 경험을 논의하였으며(세계보건기구, 1971; 윌슨 1971), 이 때 논의의 초점은 대규모 인구집단을 대상으로 하는 공중보건 조기검진 사업이었고, 논의를 통해 특히 개발도상국에서 불특정 다수의 성인을 대상으로 하는 조기검진 사업을 채택할 때 상당한 주의를 기울여야 한다는 데 합의가 이루어졌다.

그러나 세계보건총회의 집단검진(mass health screening)에 대한 논의에서 제기된 이론적이고 실제적인 쟁점은 그 이후에 국제적인 수준에서 체계적으로 검토되지 못하였다. 그리고 지난 15년 동안 선진국에서는 조기검진에 대한 획기적인 문헌이 만들어졌고, 선진국뿐 아니라 개발도상국에도 여러 정책결정자들이 이 문헌들을 참고하여 정책을 결정하였다(CTF, 1979; USPSTF, 1989; 홀, 1989, 홀랜드와 스튜어트, 1990). 앞에서 이야기했던 역학적 변천은 지금까지 대부분의 개발도상국에 영향을 미치고 있고, 현재는 인구의 노령화와 관련된 만성 비전염성 질환이 이환율과 사망률에서 큰 비중을 차지하고 있다. 그러나 유감스럽게도 개발도상국에는 이런 새로운 문제만 있는 것이 아니라 예방접종으로 예방할 수 있는 질병을 비롯하여 어린이의 급성 감염성 질환 발생률이 꾸준히 높게 나타나고 있으며 모성 이환율과 사망률도 상당히 높다. 현재 개발도상국에도 조기발견이나 조기검진에 관한 경험이 축적되어 있으므로, 개발도상국의 특수한 요구에 대한 정책방향을 정하고 방안을 선택하는 데 이를 참조하면 도움이 될 것이다.

일차보건의료 접근법

개발도상국에서의 조기검진에 대한 논의는 처음부터 세계보건기구가 주도했기 때문에 조기검진에 있어서도 일차보건의료의 원칙이 수립되었다. 일차보건의료는 1978년에 '인류 모두의 건강'이라는 목표를 달성하기 위한 전략으로 제31차 세계보건총회에서 공식적으로 발표된 방안이다. '2000년까지 인류 모두의 건강'이라는 문구는 세계의 모든 사람에게 적당한 영양, 안전한 물과 위생, 문자해득, 보건교육 및 기본보건의료 서비스에 대한 접근을 통하여 일정한 건강 상태를 유지할 수 있도록 하는 것을 의미하는 표어이다(세계보건기구/국제연합아동기금, 1978). 일차보건의료 접근법의 효과를 제한하는 경제적 또는 정치적인 조건에도 불구하고 일차보건의료 접근법을 채택한 곳에서는 주민들의 건강이 상당히 증진되었다.

> 일차보건의료 접근법
> - 형평성
> - 기본 서비스의 보편적인 제공
> - 여러 부문이 참여하는 접근법(예를 들어 안전한 식수, 위생, 식량공급, 교육, 여성의 지위)
> - 지역주민참여
> - 건강증진

일차보건의료의 원칙은 다음과 같이 요약할 수 있다.

- 건강과 보건의료를 위한 자원을 분배할 때, 형평성을 중시한다.
- 주민 전체에게 건강을 증진시키고 질병을 예방하거나 관리하는 데 필요한 기본적인 예방 및 치료 서비스를 제공한다. 이에는 1차와 2차 수준의 의료뿐 아니라 기타 건강 향상과 관련된 광범위한 서비스도 포함된다.
- 교육, 영양, 위생 및 기타 환경조건의 중요성과 여성의 지위와 전체적인 사회경제적 발전이 건강과 질병에 미치는 역할의 중요성을 감안하여 보건 부문뿐 아니라 다른 여러 부문이 참여하는 접근법을 채택한다.
- 지역주민의 보건활동 참여를 증진시킨다. 지역주민이 참여하면 낮은 비용으로 좋은 결과를 얻을 가능성이 있기 때문에 지역주민 참여를 증진시키는 것이 아니고, 지역주민이 참여하면 지역사회의 역량이 강화되고 따라서 장기적인 사회개발이 가능하기 때문이다.
- 단순히 질병이 없는 상태가 아니라 건강증진을 강조한다.

일차보건의료(primary health care)는 일차의료(primary medical care 또는 primary care로 사용된다)를 포함하지만 일차의료보다는 더 폭넓은 개념으로, 오랫동안 사용되었던 용어이다. 일차의료는 보건의료 제공체계의 한 단계인 첫 번째 접촉 수준만을 의미하며 이 수준에서는 일반의가 일반적인 건강문제에 대한 기본적인 진료를 제공한다. 이 때 환자는 의사의 지시에 따라 2차나 3차 수준(용어집 참조)의 의료시설로 의뢰될 수 있다. 이와 대조적으로 일차보건의료는 다면적이며 복잡한 접근법이다. 일차보건의료에서는 문제를 일차의료 수준에서 해결하는 것을 강조할 뿐 아니라 의료 외의 방법으로 건강문제를 예방하고 완화시키는 것도 포함하고 있다. 1차 수준의 의료가 강조되는 반면 2차와 3차진료도 역시 일차보건의료체계 안에서 일차의료 수준으로부터의 의뢰에 따라 이용할 수 있어야 하고 자원이 허락하는 한도내에서 필요에 따라 분배되어야 한다. 일차보건의료는 건강에 초점을 맞춘 개발전략으로서, 건강을 개선하기 위하여 제한된 자원을 가장 효율적이고 가장 평등하게 사용하기 위한 전략

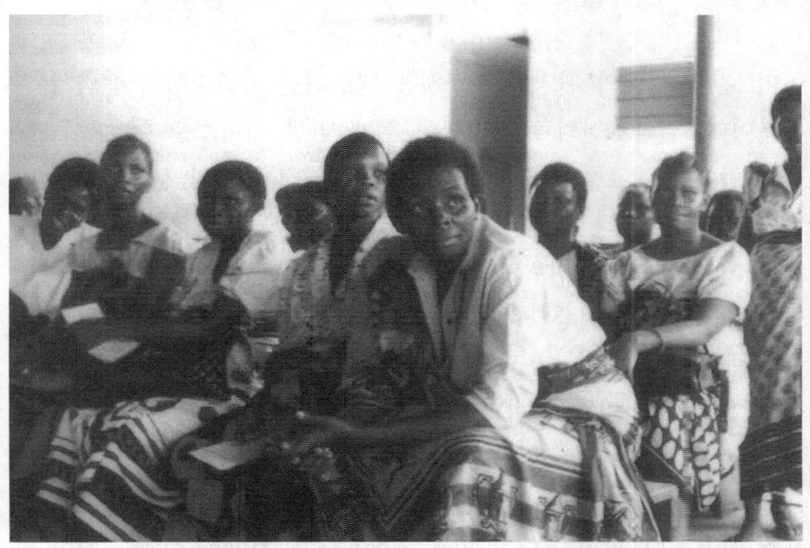

일차보건의료는 여러 부문이 참여하는 접근법을 채택한다. 이 방법은 교육이 건강에 미치는 중요성을 알고 여성의 지위와 전체적인 사회경제적 발전을 촉진하는 것이다.

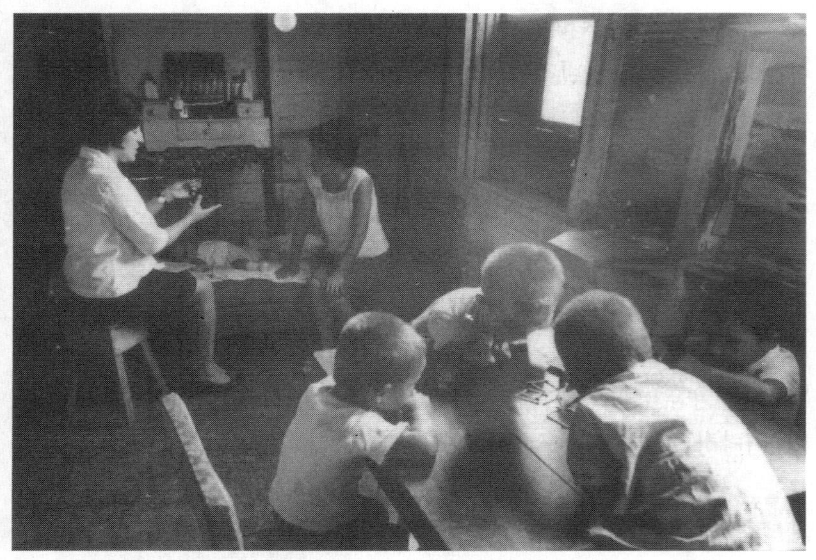

코스타리카에서의 보건일꾼의 가정방문. 일차보건의료 접근법은 현재 임상 서비스를 이용하고 있는 사람에게만 진료를 제공하는 것이 아니라 전체 주민의 건강문제를 다루는 것이다(P. Almasy/ WHO/ 15541).

이며, 전체 사회의 편익을 추구하는 광범위한 사회정치적 전략의 일부분이다. 일차보건의료 접근법은 현재 임상 서비스를 이용하고 있는 사람에게 진료를 제공하는 것이 아니라 전 주민의 건강문제를 다루는 것이다. 따라서 일차보건의료는 본질적으로 전 주민을 대상으로 하고 있으며, 그 범위가 의료 서비스로 제한되어 있지 않다. 예를 들어 교육, 영양, 위생과 식수 공급 및 전체적인 지역사회 개발과 같은 부문이 포함된다. 가장 발전된 일차보건의료는 대상집단이 자신들을 위한 보건의료 서비스의 설계와 평가에 적극적으로 참여하는 것이다.

일차보건의료 접근법을 인류 모두의 건강을 달성하는 수단으로 적용해왔던 지난 20년 동안은 많은 장애도 있었지만 귀중한 경험이 쌓여 왔다. 이런 경험에 비추어, 또한 일차보건의료의 원칙을 참고로 하여 이제 건강 조기검진의 적절한 사용을 재평가해볼 필요가 있다.

> 일차보건의료는 본질적으로 주민에 기반을 두고 있다. 즉 현재 서비스의 필요성이 가장 높은 주민을 대표하지 못하는 임상서비스 이용자보다는 전체 주민의 필요에 초점을 맞추고 있으며 지역사회 지향적이다.

일차보건의료내에서 주민에 기반을 둔 조기검진의 역할

　일차보건의료 전략에서 볼 때, 조기검진은 유용한 도구가 될 수 있다. 일차보건의료의 형평성의 원칙선상에서 보면 조기검진은 건강을 증진시키고 질병을 예방하는 특별한 중재를 받아야 할 필요성이 가장 높은 집단을 규명하는 방법이 될 수 있다. 이런 점에서 조기검진은 자원배분 결정의 지침을 제공하는 도구이다. 그러나 이런 목적이 충족되려면 조기검진 사업이 주민을 기반으로 이루어져야 한다. 즉 사전 연구를 통해 특별한 건강문제를 가지고 있을 위험이 가장 크거나 그 건강문제에 개입할 필요성이 가장 높다고 알려진 주민이나 소집단에 초점을 맞추어야만 이런 목적에 부합될 수 있다.

　사회경제적 지위가 낮으면 질병의 위험이 증가하고 건강이 악화되기 쉽다. 예를 들어 영양 수준이 낮다거나 가정이나 작업장에서 환경 유해요인에 노출된다거나 보건의료 서비스를 받을 수가 없다거나 하는 것이 이유가 될 수 있다. 농업노동자, 피난민과 이민자 및 도시빈민 거주자와 같은 특정한 주민집단은 특히 위험이 높을 수 있다. 어떤 지역사회 안에서 고위험군에 속하는 가구나 가정은 다른 가구보다 여러 가지 질병에 대해 더 자주 조기검진을 받아야 할 경우도 있다. 주민에 기반한 접근법에 있어서는 고위험 소집단을 대상으로 하는 방문활동에 우선순위가 주어져야 한다. 주민에 기반을 둔 조기검진을 할 경우 적어도 일반적인 사회경제적 및 환경적 위험요인의 수준과 건강수준의 기본 지표 및 각 소집단별 보건의료 서비스의 접근성의 분포에 대한 기본 지식은 갖고 있어야 한다. 이런 정보는 양적 또는 질적인 것일 수 있으며, 두 가지 형태를 다 갖춘 것이 가장 이상적이다.

물론 가장 편리한 방법은 이미 다른 목적으로 기존 서비스를 이용한 주민들에게 조기검진 서비스를 먼저 제공하는 것이다. 이런 사람들은 증상이 없는 상태에 대해서도 예방 서비스를 받을 필요가 있다는 사실을 잘 알 것이며, 가장 접촉하기 쉬울 것이다. 이처럼 조기검진 사업이 주민을 기반으로 하지 않으면, 즉 고위험군을 검진하여 적절한 추구관리를 받을 수 있도록 하는 것이 아니라 임상시설에서 그 시설을 현재 이용하는 사람들을 대상으로 조기검진 사업을 수행한다면, 기존의 불평등이 더 악화될 뿐 아니라 일차보건의료 접근법에도 맞지 않는 것이다. 이런 입장은 이 장 후반부에서 더 자세히 논의할 것이다. 조기검진과 시기적절한 중재활동에서 가장 많은 편익을 얻을 수 있는 소집단을 규명하는 방법은 제3장에서 논의한다.

성공적인 조기검진을 위한 전제조건

일차보건의료 접근법을 채택할 경우 다음과 같은 의문이 일어날 것이다. 개발도상국에서 자원을 조기검진 사업에 쓰기보다는 다른 예방이나 치료 사업에 사용하는 것이 더 나은 방법이 아닌가? 개발도상국에서 건강 조기검진 사업을 하면서, 건강악화의 가장 중요한 원인에 대한 일차적인 예방활동이나, 전 국민에게 기본적인 치료 서비스를 제공하는 문제를 소홀히 할 수 있다. 이런 경향은 일차예방과 전 국민 의료 서비스 제공이 정책적으로 어려울 때, 그리고 정책

결정자들이 조기검진이 확진과 추구관리와 연계되어야만 유용하다는 점을 고려하지 않은 채 조기검진 사업의 비용이 낮다고 판단할 때 두드러지게 나타난다.

전 세계적으로 조기검진 사업이 성공하려면, 선행조건이 충족되어야 하며 위험집단에 대한 정보와 필요도가 가장 높은 주민에게 서비스를 제공하려는 의지와 자원이 마련되어 있어야 한다. 이외에도 대중과 보건일꾼에 대한 교육, 검사에서 예외적인 결과가 나온 사람을 치료하고 추구관리할 서비스 조직과 같은 적절한 하부구조 등이 필요하다. 따라서 비정상으로 나온 사람을 추구 관리할 때 여러 진료 수준간의 의뢰가 이루어질 수 있도록 해주는 정보체계와 의사소통체계가 구비되어 있어야 한다. 그리고 또 위험이 가장 큰 사람들을 효과적으로 치료할 수 있는 기술 발전도 충분히 이루어져 있어야 한다. 이런 전제조건은 조기검진이 널리 사용되는 보다 잘 사는 나라에서만 충족될 뿐, 개발도상국의 경우에는 대부분의 국민은 이런 조건이 만족되지 않은 환경에 있다. 제2장에서는 어떤 문제를 다루는 데 조기검진을 이용할 것인가 이용하지 않을 것인가를 결정하는 기준을 제시한다.

일차보건의료를 채택하게 되면 순수하게 과학적이거나 기술적인 틀내에서나, 개인에게만 집중한 윤리적 관점에서는 제기되지 않을 이슈가 제기된다. 또 조기검진 대상 질병을 치료하거나 관리하는 데 현재 지역 자원으로 도달할 수 없는 높은 수준의 기술이 필요한 경우도 있다. 이렇게 되면 문제해결 노력이 일차의료나 지역사회 수준에서의 문제해결에 집중되지 않고 분산될 수 있다. 그러나 조기검진 사업에 자원을 배분하였을 때보다 일차의료나 일차예방수준에 투자하는 것이 빠른 시간 안에 건강 개선을 이룰 가능성이 훨씬 더 크고, 장기적으로 볼 때 사회진보에도 훨씬 더 크게 기여할 수 있다.

그뿐 아니라 특히 개발도상국에서는 반드시 서비스를 받아야 하는 사람들이 가장 기본적인 치료 서비스도 받지 못하는 경우가 많다. 이런 사람들이 증상도 없는데 서비스를 찾을 리가 없다. 따라서 조기검진을 원하는 사람들은 교육수준이 높은 사람들이며, 보건의료 서비스를 쉽게 받을 수 있는 사람들일 것이다. 이런 사람들은 또한 조기검진에서 어떤 잠재적인 문제라도 발견되면 확진을 한 후 적절한 치료를 받으려고 할 것이다. 따라서 확진이나 치료를 위해 새로운 기술이 도입되었다고 해도,편익은 가장 필요한 사람이 아닌 일부 사람들에게만 돌아갈 것이다. 따라서 자원이 극도로 제한되어 있는 곳에서는 지역사회의 가장 취약한 집단에게 기본 서비스를 제공하는 데 이용되는 자원은 더 적어질 것이다. 따라서 신중한 검토 없이 조기검진을 성급하게 도입하게 되면 본래의 의도와는 달리 부유한 사람들에게 자원을 추가로 제공하는 결과를 낳고 오히려 불평등을 더

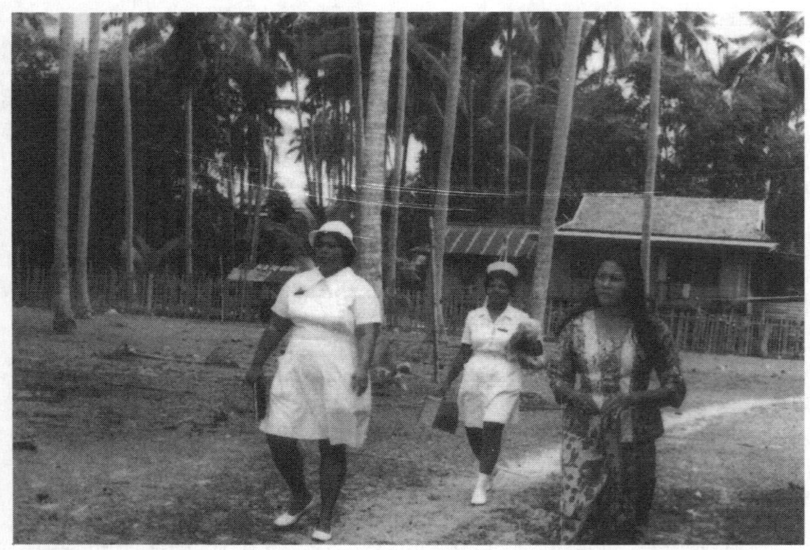

상주하는 보건의료인력이 없는 한 마을을 찾아가는 말레이시아의 보건일꾼들. 일부 지역에서는 조기검진 결과에 대한 통보와 추구관리가 무척 어려울 수도 있으며 조기검진이 성공적으로 시행되려면 먼저 기본 보건의료체계의 하부구조가 구축될 필요가 있다(WHO/ 17412).

가속화시키게 될 것이다.

> 전체 주민에게 기본 예방 및 치료 서비스를 적절하게 제공하지 못할 때 조기검진 사업을 도입하면 보건자원 분배의 불평등이 확대되는 경향이 있다. 이미 보건의료 서비스를 가장 많이 받고 있는 사회의 특권계층이 증상이 없는 질병의 조기검진에 가장 많이 참여할 것이기 때문이다.

이런 문제들을 연구하고 다양한 경험을 서로 나누는 것은 꼭 필요하며, 이것은 중요한 일이다. 이 책의 목적은 보건의료 서비스를 강화하고 보건개발과 전체적인 사회개발을 촉진하기 위한 장기적이고 포괄적인 전략과 주민에 기반을 둔 합리적인 예방진료를 통합하도록 촉진하려는 것이다. 아프리카, 아시아 및 라틴 아메리카 여러 나라의 지역에서는 지역사회 보건사업에 조기검진을 포함시키는 혁신적인 방법을 고안하여 시행하여 왔다. 따라서 이 곳에서 사용된 방법을 전파하고 이 방법을 다른 상황에 적용할 수 있는지 고려해 볼 필요가 있다. 개발도상국의 필요에 특별한 주의를 기울이면서, 어떤 조건에서 얼마나 자주 어떤 형태의 인력에 의해 어떤 방법으로 그리고 어떤 상황 속에서 어떤 사람을 검진해야 할 것인가에 대한 지식을 서로 공유하여야 할 것이다. 선진국도 보건의료비의 절감에 대한 관심이 높아지면서 개발도상국에서 사용하고 있는 다부문 접근법에서 많은 것을 배울 수 있다. 높은 수준의 기술을 이용하게 되면 편익의 분배에서 형평성이 증가되지 않는다는 사실에 주목할 필요가 있다. 따라서 산업화되지 못한 국가뿐 아니라 산업화된 국가에서도 일차보건의료의 원칙을 따르면 많은 것을 얻을 수 있다.

건강 조기검진을 신중히 기획하여 선별적으로 사용하면, 자원을 효과적이고 시기적절하게 사용할 수 있도록 자원을 합리적으로 배분하는 좋은 도구가 될 수 있다. 그러나 증상이 없는 질병의 조기발견을 위한 조치인 조기검진을 기본 보건의료 서비스로 도입할 것인가를 고려할 때는 상당히 주의를 기울여야 한다.

> 주민 전체가 일차예방의 전제조건을 갖고 있지 못할 때나, 기본적인 치료 서비스를 위한 하부
> 구조가 부적절하여 전체 주민에게 제공될 수 없을 때, 조기검진을 도입하면 오히려 불평등이
> 심화되고 장기적으로는 사회발전을 후퇴시킬 수도 있다. 조기검진을 포함하지 않은 다른 방법,
> 즉 일차예방과 기본 서비스를 전 국민에게 제공하는 것을 목적으로 하는 방법이 더 나을 수도
> 있다. 일반적으로 일차예방이 가능한 곳에서는, 건강 손상의 근본적인 원인을 제거하지 않고
> 건강 손상을 최소화하고자 하는 건강 조기검진과 같은 방법보다는 일차예방에 더 우선순위를
> 두어야 한다.

제2장

일차보건의료 상황에서 조기검진 사용 여부의 결정

　　조기검진을 포함한 어떤 서비스를 시행하기 전에는 반드시 당해 상황에서 당해 시점에 조기검진을 이용하는 것이 바람직한가에 대한 질문을 던져보고, 더 나은 전략이 없는지 신중하게 고려해야 한다. 조기검진의 이용에 관한 결정을 할 때는 다음의 기준을 체계적으로 적용하여야 한다. 첫 번째 4가지 기준은 주로 윌슨과 융그너(1968)의 연구에서 인용한 것이고, 정기적인 건강검진에 대한 캐나다 특별조사단(DTF, 1979)과 미국 예방 서비스 특별조사단(USPSTF, 1989)의 보고서도 이 기준을 만드는 데 도움이 되었다. 마지막 3가지 기준은 일차보건의료의 관점에서 볼 때 중요하기 때문에 덧붙인 것이다.

조기검진의 이용 여부를 결정하기 위한 7가지 기준

1. 이 질병을 발견하는 것이 공중보건의 면에서 중요한가?

2. 초기 단계에 발견되면 예방 또는 치료를 통해 질병을 효과적으로 치료할 수 있는가?

3. 효과적인 치료가 가능한 초기 단계에 질병을 찾는 방법이 안전하고 윤리적이며 효용이 있는가?

4. 조기검진 과정, 확진 및 적절한 개입이 주민들이 받아들일 수 있는 방법으로 이루어지는가?

5. 관련된 조기검진, 진단 및 시기에 맞는 기존의 자원을 가지고 또는 충분한 정치적인 의지가 주어진 기획기간 동안 얻을 수 있는 자원을 가지고 지역사회에 기반을 둔 방식으로 개입행동이 수행될 수 있는가?

6. 조기검진, 진단 및 적시의 개입이 보건의료체계와 전체 사회의 발전을 강화시키고 일차보건의료 원칙과 일치하는 방법으로 채택되고 시행될 수 있는가?

7. 조기검진·적시개입 활동의 비용이 앞의 1~6 항목에서 고려한 모든 것을 감단하고 자원의 다른 이용과 비교하여 가치가 있는가?

이 기준은 여기에 제시된 순서대로 고려되어야 한다.

1. 질병을 발견하는 것이 공중보건의 면에서 중요한가?

질병으로 인해 사회가 짊어져야 하는 부담이 이와 같은 투자를 필요로 할만큼 충분히 커야 한다. 따라서 주민 다수의 삶의 질과 생존에 중요한 영향을 미치는 질병에 우선순위가 주어져야 한다. 위중도는 높지만 드문 질병보다는 심각한 고통이나 장애의 일반적인 원인이 더 우선되어야 한다.

2. 초기 단계에 발견되면 예방 또는 치료를 통해 질병을 효과적으로 다룰 수 있는가?

효과적인 중재가 보건부문내에서 완결될 수도 있지만, 여러 부문의 조정을 필요로 하거나 아니면 농업부문과 같이 다른 부문의 활동에 의존하는 경우도 있다. 효과적인 중재에는 정책이나 사업수준에서의 활동이 필요하고 지역사회 주민들이 동원되거나 개인의 임상적인 치료 등이 포함된다. 증상이 발현되기 전에 중재하는 것이 아무 편익도 없는 경우도 있다.

3. 효과적인 치료가 가능한 초기 단계에 질병을 찾는 방법이 안전하고 윤리적이며 효용이 있는가?

효과적인 조기검진을 하려면 위험하고 침습적인 검사를 해야 하는 질병도 있는데, 이 경우 잠재적인 편익보다 위험이 높을 수도 있다. 또 어떤 질병은 조기에 발견하거나 조기검진 결과를 적절히 추구관리하기 위해서는 자율성, 사생활 및 기밀과 같은 개인의 권리에 관한 윤리적인 원칙을 침해하는 경우도 있을 수 있다. 안전하고 윤리적인 조기검진과 시기적절한 중재의 방법이 없다면 조기검진을 사용하여서는 안되며 그 문제를 해결할 다른 방법을 개발하여야 한다. 법적, 윤리적 이슈는 제3장에서 더 논의할 것이다.

조기검진 절차는 정확해야 하며 신뢰도가 높아야 한다. 즉 민감도(위음성이 상대적으로 적다)와 특이도(위양성도 상대적으로 적다), 그리고 재현가능성이 높아야 한다. 조기검진을 받은 주민들 사이에서 양성 예측도와 음성 예측도가 높아야 한다(용어집 참조). 특정한 집단내에서 예측도가 높은 특정한 조기검진 절차는 다른 집단에 사용했을 때 예측도가 낮을 수도 있다. 예를 들어 유선조영술(mammography)은 50세 이상의 여성에게는 유방암을 찾아 내는 좋은 방법이지만 젊은 여성에게는 그리 좋은 방법이 아닌 것으로 나타나고 있다(209면 참조).

4. 주민들이 받아들일 수 있는 방법으로 조기검진 절차, 확진 및 적절한 중재가 이루어지는가?

조기검진이나 진단절차, 치료가 불편하고 난처하거나 침습적이며 문화적 금기를 깨뜨리는 것이거나, 조기검진의 결과에 따라 사회적으로 배척받거나 경제적으로 어려워지게 된다면, 대중들은 조기검진을 이용하려고 하지 않을 것이다. 받아들이기 어려운 서비스 도입을 피하는 가장 좋은 방법은 특정 서비스 도입과 도입방법의 결정 과정에 지역주민들을 참여시키는 것이다. 일반적으로 서비스 도입 여부를 결정할 때, 조기검진을 받거나 그 결과에 따라 치료를 받는 주민의 선호도와 편리함은 거의 고려되지 않는다. 예를 들어 노동자들은 임금손실을 감당하면서까지 예방 서비스를 받으려고 하지는 않을 것이다. 가족계획을 비롯한 모자모건 서비스를 조직할 때는 어린이 돌보기, 이동 및 일하는 어머니들의 책임이라는 문제를 고려할 필요가 있다. 조기검진 활동을 주민이 현재 사용하는 지역적으로 이용가능한 기존의 서비스에 최대로 통합시키면 불편함이 최소화될 수 있을 것이다.

그리고 반드시 문화적 선호도를 염두에 두어야 한다. 예를 들어 산부인과 서비스는 여성이 제공하는 것이 중요할 수 있다. 어떤 문화에서는 여성에 대한 서비스는 모두 여성이 제공해야 한다. 혈액검사를 용납하지 못하는 사회도 있다. 조기발견 활동에 참여하는 보건일꾼은 환자에게 과정을 설명해 주고 예의바르고 신중한 자세로 서비스를 제공하며 환자의 사생활을 존중해 주도록 훈련받아야 한다. 환자에게 올바른 태도를 갖도록 하려면 집중적인 재훈련과 주기적인 보수교육이 필요하다. 일꾼과 환자가 서로 잘 아는 소규모 지역사회에서는 잠재적으로 민감한 자료의 비밀을 보장하기 위하여 정보를 기술하고 다루는 특별한 훈련과 적절한 체계가 개발되어야 하며 정기적인 재훈련이 필수적이다.

주민들이 받아들이는 데는 문제가 없는 서비스라도 주민들이 그 서비스가 가치있는 것이라고 생각하지 않는다면 그 서비스는 이용되지 못할 것이다. 이 경우 대중교육이 필요하며 특히 고위험군을 대상으로 하는 특별한 교육도 필요하다. 지역주민들이 서비스의 설계와 시행 및 평가에 참여하면 그들이 서비스를 받아들이고 가치를 부여하고 필요한 사람들이 사용하게 되는 데 도움이 될 것이다.

5. 적절한 조기검진, 진단절차 및 시기적절한 중재과정이 충분한 정치적인 지원을 받아 기존의 자원으로 또는 시행기간 동안 얻을 수 있는 자원으로 지역사회에 기반을 둔 방식으로 수행될 수 있는가?

이 문제에 답하려면 먼저 조기검진, 진단 및 효과적인 중재에 소

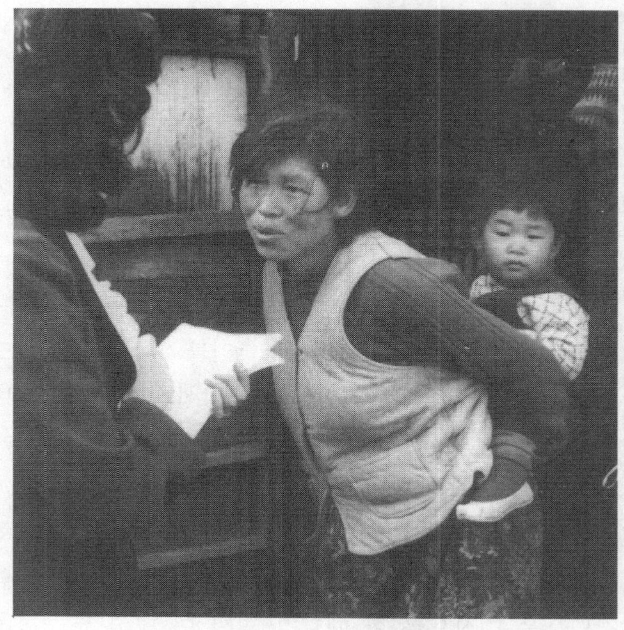

서비스 수용도 조사. 한 한국 여성이 가족계획의 필요성과 선호도에 관한 설문에 응하고 있다(P. Almasy/ WHO/ 16398).

요되는 전체 자원과 비용을 추정하여야 한다. 추정치는 각 조기검진 절차의 직·간접적인 비용을 계산하여 이에 조기검진받는 사람의 추정 수를 곱하면 산출될 수 있다. 여기에는 지역에 조기검진을 수행할 역량을 구축하는 데 필요한 초기 투자와 각 조기검진 절차를 수행하는 데 드는 경상비도 포함된다. 간접비용은 계산하기 어렵지만 적어도 기획, 대중교육 및 직원훈련에 두는 비용은 포함하여야 할 것이다.

또 비용에는 조기검진에서 비정상적인 결과가 나온 사람의 수를 추정하여 그에 근거한 확진비용과 관련 확인 검사와 통보, 기록 보관 및 커뮤니케이션에 드는 직·간접적인 비용도 포함된다.

치료받아야 할 사람 수를 추정하여 치료비용도 추정하여야 하며 장기적인 추구관리비용도 포함시켜야 한다. 고혈압 관리의 경우에는 이런 비용이 상당할 것이다. 증상이 없는 고혈압과 같은 건강 위험의 경우, 장기적인 추구관리가 동반되지 않으면 개인 수준의 단기 중재는 가치가 없는 것으로 보인다. 필요가 가장 큰 사람들에 대한 장기적인 추구관리가 보장되지 않는다면 혈압조기검진 시행은 의미 없는 일일 것이다.

조기검진 사업에 고위험 집단을 포함시키려면 일부 주민이 조기검진 사업에 적극적으로 참여하여 이를 열심히 선전하고 다녀야 한다. 지역주민 참여와 고위험집단을 포함시키는 데 드는 비용은 조기검진 예산에 꼭 들어가야 할 합리적인 요소이며, 시행가능성 조사에서 반드시 고려하여야 한다.

특별한 상황에서 드는 비용도 반드시 고려하여야 한다. 예를 들어 유목민들을 대상으로 조기검진과 추구관리를 할 경우 그 비용은 정착민들을 대상으로 할 때보다 훨씬 더 많이 들 것이다(임페라토 외, 1973). 네팔의 한 지역에서 지역의 시행가능성을 연구한 결과, 결핵 조기검진에 필요한 X선 검진센터와 X선 기사 그리고 X선 사진을 판독할 수 있는 의사가 없기 때문에 당해 지역에서는 "보조의료인에게 담검사(sputummicroscopy)에 관한 훈련을 시켜 이 방법으로 결핵 환자를 발견하는 것이 가장 적합하다고 결론을 내렸다"(페레스라, 1978).

조기검진은 주민 전체를 대상으로 할 수 있어야 한다. 이미 다른 이유로 진료를 받은 사람들만을 대상으로 검진을 하고 이에 따른 추구관리를 제공하는 것만으로는 충분하지 못하다. 서비스의 궁극적인 목표는 실질적으로 위험을 가지고 있는 전 주민을 대상으로 하는 것이어야 한다. 처음에는 위험이 매우 높은 사람들을 서비스 대상으로 삼아야 하지만 후에 자원이 허용하는 한에서 낮기는 하지만 상당한 수준의 위험을 갖고 있는 사람들로 확대되어야 한다. 서비스의 대상

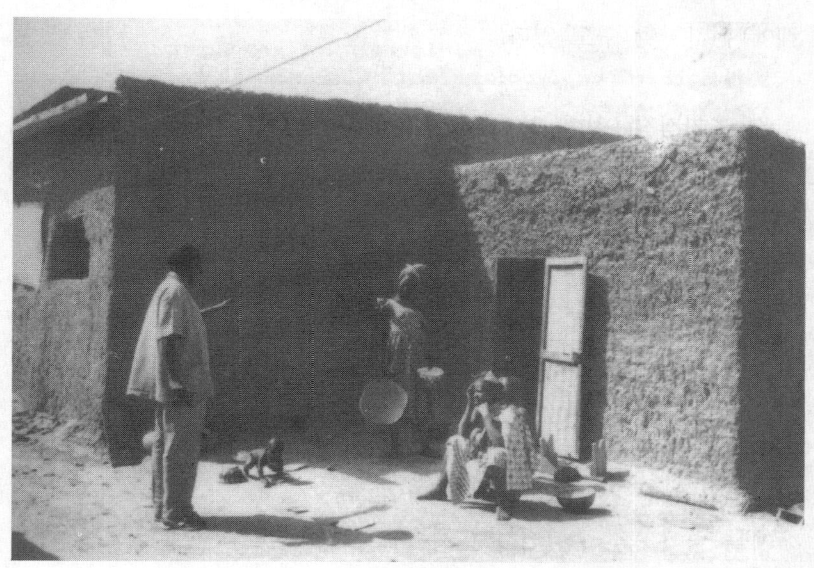

고위험 집단에게 서비스를 제공할 수 있는가? 말리의 방문 보건일꾼은 사람들을 방문하여 회선사삼충증의 조기 검진을 권유한다(WHO/ 9952).

을 정할 때는 전체 주민의 위험분포에 따라 정해야 하며, 보건의료 제공자의 편의나 사회적으로 힘있는 부분의 요구에 따라 서비스가 이루어져서는 안된다. 조기검진 서비스의 대상 설정은 제3장에서 더 논의될 것이다.

 조기검진, 진단 및 시기적절한 중재라는 전체 전략을 제대로 시행할 만큼 자원이 확보되지 않아 특정 시점에는 조기검진 이용이 불가능할 수도 있다. 그러나 7가지 기준을 모두 고려한 결과 시급한 문제를 처리하기 위해 가능한 한 빨리 조기검진을 이용하는 전략을 시행하는 것이 바람직하다는 결론에 도달하게 될 수도 있다. 이 경우에는 일정한 시간 안에 필요한 전제조건을 달성하는 조치를 취하는 것이 고려될 수 있다. 이 때는 조기검진을 시행하기 위한 필수적인 기준은 후에 검토될 수도 있다. 다른 방법은 중간에 사용되거나 미래에나 가능할 수도 있다.

6. 조기검진, 진단 및 적시의 중재가 보건의료체계와 전체 사회의
   발전을 강화시키고 일차보건의료 원칙과 일치하는 방법으로 채택
   되고 시행될 수 있는가?

이 기준을 고려하는 데 제기해야 할 필수적인 문제는 다음과 같다.
조기검진과 시기적절한 중재가 보건의료 자원의 분배에 있어서 형평
성을 증가시키는가? 가장 필요한 사람들의 건강수준을 올리는 결과
를 가져올 것인가? 증상이 없는 개인의 조기검진 사업으로 어떤 주
민집단이 가장 큰 편익을 얻을 것인가?

예를 들어 농촌주민이나 도시 변두리에 사는 빈민과 같은 대규모
인구집단은 기본적인 보건과 교육 서비스를 받지 못하는 곳에서 증
상이 없는 질병의 조기검진 시행을 결정한다면, 보건의료 서비스의
이용이라는 면에서 조기검진을 받는 사람과 받지 않는 사람간의 차
이가 확대될 것이다. 증상이 없는 질병의 조기검진은 주로 교육수준
이 높고 조기검진이 수행되는 장소에 쉽게 접근할 수 있는 사람들이
이용하게 될 것이다. 그뿐 아니라 조기검진을 하면 일부 사람들은
비정상적인 결과가 나올 것이기 때문에, 확진을 위한 자원이 추가로
필요하고 궁극적으로는 치료를 위한 자원도 필요하다. 따라서 조기
검진을 수행하면 조기검진 받은 사람들에게 추가 서비스를 제공할
필요가 생기게 될 것이며, 이렇게 될 경우 취약집단보다 건강수준이
더 높고 보건의료 서비스도 이미 받고 있는 한정된 사람들에게만 혜
택이 돌아가는 결과를 낳을 것이다. 따라서 서비스 대상을 고위험집
단으로 잡지 않으면, 일반적으로 보건의료 서비스를 이미 가장 많이
이용하고 있는 일부 사람들에게만 편익이 돌아갈 것이다. 조기검진
사업의 대상 선정은 제3장에서 다시 논의될 것이다.

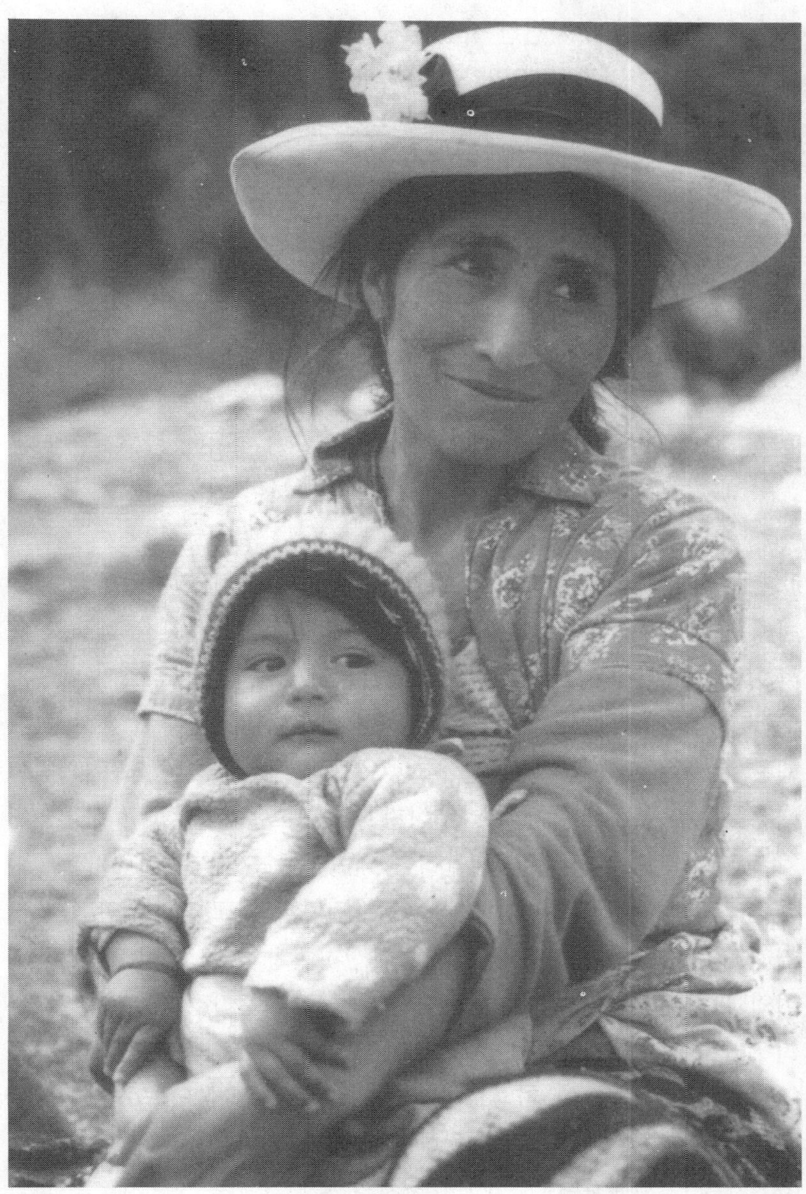

조기검진의 시행이 일차보건의료의 원칙에 위배되지 않는가?

현재 고려중인 조기검진 사업을 도입할 경우 지역의 보건의료체계 하부구조가 더 강화될 것인가? 보건의료체계내에 있는 서로 다른 단위나 수준간에 조정이 개선되거나 보건의료 서비스와 다른 부문 서비스간의 조정이 개선되는 것과 같은 부가적인 편익이 생겨날 것인가? 심사숙고한 조치가 여성의 지위를 개선시키는 데 도움이 될 것인가, 또는 지역주민의 참여를 증진시킬 것인가, 아니면 다른 방식으로 전체적인 사회발전에 기여할 것인가? 이런 조치들이 건강증진과 예방에 대한 대중의 관심을 불러일으킬 것인가?

7. 조기검진-중재 활동의 비용이 앞의 1∼6 항목에서 고려한 모든 것을 감안하고 자원의 다른 이용과 비교하여 가치가 있는가?

조기검진 사업이 보다 효과적일 수 있는 다른 보건사업의 자원을 가져오는 것은 아닌가? 조기검진을 포함하지 않고 문제를 해결할 다른 방법은 없는가? 이것이 과연 더 나은가? 보건일꾼이 조기검진 사업을 하기 때문에 더 중요한 건강문제에 관한 활동을 소홀히 하게 되는 것은 아닌가? 조기검진 사업이 실제 달성하는 것은 적으면서 대중들에게 그들이 문제가 다루어지고 있다고 느끼게 하고 우선순위가 높은 이슈로부터 주의를 돌리는 역할을 하는 것은 아닌가?

이런 문제에 답하려면 반드시 다른 전략과 비교하여 제안된 조기검진과 중재활동의 비용과 편익을 계산하여야 하며, 이 때 즉각적인 편익과 미래의 편익뿐 아니라 직접적인 편익과 간접적인 편익을 고려하면서 이루어져야 한다(크리스와 파커, 1994).

완벽하게 기획되어 지역사회 주민에 기반한 방식으로 시행되었을 때, 조기검진은 자원배분을 위한 합리적인 기반을 제공할 수 있다. 조기검진을 시행하면 예방적인 조치의 효과가 가장 큰 지역을 파악하여 그 지역에 자원을 배분할 수 있다. 그러나 조기검진과 이에 따

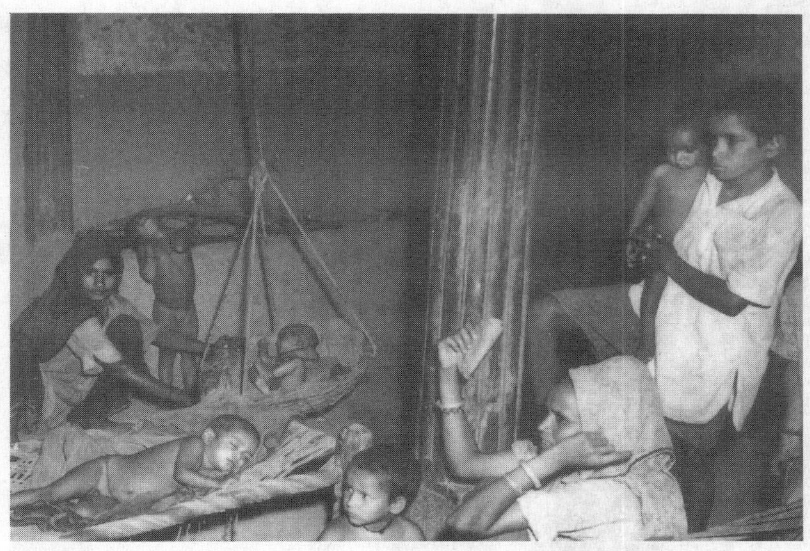

증상이 없는 질병에 대한 조기검진 활동에서 편익을 얻을 수 있는 주민은 누구인가? 조기검진을 이용하면 형평성이 증가될 것인가, 아니면 감소될 것인가?(WHO/ 1579)

른 추구관리의 비용을 계산하여, 자원을 보다 효과적·효율적으로 이용할 수 있는 다른 보건사업의 손익과 대비시켜 보아야 한다.

> 조기검진을 포함하는 것만이 최선의 예방전략은 아니다.

　일반적으로 일차예방은 조기검진에 의존하는 전략보다 더 낫다. 특히 의학적 중재 없이도 중요한 위험요인이 크게 감소될 수 있는 지역에서는, 예를 들어 흡연의 경우처럼 대중교육과 담배 제품 광고를 금지하는 법을 만드는 등의 정책 주도적인 활동에 가용자원을 집중시키는 것이 더 바람직할 수도 있다. 어린이의 성장 모니터에 사용되는 자원일지라도 어떤 상황하에서는 지역사회 수준의 적절한 식량 공급을 보장하는 데 사용한다거나 지역사회내에서 임산부, 수유

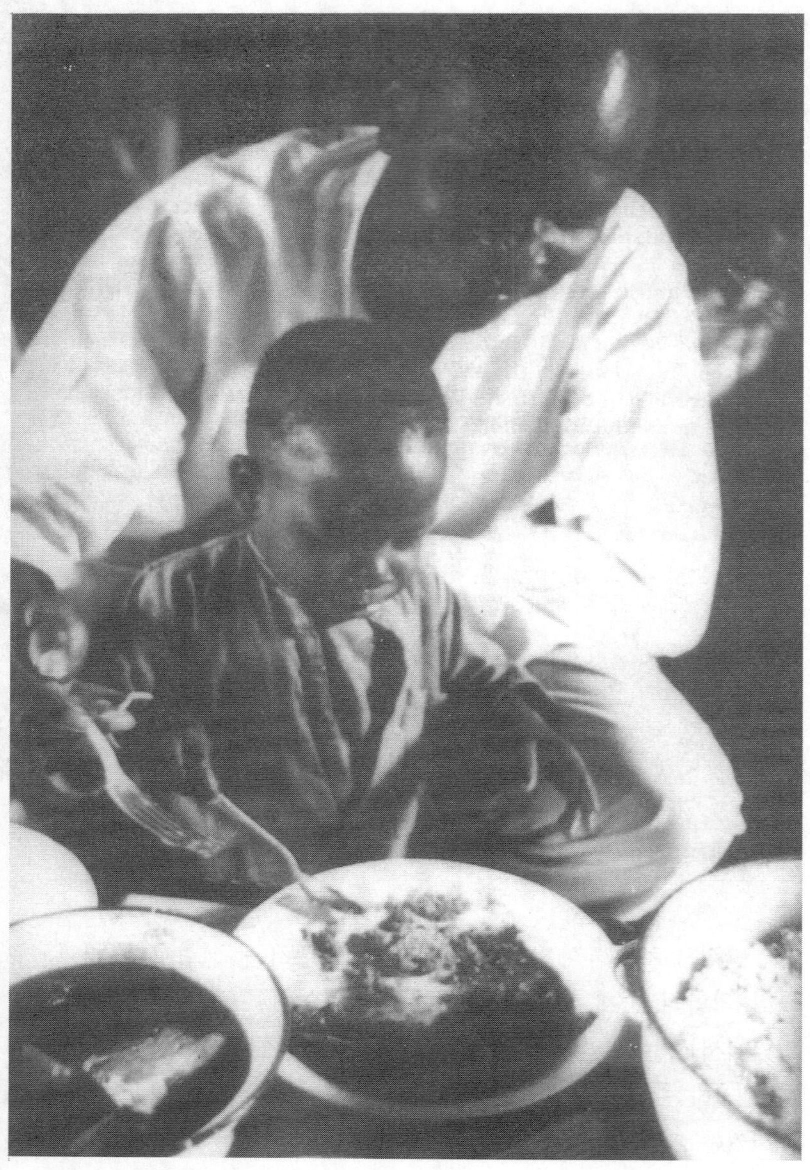

어린이 성장발달 검사에 자원을 사용하는 것보다 지역사회에서의 건강증진 활동이나 다른 활동에 자원을 투입하는 것이 더 나을 수 있다(HWO/ UN/ 18432).

모나 어린이의 영양을 중요시하도록 보장하는 활동을 한다거나 아니면 가족계획 활동에 사용하는 것이 더 좋을 것이다. 이런 경우에는 위험요인을 가진 개인을 발견하고 치료하기 위해 조기검진 사업으로 자원을 사용하여도 별로 얻는 것이 없을 것이다.

어떤 환경에서는 보건일꾼들에게 위험요인을 가진 개인을 찾아 내도록 하는 것보다는, 주어진 위험요인과 증상이나 증세를 가진 사람들이 보건의료 서비스를 받도록 장려하는 대중교육 활동에 치중하는 것이 더 좋을 것이다. 이런 지역에서는 증상이 있는 사람들이 스스로 치료를 받고자 하면 적절한 진단 검사를 하면 되고 다른 이유로 보건의료 서비스를 찾은 사람들에게서 질병을 찾는 활동을 하면 된다. 이런 방법이 효과를 보려면 위험요인을 가지고 있는 사람들이 보건의료 서비스에 쉽게 접근할 수 있고 성공적인 대중교육 활동이 이루어질 수 있어야 한다.

제3장

일차보건의료에서 조기검진을 이용한
서비스의 기획과 시행

조기검진을 이용한 서비스 기획

기준 1~7(제2장 참조)을 근거로 조기검진(screening) 사업을 시행하기로 결정하였다면 이 사업의 성공을 위해 신중한 기획이 필요하다. 조기검진을 포함한 서비스를 시행할 때 지역 수준에서 자주 일어나는 특정한 주요 이슈에 주의를 기울여야 한다.[1)]

조기검진은 자체 완결적인 서비스로 볼 수 없다. 이는 여러 발견 단계(조기검진과 진단)와 발견된 특정 문제에 대응하는 예방적인 활동을 포함하고 있는 다양한 구성요소를 가진 한 과정의 하부단위이다. 기획을 할 때는 그 지역에 가장 적합한 방법과 기준을 선택하고 가장 필요한 사람들에게 서비스를 제공하는 것을 목표로 삼고 교육, 문서화, 예방적인 활동과 평가를 모두 포함시켜야 한다. 조기검진을 포함한 예방적인 접근법의 비용을 평가하는 데 있어서 이런 요소들의 비용이 모두 포함되어야 한다. 즉 건강 수준을 개선시키는 데 필요한 전체 활동의 총 비용이 계산될 필요가 있다. 조기검진 그 자체의 비용은 조기검진에서 선별된 사람의 적절한 추구관리 비용에 비하면 그리 크지 않을 것이다(52면의 기준 6 참조).

기획은 관련된 모든 활동에 대한 행정적이고 재정적인 측면을 모

---

1) 이 문제에 관해서는 타리모와 포우케스의 1989년 논문과 세계보건기구에서 1988년에 나온 출판물을 참고하는 것이 도움이 된다.

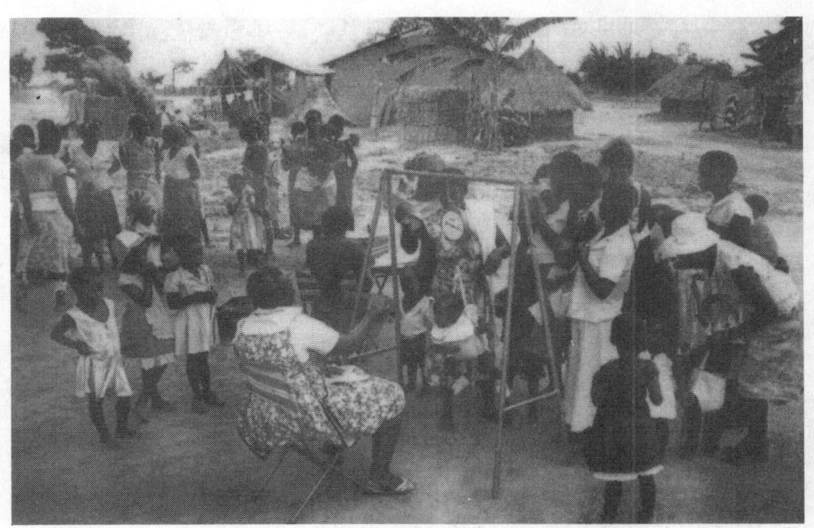

짐바브웨 아동건강사업에서의 조기검진(L. Talylor/ WHO/ 20159).

두 포함하여야 한다. 시행과정의 모든 측면을 두루 살피고 조정하기 위해 적절한 행정적인 하부구조를 기획하여야 한다.

지역 수준의 기획

국가간 차이와 같이 국가내에서도 광역 및 기초자치단체 수준간 가장 중요한 보건문제에 있어서의 차이는 매우 클 수 있다. 또한 우선순위가 높은 보건문제를 해결할 가용자원도 크게 차이가 날 것이고 때때로 보건문제를 다루는 적절한 방법에서도 차이가 날 것이다.

최초의 기획은 국가나 광역자치단체 수준에서 수행될 것이다. 그러나 일차보건의료와 관련된 대부분의 보건활동은 지역 수준에서 수행되며, 우선순위가 높은 문제와 이런 문제에 관한 전략을 재평가하고 기획된 활동을 자세히 평가하는 곳도 지역이다. 지역에서 기획을 할 때는 지역내에서 우선순위가 높은 보건문제를 검토하여 이런 문제를 주민의 가치와 일치하는 방식으로 다루어야 하며 가용한 자원에 기초를 두어야 한다. 보건의료인력과 주민의 대표, 그리고 협력이 필요한 다른 부서의 대표도 기획과정에 적극적으로 참여하여야 한다.

기획은 지역보건의료체계의 서로 다른 수준간에 그리고 조기검진 -확진-적시의 중재 과정에 참여하는 다른 부문간에 조정이 보장될 필요가 있다. 이 때 관련된 지역보건의료체계내의 수준(지역사회, 보건지소, 보건소, 지역병원)도 고려되어야 한다.

활동은 가능한 한 가장 낮은 수준에서 수행되어야 한다. 일반적으로 조기검진 사업은 일차의료 수준(즉 첫 번째 접촉 수준)에서 외래를 기반으로 비전문적인 인력을 활용하여 수행되어야 한다. 일차의료 수준(지역사회센터, 보건소나 보건지소)에서 조기검진을 수행할 수 없다면 일차의료 서비스를 강화하여야 하며, 진료의 지속성을 보장하기 위하여 일차의료 인력이 가능한 한 많이 포함되어야 한다.

조기검진 사업에 포함되는 지역보건의료체계의 수준
- 지역사회수준(주민들, 자원봉사자와 전통치료자)
- 변두리 또는 이웃 보건지소 수준(기본 진료가 제공되고 검사시설이 없거나 극히 간단한 검사만 가능한 농촌이나 도시 변두리 지역에 있는 보건지소)
- 보건소 수준(임금을 받는 보건의료 노동자가 근무하는 곳, 일반적으로 일부 전문직이 있으며 보통 외래 서비스와 간단한 검사를 수행할 수 있다)
- 지역병원 수준(지역보건의료체계의 중심 시설로 앞의 세 수준에서 의뢰받은 환자를 치료하며 입원 및 외래 서비스, 검사 및 약국 시설 및 다른 지역수준의 의뢰 중심지로서의 역할을 한다)

지역적으로 적합한 방법과 기준의 선택

특정한 문제나 위험요인의 검진에 사용되는 방법은 위험요인을 가지고 있는 전체 주민에게 제공되어야 하고, 충분히 정확하고 믿을 만하여야 하며, 예측도가 높아야 하며, 안전하고, 주민들고 보건인력이 받아들일 수 있어야 한다. 조기검진 방법은 보건의료 서비스를 강화하고 전체적인 사회개발을 촉진하는 장기적인 전략어 위배되지 않아야 한다. 여기서 참여할 인력의 형태를 자원봉사자로 할 것인지 아니면, 산파나 다른 지역사회의 전통 치료자로 할 것인지, 아니면 보건일꾼으로 할 것인지 또는 선생과 같은 다른 부문의 인력으로 할 것인지를 결정하여야 한다. 어떤 조기발견 방법도 지역의 조건에 적합해야 할 것이다. 인도의 한 도시지역에서 수행한 연구에 따르면 학령기 어린이 사이에 활동성 나병을 찾아 내는 방법은 도시 빈민가에 사는 어린이를 대상으로 하는 소지역에 기반한 조사보다 효과가 낮다고 한다(소니와 잉글, 1982).

조기검진 기준은 지역의 상황에 따라 달라질 수 있다. 예를 들어 자이르에서 태아골반부적합으로 인한 난산의 조기검진에 관한 연구에서는 도시에 사는 여성들보다 농촌 여성을 조기검진할 ■때 훨씬 더 폭넓은 기준이 적용될 필요가 있다고 결론지었다. 왜냐하면 도시 거주자들은 필요할 경우 제왕절개술이 가능한 의뢰센터에 훨씬 더 빨리 이송될 수 있기 때문이다(카송고 프로젝트팀, 1984).

여기서 사용되는 것과 같은 '방법'은 또한 측정 그 자체를 위해 사용되는 기법을 의미한다. 예를 들어 이에는 구두 질문, 훈련된 인력이 어떤 도구 없이 하는 검진, 줄자나 저울과 같은 간단한 도구의 사용 또는 검사재료와 장비가 필요한 기술 등이 있다. 이 방법이 지역 밖에서 온 자원을 이용하면서 정기적인 유지와 일회용 물자의 재구비에 의존하는가, 아니면 재료가 항상 지역내에서 이용가능한가? 조기검진이 지역사회에서 또는 일차의료 수준에서 수행될 수 있는가, 아니면 병원의 시설이나 인력을 필요로 하는가?

효과를 극대화하기 위한 사업대상 선정

누구를 검진하여야 하는가?

전체 주민집단을 위해서 여러 가지 조기검진 사업이 수행되어야 한다. 예를 들어 모든 임산부, 모든 영아, 모든 유아 또는 가임기에 있는 전체 여성 등을 대상으로 하여야 한다. 그러나 연령층이 한정되거나 특정한 위험요인이 있는 소그룹에만 적합한 조기검진 사업도 있다. 조기검진과 이와 관련된 건강증진과 예방활동은 과거의 연구결과 찾고자 하는 질병의 위험이 높다고 밝혀진 집단을 대상으로 삼아야 하며, 조기검진 결과 질병이 있는 것으로 밝혀진 사람들에게 치료나 예방 서비스를 제공할 수 있어야 한다.

예를 들어 자궁경부암을 발견하기 위한 자궁세포진 검사(pap smear)에 관한 정책을 수립할 때는 35세 이상의 여성에게서 자궁경부암과 전기암병변이 가장 많이 발생한다는 사실을 염두에 두고 해당 연령층의 여성을 대상으로 사업을 시행하여야 할 것이다. 그러나 여러 나라에서 현재 35세 이상의 여성을 만나기가 어려워 가족계획 사무소를 찾아오는 젊은 여성들을 대상으로 검진을 하고 있다. 이런 젊은 여성들은 자궁경부암 발병률이 상대적으로 낮음에도 불구하고 으레 자궁세포진 검사를 받을 것으로 기대하고 있다. 따라서 만약 정책이 바뀐다면 이들은 표준적인 진료를 받지 못한다고 생각할 수도 있다(204면 참조). 또다른 사례는 전체 주민을 대상으로 하는 결핵 X선 검사이다. 이 검사는 여러 곳에서 널리 사용되고는 있지만 비용도 많이 들 뿐 아니라, 유병률이 높은 지역에서도 비생산적인 경우가 많다. 이 경우는 환례 발견과 열과 야간 발한 또는 체중감소를 동반하는 지속적인 기침이나 가래를 동반한 기침과 같은 특징적인 증상을 가진 사람들이 스스로 초기에 병원으로 찾아오도록 하는 것이 더 바람직한 방법이다. 이 방법이 비용을 훨씬 더 줄일 수 있으며, 정확성을 증가시키고 질병의 부담을 감소시키는 데 큰 도움이 될 수 있다.

다단계 조기검진: 질병특이적 평가방법

조기검진 사업의 대상선정 방법으로는 다단계 조기검진이 바람직하다. 먼저 첫 번째 단계에서는 비용이 적게 드는 방법(예를 들어 문진이나 설문지 이용)을 사용하여 고위험군을 발견한다. 이 방법은 민감도는 좋지만 특이도는 제한적이기 때문에 이 단계의 검사에서 양성의 결과가 나온 사람들에게 특이도가 높은 방법을 사용하여 다시 검사를 시행하고, 마지막으로 확진을 한다. 이 방법은 첫 번째 단계에서 사용하는 방법의 민감도가 높을수록, 그리고 전체적인 양성 및 음성 예측도가 높을수록 그리고 각 단계의 비용이 낮을수록 바람직하다.

자궁경부암 조기검진을 다단계 방법에 따라 시행하면 다음과 같다. 자원이 부족하여 모든 여성에게 세포학적 검사를 실시하는 것이 불가능한 경우 먼저 자궁경부의 이학적 검사와 시진을 통해 세포학적 검사가 필요한 여성들을 밝혀낸다(204면 참조). 요로 주혈흡충증의 경우는, 먼저 학령기 아동 중 고위험 집단을 밝혀 내기 위해 혈뇨에 대한 단순 설문지를 이용한다. 이 때 소변 검사를 위해 교사들이 막대 검사지를 이용할 수도 있다(169면 참조).

지역 당국은 당해 지역사회의 위험을 평가하기 위해 여러 가지 다단계 기법을 사용할 수 있다. 이런 평가는 일반적으로 사회경제적 및 환경적 위험의 발견과 연계되어 있기 때문에, 질병특이적인 위험요인과 사회경제적 위험요인을 함께 평가할 수 있는 효율적인 방법이 필요하고, 이런 방법을 우선적으로 연구할 필요가 있다. 최근에는 특정 질병의 평가 기법에 대한 정보를 담고 있는 책자가 많이 나와 있다(스미스, 1989; 블라소프와 타너, 1992; 렝겔러 외, 1991a, b; 맨더슨과 아비, 1992).

지역사회 수준에서의 예비적인 위험 평가

조기검진은 어느 지역에서 어떤 중재활동이 가장 큰 영향을 미칠 수 있는지 알려 주는 도구라고 할 수 있다. 따라서 이를 알기 위해서는 조기검진의 대상을 주의 깊게 선정하고 지역사회의 일반적인 사회·경제 및 환경 조건에 대한 적절한 사전 지식을 갖고 있어야 한다. 이런 지식에 기초하여 조기검진이나 조기발견 사업의 빈도와 방법을 결정하게 될 것이다. 예를 들어 상대적으로 부유한 지역에서는 호별 방문조사를 통해 학령 전 어린이의 면역수준을 조사할 필요가 없을 터이지만, 도시 빈민지역과 농촌지역에서는 정기적으로 가구를 방문하여 조사와 함께 예방접종을 시행하는 것이 바람직할 것이다.

코스타리카와 쿠바의 보건부에서는 지역사회와 가구를 전체적인 사회경제적 및 환경적 위험수준에 따라 체계적으로 분류하고 있는데, 환경조건과 학령 전 어린이의 예방접종 수준 및 산전 진료를 받는 임산부 수를 감시하는 일정은 분류체계별로 달리 하고 있다. 여기서는 일차보건의료 인력이 지역사회와 가구를 방문하며, 고위험군은 보다 빈번하고 강도 높은 감시와 지원을 받는다. 코스타리카에서는 일차 조기검진 결과 위험이 낮은 것으로 밝혀진 지역사회는 가구 단위의 평가를 하지 않거나 하더라도 그 빈도나 강도가 낮아진다. 쿠바에서는 '가정의' 방법을 활용하는데, 이는 의사가 일정한 지리적 지역내에 사는 모든 가족의 보건의료를 책임지는 것을 의미하며 이들은 가정을 정기적으로 방문한다. 이렇게 되면 개인 의사는 한 지역사회와 지역사회내의 소집단 및 개별 가족의 일반적인 위험 수준을 알 수 있다.

각 지역마다 지역사회와 가족들의 일반적인 위험 수준을 분류하는 적절한 구조를 만들 수 있다. 아주 단순한 것도 위험 지표로 사용할 수 있다. 예를 들어 스리랑카의 한 지역의 보건사업 관리자는 주민 일인당 코코넛 나무 수가 적을수록 지역사회에서 건강 문제의 위험이 커진다는 것을 알고 이 기준(코코넛 나무 수는 지역의 사회경제적 수준과 연관성이 상당히 높았다)을 이용하여 자원을 배분하였다. 이 평가방법 역시 다른 조기검진 절차처럼 검증되어야 하며, 민감도, 특이도 및 예측도를 평가하여야 한다.

조기검진의 빈도

조기검진의 빈도를 결정하려면 발견하고자 하는 질병의 잠복기를 비롯하여 자연사를 알고 있어야 한다. 예를 들어 여러 나라에서 자궁세포진 검사를 통한 자궁경부암 조기검진은 가족계획사업을 이용하는 젊은 저위험 여성에게는 합리적인 횟수(전형적으로는 일 년에 한 번)보다 더 자주 시행되는 반면 고위험 여성(35세 이상의 여성들이 가족계획 서비스를 받는 경우는 드물다)에게는 거의 시행하지 못하고 있다. 젊은 여성의 경우 첫 번째 자궁세포진 검사에서 특별한 위험이 발견되지 않았다면 그 빈도를 줄이고, 이런 방법으로 절약되는 자원은 고위험 여성을 대상으로 하는 특별 방문활동에 사용할 수 있을 것이다(204면 참조).

또다른 사례를 검토해보자. 위험이 낮은 어린이의 경우, 학교 입학시와 정기적인 의사 방문시에 예방접종 상태를 검사받는 것으로 충분할 것이다. 그러나 사회경제적인 취약집단이나 보건의료 서비스를 받기가 어려운 지역에서는 제6장과 7장에서 검토하는 여러 질병을 관찰하고 예방접종 상태를 검토하기 위하여 영아, 학령 전 어린이 및 학교에 다니지 않는 학령기 아동을 당해 지역내에서 정기적으로 검진할 필요가 있다.

조기검진 사업과 기존 서비스의 통합

조기검진과 추구관리 사업을 기획할 때 새로운 서비스를 따로 만드는 것보다는 기존의 보건사업이나 사회사업과 통합시키는 것이 좋다. 예비조사와 같이, 기존 사업과 분리되어 조기발견과 추구관리 캠페인을 한 번만 시행해야 하는 경우도 있다. 그러나 이상적으로 볼 때, 조기검진을 비롯한 조기발견은 각 부서간 조정을 거쳐 지속적이

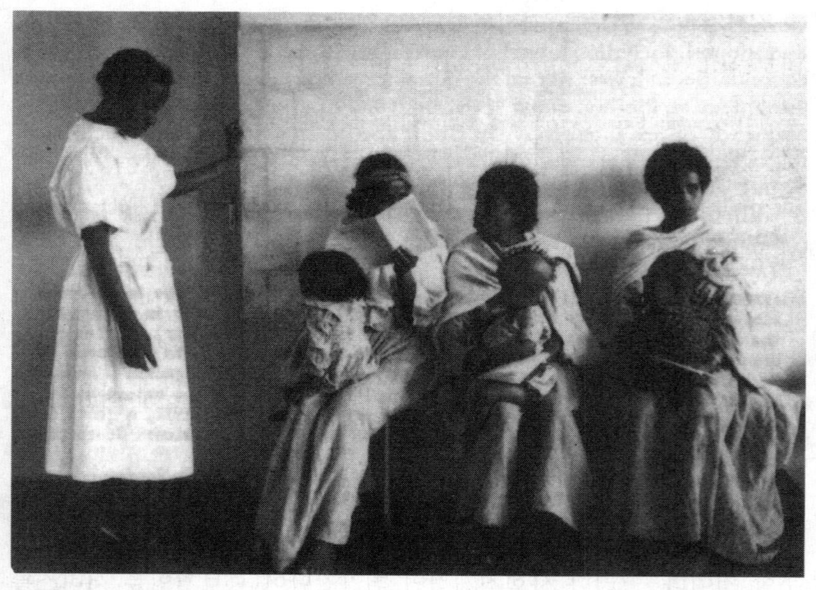

조기검진을 포괄적 서비스에 통합시키면 이용자는 더 편리하게 서비스를 받을 수 있고 보건일꾼이 사람들을 보다 더 폭넓게 파악할 수 있다(WHO/ 8929).

고 통합적인 사업의 한 부분이 되어야 한다. 따라서 조기검진—시기 적절한 중재사업을 기획할 때는 지속가능성을 고려할 필요가 있다.

가능한 한 새로운 사업을 만들기보다는 기존 사업구조를 통하여 고위험군을 조기검진하여야 한다. 표준적인 모자보건사업에서 모성진료와 아동진료를 동시에 시행하는 것과 같이, 다양한 질병의 조기검진은 일차보건의료 인력의 적절한 건강증진 활동과 함께 이루어져야 한다.

진행중인 일차보건의료 사업에 조기검진을 통합시키면 추구관리가 효과적으로 이루어질 수 있을 것이다. 일차보건의료 인력은 지역사회에 대해 잘 알고 있기 때문에, 조기검진에서 양성의 결과가 나온 사람들을 알고 있을 것이다. 또한 조기검진으로 발견한 위험요인에 근거하여 실제적인 예방사업을 기획할 때도 경험 많은 일차보건의료 인력의 도움을 받을 수 있을 것이며, 이들이 개인·가족 및 지역사회의 사업 참여를 고무시킬 수도 있을 것이다. 일차의료와 주민에 기반한 사업이 잘 통합되어 있으면, 사업에서 대상으로 하지 않는 다른 위험요인을 가진 사람들을 찾아 내는 데도 도움이 될 수 있다. 예를 들어 아동보건사업 담당자가 대상 아동을 돌보는 과정에서 그 가족내에서 예방접종을 제대로 받지 못하는 다른 어린이들과 임산부 또는 가임기 여성을 발견하거나 또는 사회적·경제적 이유로 인한 고위험 가족을 찾아 낼 수 있을 것이다.

관련 부문간 조정

기획단계에서 다음과 같은 질문을 던져보아야 한다. 보건부문 외의 다른 어떤 기관이 참여하여야 하는가? 학교, 농업조직, 노동조합, 사용자, 지역사회 조직, 운송, 커뮤니케이션, 아니면 다른 정부기구나 비정부조직이 참여하여야 하는가? 적절한 예방조치가 어디에서 어떻게 수행되어야 하는가?

교육

조기검진-진단-적시의 중재라는 사업체계에는 두 가지 교육적 요소가 포함된다. ①각 단계의 보건일꾼(보건기록 담당자도 포함)에 대한 기본교육과 보수교육, ② 매체와 지역사회 조직을 통한 대중의 교육이 그것이다. 이 밖에도 보건 및 사회사업 담당자들이 보건교육을 하거나 이런 사업 담당기관의 교육자료를 통해서도 보건교육이 이루어질 수 있다. 그러나 이런 교육은 서비스 이용자들만 받을 수 있을 것이고, 이런 사람들은 일반적으로 우선순위가 주어져야 할 대상 주민이 아닌 경우가 많다. 대중교육을 하게 되면 위험요인을 안고 있는 사람들은 증상을 참지 않고 적절한 예방 서비스를 적극적으로 찾을 것이기 때문에 필요하다. 인도에서의 한 연구에 따르면, 나병 유병률이 높은 지역에서 대중교육활동을 보건일꾼의 훈련과 연계하여 수행하자, 발견된 환례의 수가 급격히 증가하였고, 증상이 없는 사람의 대중검진이 불필요하게 되었다고 한다(가나파티 외, 1984).

새로운 조기검진 사업이 도입될 때에는 다른 집단보다 보건의료 서비스를 받기 어려운 주민 집단을 대상으로 집중적인 대중교육을 시행하는 것이 특히 중요하다. 대중교육에는 다음과 같은 것들이 포함되어야 한다. 조기검진이나 다른 형태의 조기발견의 좋은 점, 조기검진을 받아야 할 대상(예를 들어 임산부, 영아, 학령 전 어린이 및 특정한 위험요인을 보이고 있는 사람들), 조기검진을 받아야 할 질병(예를 들어 성병, 암 또는 만성질환) 및 적절한 서비스를 받을 수 있는 장소가 그것이다. 보건일꾼에게 예방 서비스의 수용성을 증가시키기 위해 예절과 비밀유지의 중요성에 대해 가르칠 필요가 있음은

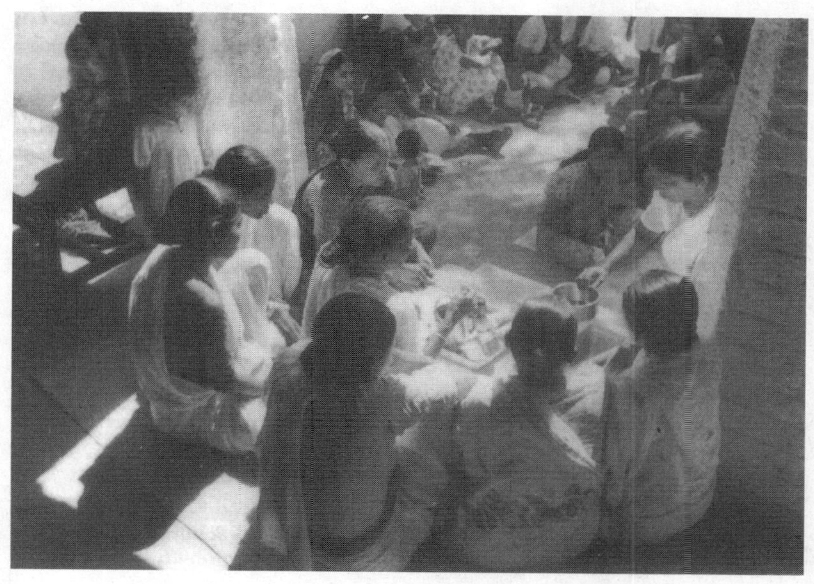

조기검진 사업을 기획할 때는 훈련비용도 고려하여야 한다. 인도 남부에서 전통산파를 훈련하는 모습(WHO/6248).

제2장에서 설명한 바 있다. 보건일꾼은 또한 사람들에게 검사결과가 양성으로 나왔다는 사실을 어떻게 말해야 하는지 배워야 한다. 검사 결과가 양성으로 나온 사람을 대상으로 적절한 상담을 제공할 수 없다면 조기검진을 도입할 준비가 되어 있지 못한 것이다. 특히 HIV 감염의 조기검진은 전문적인 상담을 필요로 한다. 유전적인 조기검진에 필요한 상담은 상당히 미묘한 문제이므로 일반적으로 일차의료 수준에서 이용할 수 있는 것보다 더 높은 훈련을 받을 필요가 있다.

사람들이 조기검진 서비스를 적절하게 이용하고 후에 추구 관리에 따르도록 만들려면 이들에게 조기검진의 시행 이유를 이해시켜야 한다. 조기검진과 추구관리가 필요한 사람들이 이를 받으려면 사회적 지원이 반드시 필요하므로 보건의료 제공자가 환자만을 교육하는 것으로는 충분하지 않다. 예를 들어 가족을 부양하기 위해 농사일을 하는 임산부의 경우 가족들이 산전진료의 중요성을 인정하지 않는다면 산전진료소를 방문할 수 없을 것이다. 따라서 가족과 지역사회 성원들의 교육을 통해 임산부, 어린이와 노인 등 취약자의 조기검진과 적절한 추구관리가 중요하다는 점을 강조하고 이들이 이런 사실을 받아들이고 장려하도록 만들 필요가 있다.

개인, 가족 및 지역사회의 추구·관리를 위한 기록

조기검진 사업에 필요한 정보
조기검진 사업을 할 때는 다음과 같은 이유로 정보가 필요하다.
1. 개인에게 발견된 질병을 적절히 추구·관리하기 위한 환자 추적을 위하여
2. 질 관리를 위하여
3. 비밀유지를 위하여
4. 조기검진과 시기적절한 개입 활동이 계속되어야 하는지, 어떤 주민집단을 대상으로 해야 하는지 결정하기 위하여 이런 활동의 과정과 결과를 평가하기 위하여
5. 가능하다면 조기검진에서 얻은 정보를 통해 프로그램의 기획과 주민 모니터를 위한 정보를 많이 획득하기 위하여

환자 추적에 필요한 자료는 검사결과에 대한 추구관리에 필요한 최소한의 정보이다. 자원이 제한되어 있는 곳에서 범하기 쉬운 가장 흔한 실수는 조기검진에 자원을 다 사용해 버려 효과적인 추구관리에 필요한 정보수집에 배분할 자원이 없어지는 것이다. 만약 자료가 부적절하고 결과적으로 추구관리가 부적절하다면 조기검진은 아무 편익도 가져오지 못할 것이다.

조기검진 결과 이상 소견이 나온 환자를 추적하는 일은 쉽지 않다. 사람들은 여러 이름을 사용하거나, 이사를 갈 수도 있으며, 주소를 부정확하거나 불완전하게 기재하기도 하기 때문에 보통 불완전하거나 부정확한 경우가 많다. 이름과 주소를 잘못 기입하여 추구관리를

하지 못할 수도 있다. 추구관리를 하는 보건일꾼이 조기검진을 받은 사람들을 개인적으로 알지 못한다면 검사할 때 다른 주소(예를 들어 직장 주소나 다른 곳에 사는 가족이나 친구의 주소)를 물어보는 것이 좋다. 그리고 조기검진이나 진단검사 결과의 비밀을 보호하는 데 상당한 주의를 기울여야 한다.

때때로 조기검진과 시기적절한 중재활동에 필요한 자료에 지역사회 수준의 건강 요구를 모니터하는 데 필요한 정보가 들어 있을 수도 있다. 예방접종을 제대로 받은 2살 어린이의 비율과 성병검사 결과 양성이 나온 임산부의 비율이 그 예가 될 수 있다. 주민의 모니터링이라는 목적을 위하여 개인 신상 정보를 제외한 모든 정보를 모아 보고하여야 한다.

평가

조기검진—시기적절한 중재전략과 그 결과는 ① 앞으로의 자원배분에 대한 결정의 근거로써, ② 질보장(Quality Assurance)의 수단으로써, 예를 들어 조기검진 결과가 관리되었는지, 확진 검사가 수행되었는지, 적절한 치료가 제공되었는지를 알아보기 위하여, ③ 보건일꾼과 주민들에게 환류하기 위한 정보원으로 사용하기 위하여 체계적으로 평가할 필요가 있다. 보건의료 서비스 시행을 평가하는 데 지역사회와 여러 수준의 보건일꾼이 참여할 수 있도록 하여야 한다. 보건일꾼이 질을 향상시킬 동기를 갖도록 하기 위해 과정과 궁극적인 결과를 모두 환류할 필요가 있다. 결과에 대한 정보가 있으면 대중들에게 동기를 부여할 수 있게 되고 지역사회나 개인 수준에서 서비스나 예방 진료를 더 많이 받거나 계속 받도록 하는 데 도움이 된다.

궁극적인 결과를 평가하면서 부수적인 편익도 측정할 수 있다. 그

러나 결과가 조기검진과 중재 전략의 중심 목표에 미치지 못하는 것
으로 평가되었을 때, 부수적인 편익을 대리로 내세워서는 안된다. 예
를 들어 조기검진을 시행하면, 보건일꾼이 일반적으로 중재의 시기
를 더 신중하게 결정하게 되고 결과적으로 더 나은 진료를 제공하게
될 수 있다. 그러나 이런 부수적인 편익이 있다고 해도 분명한 직접
적인 효과가 없거나 다른 방법과 비교해서 편익 대 자원비가 낮다면
조기검진을 포함시키는 전략은 정당화될 수 없다.

법적·윤리적 문제

조기검진과 추구관리 활동을 수행하면 여러 가지 법적·윤리적 문
제가 발생할 수 있지만 여기서는 이 문제를 간단히 다룬다. 잠재적
인 윤리적 딜레마 중에서 가장 큰 문제가 되는 것은 조기검진을 하
는 질병이 사회적 낙인이 되어 검사결과 양성이 나온 사람의 경우
소득이나 직업을 잃게 되는 것이다(윌슨과 융그너, 1968; USPSTF,
1989). 특히 HIV 감염은 현재 전세계적으로 유행한다는 점에서 극
적인 사례가 될 수 있다. HIV의 조기검진에서 중요한 법적·윤리적
문제가 많이 발생하며 또 이를 다른 질병에도 널리 적용할 수 있기
때문에 이 영역에서 많은 사례가 나오고 있다. 20세기 초기에는 결
핵과 다른 감염성 질환과 관련되어 이와 비슷한 문제가 발생하였고,
어떤 질병이나 조기검진을 고려할 때에는 이런 문제가 발생할 수 있
다. 일반적으로 조기검진에 적용할 수 있는 많은 중요한 법적·윤리
적 문제는 군더슨 등(1989)과 세계보건기구의 유전자 조기검진에 관
한 책자(모델 등, 1991)에서 논의하였다. 세계보건기구의 HIV 검사
에 관한 자료는 <부록 1>에 수록해 놓았다. 여기서 다루는 이슈들
은 대부분 다른 질병의 조기검진에도 널리 적용할 수 있다.

　프라이버시와 이와 관련된 윤리적 의무와 법적 요건은 사회마다 다를 수 있다. 그러나 프라이버시의 권리는 반드시 조기검진을 받는 주민의 문화에 맞는 방식으로 존중되어야 하며 조기검진이 서비스뿐 아니라 어떤 보건의료 서비스를 기획할 때도 기본적인 인권으로 고려하여야 한다. 조기검진－시기적절한 중재 전략의 모든 단계에서

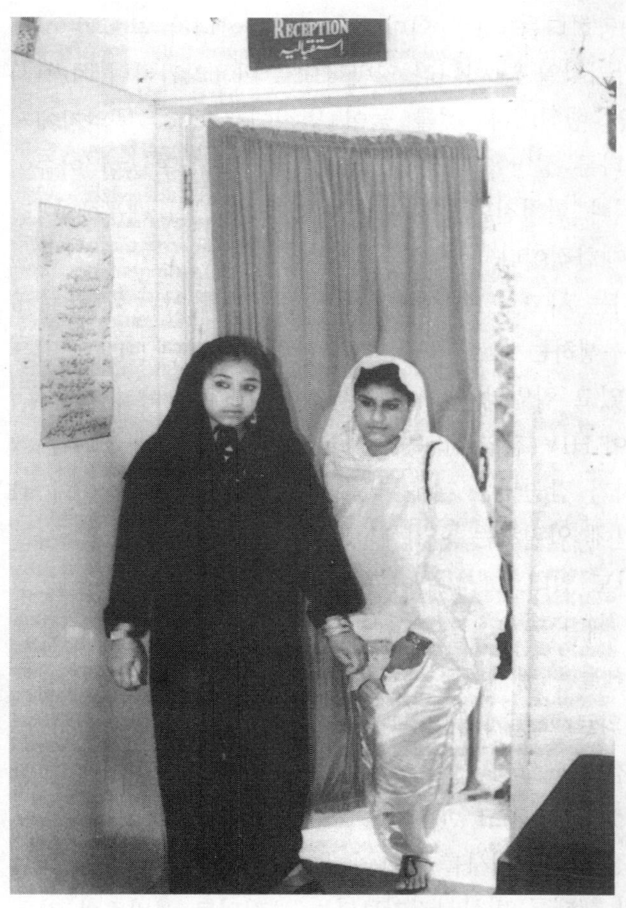

조기검진 사업을 기획하고 시행할 때는 조기검진 대상자들의 문화에 맞는 프라이버시의 권리를 존중하여야 한다.

추구관리를 하는 개인과 그와 접촉한 사람에게 양성 결과에 대한 적절한 정보를 제공하면서도 비밀을 보장하는 기전이 필요하다. 어떤 조기검진이 제도화되기 전에 기록의 비밀이 어느 정도나 보장될 수 있는지 확인할 필요가 있다. 조기검진이라는 상황하에서 참여동의(informed consent)에 대한 권리를 존중하는 것은 개인들에게 양성 또는 음성의 결과에 따라 생길 수 있는 결과에 관하여 조사 전에 적절한 정보를 제공한다는 것을 의미한다. 그뿐 아니라 본의가 아닌 조기검진은 비합리적일 뿐 아니라 일반적으로 비윤리적이며 여러 사회에서 불법적인 행위이다. 예를 들어 법정에서 강간 용의자에게 HIV 감염이나 다른 성병을 검사하는 것은 복잡하고 특별한 이슈이다. 그러나 감염과 혈청전환간에 시간적 간격이 있기 때문에 이런 정보의 가치는 제한적이다.

일부 국가에서는 사고로 HIV를 전파할 가능성이 있는 사람을 비롯하여 검사를 수행하는 보조인력을 대상으로 강제적인 HIV 검사를 하자는 제안이 있고 입법화가 고려되고 있다. 이 주장의 논점은 이렇게 하면 자신이 HIV 감염자라는 사실을 모르고 있는 보건의료 제공자로부터 환자가 감염되는 것을 막을 수 있다는 것이다. 이와 같은 논리로, 병원에 입원하는 환자에 대해서도 강제로 HIV 검사를 수행하자는 제안도 있다. 그러나 이와 관련된 이슈를 합리적으로 고려해 보면 이런 제안은 받아들일 수 없다는 결론이 나온다. 최근에 감염된 일부 사람들은 검사 당시에 항체가 형성되어 있지 않기 때문에 환자나 보건의료 노동자의 강제적인 검진은 별로 큰 도움이 될 것 같지 않다. 검사를 얼마나 자주 시행하는 것이 안전한지에 대한 결정도 가능할 것 같지 않고 반복되는 조기검진의 비용도 과중하다.

그뿐 아니라 강제적인 검사를 시행하게 되면 감염 위험이 높은 사람들이 자신들의 행태를 변화시키기보다는 보건의료 서비스와 접촉을 피하는 사태가 발생할 수 있다. 또 강제적인 검사를 하면 수많은 자원이 소비될 수 있으며, 결과가 음성이면 안전하다는 잘못된 생각을 갖게 만들 수도 있다. 현재 사용하고 있는 HIV 감염 검사의 경우 저위험군에서는 위양성률이 높고 양성예측도가 낮다. 조기검진에서 양성으로 나온 사람이 사회적으로 오명을 뒤집어 쓸 위험이 너무 크고 강제적인 조기검진의 개인적 및 사회적 편익이 상당히 의심스럽기 때문에 다른 방법이 강구되어야 할 것이다. 따라서 자발적인 검사 정책을 유지하면서 위험요인과 감염 예방에 대한 대중교육을 중점적으로 시행하며, 위험요인을 비롯한 모든 과정에서 적절한 예방조치를 취하는 것이 합리적인 대안이 될 것이다. 지역주민이 참여하는 집중적인 대중교육은 HIV 전파의 예방에 상당히 효과가 있는 것으로 나타났다. 잠재적으로 HIV가 문제가 되고 있는 지역—현재 전세계의 대부분이 다 이런 지역이다—에서는 보건의료제공자가 공통적인 예방조치를 시행하여야 할 것이다.

여행자와 이민자의 입국시, 의무적으로 HIV 검사를 시행하자는 제안도 있는데, 이 역시 정보와 합리성에 근거해서라기보다는 두려움 때문에 나타난 반응이다. 실제적인 면에서 볼 때, 감염이 되어서 혈청학적 검사 소견이 나타날 때까지는 오랜 시간이 걸리며, 검사의 특이도가 낮을 뿐 아니라, 윤리적인 면으로 보아도 검사받는 사람이나 사회에 명백한 편익도 주지 못하면서 개인에게 해를 줄 수 있기 때문에, 이런 제안은 바람직하지 못하다. 가장 중요하다고 할 수 있는 사회적인 선을 얻지도 못하면서 사람들에게 해를 주는 것(병으로 고통받는 사람에게 낙인을 찍는 것)은 피하자는 것이 이 상황에 적용할 수 있는 윤리적인 원칙이다. HIV 양성자라고 낙인 찍힌 사람들은 사회·경제적 및 심리적으로 결국 폐인이 되는 결과를 나타내기도 한다. 특히 조기검진 결과 양성으로 나온 사람 중의 상당수가 위양성일 가능성이 있는 지역에서는 질병에 걸렸다고 낙인이 찍혔을 때 느끼게 되는 두려움도 고려하여야 할 것이다. 미국 예방 서비스 특별조사단은 특히 조기검진이 잘못 낙인을 찍음으로써 낙인 찍힌 사람들의 두려움, 확진에 드는 비용 및 그 사람들의 잠재적인 사회·경제적 결과와 함께 그 사람들이 얻게 되는 해악도 참고하였다(USPSTF, 1989).

또한 사회에 분명하고 중요한 편익을 준다는 것을 보이지 못하는 한, 어떤 질병에 걸린 개인이나 지역사회에 효과적인 진료를 제공할 수 있는 적절한 자원을 확보하지 못한 채 그 질병을 검사하는 것은 비윤리적이다. 이것은 검사의 목적이 집단을 대상으로 하는 역학 조사가 아니라 규범적인 조기검진이라는 것을 가정할 때 적용되는 원칙이다. 따라서 고혈압으로 밝혀진 사람의 확진과 효과적인 장기치료에 드는 자원을 충분히 확보하지 않은 상황에서 자유경쟁시장하에서 혈압검사를 시행하는 것이나, 조기검진 결과 양성으로 나온 사람들을 대상으로 효과적인 상담과 지원을 하지 않은 상태에서 HIV 조기검진을 수행하는 것 또한 비윤리적이다.

그뿐 아니라 일차보건의료의 관점에서 보면 HIV 감염이나 다른 질병에 대한 강제적인 조기검진은 다른 윤리적인 문제도 있다. 예를 들어 일차예방에 대한 대중교육과 같이 훨씬 더 효과적이라고 판단되는 다른 방법이 있음에도 불구하고 희소한 자원을 효과가 낮은 강제 검사에 소비한다면, 치료받는 사람들에게 편익이 가장 큰 방법이 무엇인가를 정하는 윤리적 원칙을 침해하는 것이 될 수 있다. 사회에서 가장 취약한 사람들은 자신이 직면하는 위험을 줄이는 데 도움이 될 만한 정보가 부족해서 고통을 겪고 있기 때문에, 자원을 교육에서부터 강제적인 검사로 이전하는 활동과정은 분배의 정의라는 윤리적 원칙을 잠재적으로 침해할 수 있다. 일차예방 또는 조기검진을 사용하지 않는 다른 방법이 필요도가 가장 높은 주민들에게 더 많은 편익을 줄 수 있을 때, 그리고 조기검진을 이용하면 오히려 보건의료 서비스 분배의 불평등이 더 강화되는 것으로 보일 때, 조기검진 사업을 하는 것은 이 원칙을 위반하는 것이다(제2장 참조).

제4장

일차보건의료에서의
조기검진 이용에 대한 권고안의 개발

이 장에서는 조기검진을 보건문제를 담당하는 일차보건의료의 도구로 이용하는 방안을 검토한다. 다른 예방법과 비교하여 조기검진이 더 바람직한지 관찰하면서 제1~3장에서 제시한 기준과 원칙에 비추어 몇 가지 보건문제에 조기검진을 활용할 수 있는지 논의한다. 여기서는 조기검진에 관한 세부적인 기술적 지침을 제공하려고 하는 것이 아니라, 각 질병에 조기검진을 시행하는 것이 적절한지 검토하고 일차보건의료 전략내에서 조기검진을 이용하는 데 중요하게 고려해야 할 일반적인 특성을 기술하고자 한다. 또 적절한 참고문헌도 제시하였다. 여기에서 제시된 사례가 특정 질병을 해결하는 데 지역적으로 적합한 방법을 제안하여 이 문헌을 보다 쉽게 이용할 수 있게 되기를 희망한다.

이 문헌을 검토하면서 주로 개발도상국의 조기검진 경험을 우선적으로 다루었지만 다른 지역에서도 관심을 가질 수 있도록 선진국의 경험도 참고자료에 포함시켰다. 여기서 검토한 조기검진 이용 방법은 공식적으로 엄격하게 확인된 것은 아니다. 특정한 조기검진의 사용결과에 대한 증거의 정확성을 평가하는 것은 이 책의 범주에 속하지 않는다.

각 보건문제나 몇 가지 위험요인에 있어서, 우리는 일반적으로 다음과 같은 질문을 한다. 왜?(조기검진 이용의 논리), 누가?(대상으로 삼아야 할 집단), 언제 그리고 어떻게? 이 측면은 이전에 논의했던 핵심적인 원칙에 맞추어 문헌에 기록된 경험을 참고하여 논의하였다. 다음으로 우리는 조기검진, 진단 및 시기적절한 중재에 필요한 자원의 수준에 대하여 언급하였다. 마지막으로 일차보건의료체계내에서 가능한 대안에 비추어 특정 문제에 조기검진을 우선적으로 사용할 것이냐에 관하여 권고안을 제시하였다.

권고안을 만들 때 가장 중요하게 고려한 사항의 하나는 위험이 높다고 밝혀진 개인을 대상으로 한 조기검진과 진단, 시기적절한 중재에 필요한 자원의 수준이었다. 자원의 수준은 일반적으로 낮은 수준, 중간 수준, 높은 수준, 매우 높은 수준으로 나누었다.

- 낮은 수준: 자원이 그리 많이 들지 않는 조기검진사업은 (말 또는 설문지로 하는) 질문과 도구나 실험시설이 필요 없거나 아니면 간단한 도구나 재료로 가능한 검사 등이 있다. 이런 방법은 전문적으로 오랜 기간 훈련받은 요원이 아니라, 일차보건의료 일꾼이나 환자, 교사 등이 할 수 있을 것이다.
- 중간 수준: 중간 정도의 자원이 필요한 조기검진사업은 보건소에 있는 임상검사시설이나 기본 도구와 같은 자원과, 특수 기술이 아니라 일반적인 기술훈련이나 전문훈련을 받은 요원이 시행할 수 있다. 낮은 수준과 중간 수준의 자원을 사용하는 방법은 주로 일차의료 수준에서 사용된다.
- 높은 수준: 높은 수준의 자원을 소비하는 조기검진 사업은 일반적으로 군 단위 지역이나 병원 수준에서만 사용할 수 있는 기술을 이용하거나 특별한 기술훈련이나 전문훈련을 받은 요원에 의해서 수행된다. 이 수준은 일반적으로 이차의료 수준에 해당한다.
- 매우 높은 수준: 매우 높은 수준의 자원을 필요로 하는 조기검진 사업은 일반적으로 군 단위 지역이나 일반 병원급에서는 이

용할 수 없고 국가나 지역 의뢰 센터(3차 의료)에만 있는 기술과 훈련이 포함된다.

이런 자원 수준간의 차이는 절대적이라기보다는 상대적이다. 전체적인 자원이 제한된 지역일수록 군 단위 지역이나 보건소급에 수준 높은 기술이나 훈련이 존재할 가능성이 줄어든다. 거꾸로 보건의료 체계가 잘 개발된 곳에서는 보건소나 심지어 변두리의 보건지소급에서도 상대적으로 정밀한 기술이나 훈련을 이용할 수 있을 것이다.

권고안을 작성할 때는 해당 지역에서 특정 조기검진 사업을 시행하고 있는지의 여부와 관계없이 제2장의 기준에 따라 주어진 문제를 해결하는 데 보다 효과적인 수단이 무엇인가를 가장 중요하게 고려하여야 한다. 따라서 발견과 중재에 필요한 자원이 상대적으로 낮다고 해도 조기검진을 사용하지 않는 방법—전형적인 방법으로 지역사회 전체적인 일차예방을 강조하는 방법이 있다—이 더 효과적이고 효율적인 것으로 나타나면 조기검진의 사용을 권고하지 않았다.

각 조기검진 항목을 검토한 후 항목별로, 일차보건의료 체계에서 이를 우선적으로 사용하여야 하는가에 대하여 권고안을 제시하였다.

- '권고사항'은 특정한 문제나 위험요인을 대상으로 한 예방활동의 일부로 증상이 없는 사람의 조기검진의 시행에 높은 우선순위를 두어야 한다는 것을 의미한다. 협의의 조기검진(제1장과 용어집 참조)에 포함되지는 않지만 의식하지 못하는 건강상의 문제를 가진 사람들의 증상을 조기에 발견하도록 권유하는 경우도 있다. 여러 질병은 초기 단계에 특징적인 증상이 나타난다. 이런 증상이 발현되면 보건문제를 잘 알고 진료를 쉽게 받을 수 있는 사람들은 질병의 증상이라고 알 수 있겠지만 보건문제에 대한 지식이 없고 진료를 받기가 어려운 사람들은 모르고 지나

치기가 쉽다. 이런 경우에는 대규모의 대중교육을 시행하여 특징적인 증상이 나타나면 스스로 병원을 찾도록 장려하고 의료서비스에 쉽게 접근할 수 있도록 하여야 할 것이다.

- "우선순위가 높은 것으로 권고하지 않음"은 일차보건의료 상황에서 무증상자의 조기검진에 우선순위를 두도록 조언할 만하지 않다는 것을 의미한다.

- '불확실'은 충분한 지식이 없기 때문에 일차보건의료체계에서 무증상자의 조기검진을 특정 질병의 예방조치로 이용하는 것이 좋은지에 대해 판단할 수 없다는 것을 의미한다. 이것은 조기검진 시행에 자원을 투자하기보다는 다른 대안들을 폭넓게 고려하라는 매우 강력한 권고이다.

우리는 여기에서 조기검진의 적합성에 대한 권고 외에도 개발도상국의 상황에 맞는 연구를 우선적으로 시행하도록 요청하였다. 우선순위가 높은 연구에는 조기검진, 진단 및 시기적절한 중재를 위한 비용−효과적인 방법을 개발하고 평가하는 연구 등이 있다. 권고안은 제5~8장에 서술하였고, 쉽게 볼 수 있도록 216~242면에 요약하여 표로 제시하였다.

권고안은 제2장에서 설정한 기준과 이 프로젝트에서 참고했던 자료를 기초로 만들었다. 이 권고안이 주제를 포괄적이고 집중적으로 검토했던 대규모 합의 패널 작업에서 도출된 결론에 비견할 만한 것은 아니다(서론 참조). 이 권고안을 계기로 논의와 추가 연구 및 국가와 지역내의 중요한 이슈를 고려하도록 촉진하고자 한 것이다. 이 권고안은 특정 국가의 특정한 조기검진 항목의 사용을 찬성하거나 반대하기 위한 논의가 아니다. 이런 결정은 해당 지역의 상황을 고려한 후에만 가능하다.

다음 장에서 질병과 조기검진 항목을 제시하고 있으나 이는 완벽한 것이 아니다. 개발도상국에서 조기검진이 사용되거나 예방 전략의 하나로 고려되어야 할 중요한 보건문제를 제시하고자 하였으나 전부 다 다루지는 못하고, 역학적 변천으로 인해 발생하는 질병을 중심적으로 고려하였다. 다른 여러 중요한 질병은 포함시키지 못했거나 아니면 간략하게 언급하였다. 특정한 상황에서의 조기검진 경험을 기술하고 평가한 문헌이 충분한 질병은 자세히 기술하지 않았다. 예를 들어 열대성 질환에 관한 문헌은 쉽게 구할 수 있으므로, 이 책에서는 개발도상국의 기생충 질환 조기검진의 경우 일반적 원칙만 다루었고, 비감염성 질환을 보다 강조하였다. 또한 빠르게 발전하고 있는 영역인 HIV 감염의 발견과 예방에 관한 사항은 중복을 피하기 위해 다루지 않았다. 이 책에서 제시하고 있는 기준과 원칙은 작업장에서의 조기검진에도 적용되기는 하지만 산업보건 조기검진에서 발생되는 특별한 이슈를 자세히 다루지는 않았다. 또한 여기서는 산업보건 위해요소에 대한 조기검진과 관련되어 발생하는 일반적인 문제는 언급하였지만 사례검토는 하지 않았다. 이 주제에 관해서 관심이 있는 독자는 세계보건기구의 다른 책자를 참고하기 바란다(WHO, 1986a).

이 책에서는 일차보건의료를 강조하고 있기 때문에, 고도로 전문화된 3차의료 자원을 필요로 하는 조기검진 사업은 자세히 다루지 않고 있다. 왜냐하면 대부분의 개발도상국에서는 주민 전체가 이런 서비스를 다 이용하지 못하기 때문이다. 대신 이 문제는 선진국의 경험에 대한 검토 자료에서 논의되고 있으므로 그를 참조하기 바란다. 또 이 책에서는 비용이 적게 들고 기술수준이 낮은 방안이 강조되었다. 여기서는 위험이 그리 크지 않은 극소수의 사람들에게 값비싼 서비스를 제공하는 것보다 전체 주민에게 기본 서비스를 모두 다 제공하는 데 우선순위를 두고 있으므로, 우리는 자원이 상당히 제한되어 있는 나라에서 그 나라의 필요와 조건에 맞는 방안을 선택하려고 하였다.

다음 장에서는 일차보건의료사업이 대상으로 삼는 일반 주민 집단의 진료와 관련하여 조기검진을 논의한다.

- 모성, 생식/가족 및 신생아의 보건의료(제5장). 여기서는 산전진료, 가족계획이 포함된 생식 보건의료(일반적으로 가정 보건의료로 불린다) 및 신생아 진료를 위한 사업을 포괄하고 있다.
- 아동 보건의료(제6장). 이 장에서는 영아와 6세 미만 어린이에게 중요한 질병의 조기검진과 성장발달, 청력 및 시력과 같은 학령기 아동에게 특이한 문제와 10대 임신, 성병, 유해물질의 이용 및 폭력의 위험과 같은 청소년기의 문제에 관한 조기검진에 대하여 논의한다. 특별히 어린이와 관련된 감염성 질환은 이 장에서 논의하지만 어린이와 성인 모두에게서 일어날 수 있는 감염성 질환은 제7장에서 다룬다.
- 전염성 질환을 예방·관리하기 위한 어린이와 어른의 진료(제7장). 이 장에서는 어린이와 어른 모두에게 영향을 미치는 전염성 질환의 예방과 관리에 관한 조기검진을 논의한다. 그러나 전염성 질환을 예방하고 통제하기 위한 진료는 질병별 사업으로 조직되기보다는 포괄적인 일차보건의료 사업에 통합되어야 한다. 어린이의 감염성 질환은 제6장에서 다루고 있고 어른의 감염성 질환은 제8장에서, 그리고 일부 전염성 질환은 제5장에서 다루고 있다.
- 성인의 보건의료(제8장). 이 장에서는 노인을 비롯하여 18세 이상자의 진료 프로그램에서의 조기검진을 다룬다. 성인에게만 나타나는 생식 보건 문제도 간단하게 다루고 있다.

이 책을 쓰는 데 있어 우리는 주로 세계보건기구, 특히 가족보건국과 비전염성 질환국 동료들의 작업을 참고로 하였다. 정기적인 건강검진에 관한 캐나다 특별 조사단(CTF)과 미국 예방 서비스 특별조사단(USPSTF)의 책자는 특히 북미에서의 조기검진에 관한 자료원으로 특히 도움이 되었다. 영국의 전국 아동 보건감시사업(National Child Health Surveillance Programme: 영국 노동장)의 책자도 중요한 정보원이었다.

제5장

모성, 생식 및 신생아 보건의료의 조기검진

이 장에서는 청소년과 성인 보건의료의 주요 요소일 뿐 아니라 모자보건의 필수적인 부문인 산전진료와 생식(가족) 보건의료, 신생아 진료에 대하여 논의한다. 영아와 6세 미만 어린이의 조기검진은 학령기 어린이와 청소년의 진료와 함께 제6장에서 논의한다.

산전진료
일반 사항[1]

왜 산전진료에서 조기검진을 하는가?

임신은 정상적인 상태이며 질병이 아니기 때문에 임산부에게 정상적인 징후만 나타나거나 임신에 따른 병리적이지 않은 증상만 경험한다면 증상이 없는 상태로 간주할 수 있다. 산전 조기검진의 목표는 모든 사람에게 제공되는 기본 진료 외에 감시와 진료가 필요한 임산부를 가려내는 것이다. 예를 들어 특정한 기본적인 산과적 위험요인[예를 들어 이전에 수술 분만을 하였다던가 폐쇄분만(obstructed labour)이나 지연분만(prolonged labour)을 한 경험이 있다든지 아니

---

1) 다음의 출판물과 문서들은 제5장 이후에서 자주 사용될 것이며, 사용될 때마다 특별히 언급하지 않을 것이다. CTF, 1979; CLAP 1987; 하트 등, 1990; 하타웨이 등, 1991; 페르놀, 1991, 적절한 보건기술을 위한 프로그램, 1984a, b; 로이스톤과 암스트롱, 1989; USPSTF, 1989; WHO/UNICEF, 1978; WHO, 1984a, 1987.

면 이런 위험이 있는 경우]이 있는 여성은 훈련을 더 많이 받은 인력의 진료를 받거나 보다 기술적인 자원(예를 들어 수술 분만을 할 수 있는 여건)이 있는 시설에서 분만할 수 있도록 이송되어야 한다.

누구를 검사하여야 하는가?

여기서는 일반적으로 모든 임산부나 대규모 하부집단을 대상으로 특별한 주의를 요하는 위험요인을 찾는 조기검진 사업에 중점을 둔다. 여기에는 과거에 임신이나 출산 결과에 영향을 미칠 수 있는 심각한 질환을 앓았던 임산부를 모두 검진하는 것도 포함된다. 그러나 일단 일정한 질병이나 병리학적 상태를 갖고 있는 것으로 진단된 임산부는 조기검진의 대상이 아니다. 예를 들어 일상적인 산전 모니터링뿐 아니라 집중적인 모니터링이 필요한 당뇨병 환자나 임신시 체중증가가 거의 없고 태아가 제대로 성장하지 못하는 임산부 또는 고혈압 임산부의 검사는 이 책의 범주에 들지 않는다. 그러나 일반적인 임산부는 다른 지시사항이 없는 한 여기서 검토하는 문제에 대하여 검사받는 것으로 가정하여야 한다.

어떻게 검사하는가?

조기검진 기준은 지역문제와 자원에 따라 달라질 것이다. 예를 들어 자이르에서 시행한, 보조인력에 의한 태아골반부적합 산전검사 보고서에는 다음과 같은 내용이 있다. "합리적인 [가능성] 중에서 어떤 [방안]을 선택하여야 하는가는 지역의 상황에 따라 달라질 것이다. 병원에서 쉽게 진료받을 수 있는 도시 여성의 조기검진 기준은 병원과 상당히 먼 거리에 있는 농촌 주민의 기준과는 다를 것이다. 그러나 주민과 보건의료 서비스측 모두가 비현실적인 노력을 하지 않는 아주 제한된 방법이라도 엄청난 수의 모성사망을 피하는 데 도움이 될 만한 서비스를 제공할 수 있을 것이다"(카송고 프로젝트팀, 1984).

언제 그리고 얼마나 자주 조기검진을 시행하는가?

초기의 산전평가가 임신 초기 3개월 이내에 이루어져야 한다는 데는 의견이 일치하고 있다. 가능한 한 임신 초기에 진료가 시작되어야 한다는 것이 정설이다. 약 10주가 될 때까지 임상병리검사를 연기하여야 하는 것에 대하여 약간의 의문이 제기되고 있다. 많은 예방 불가능한 유산은 그 시기 이전에 일어난다. 일부에서는 임신 10주까지는 첫 번째 조기검진 검사를 연기하고 임신이 확인되자마자 교육을 제공하는 방식을 시험해 보고 있다(V. 친, 『개인적 의견교환』, 1993). 이런 방법은 보건의료 서비스를 쉽게 받을 수 있는 저위험 주민을 대상으로 시험되고 있는데, 건강수준이 더 낮은 지역이나 산전 위험 수준이 잘 알려져 있지 않은 지역에 살며 서비스를 제대로 받지 못하는 주민들에게는 적절하지 않은 방법일 것이다. 특별한 언급이 없는 한 임산부가 처음 산전 방문을 하였을 때 이 장에서 논의된 모든 문제를 찾아야 할 것이다. 국가보건의료체계가 확립된 사회의 부유층을 제외한 다른 주민들의 경우 실제로 보건의료 서비스를 받기가 상당히 어렵다면, 임신 초기에 첫 번째 산전진료를 받도록 권장하는 것이 좋다. 저위험 임산부의 산전진료 수에 대한 의견은 문헌마다 약간 차이가 난다. 두 문헌에 따르면 자원이 상당히 제한되어 있는 곳이라면 첫 번째 조기검진에서 특별한 위험이 없는 것으로 판명된 임산부는 산전검사를 두 번(임신 첫 3개월과 마지막 3개월에 한 번씩)만 받으면 된다고 하였다(카송고 프로젝트팀, 1984, 적절한 보건기술 프로그램, 1984a). 첫 번째 검사에서 특별한 위험이 있는 것으로 밝혀진 여성은 이보다 더 자주 진료를 받아야 할 것이다.

조기검진 도구로서의 가정건강수첩

세계보건기구는 지난 수년동안 모자보건의 영역에서 질병의 조기

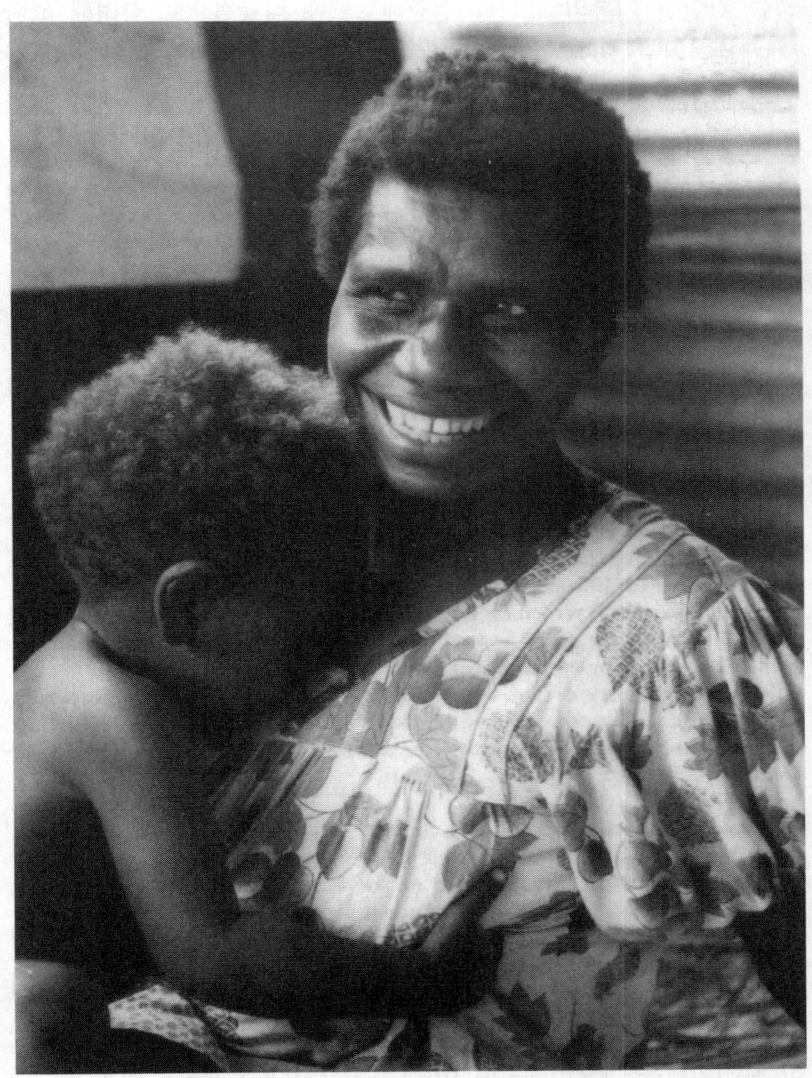

건강한 여성, 건강한 어린이, 건강한 사회가 모성·생식·아동 보건의료의 목표이다(WHO/ 12006).

발견과 건강증진에 필요한 기본 정보를 얻을 수 있는 가정에서 보관하는 간단한 기록의 효과를 검증해보도록 적극적으로 장려해 왔다(세계보건기구, 1994). 원래 1970년대의 인도 농촌에서 개발된 '모성건강수첩(home-based mother's card)'은 일차보건의료 일꾼에게 그리고 조기검진의 이정표로서 유용한 도구인 것으로 나타났다.

수첩에는 세 번의 임신과 그 사이의 터울과 같은 기본적인 산과력이 기록된다. 보건일꾼은 보건지소나 보건소에서 받은 건강수첩(두꺼운 종이로 만들어 비닐 커버를 씌워놓는 것이 좋다)은 해당 여성에게 주어 보관하도록 하고, 자신은 건강수첩의 내용을 업무일지나 얇은 종이로 만든 복사본에 보관한다. 보건일꾼이 문자를 잘 읽지 못하는 경우 그 지역의 문화에 맞는 상징이나 단순한 글을 사용하여 건강수첩을 만들고 보건일꾼은 이에 따라 필요한 정보를 기록한다. 이 건강수첩에 기록하는 필수 정보는 출산의 합병증과 결과(예를 들어 폐쇄분만, 저체중아, 또는 사산 등), 임신과 분만시 생긴 합병증(예를 들어 심한 부종 또는 고혈압), 면역 상태 및 결핵력과 같은 일반적인 의학적 위험 등이며 이것은 산전산후 조기검진의 이정표가 될 수 있다.

가정기록은 전통 산파나 다른 지역보건일꾼과 어머니들을 교육하는 데도 상당히 유용한 수단이며, 질병의 조기발견, 조기검진 및 건강증진 활동의 내용과 시간 조정에도 좋은 길잡이 역할을 할 수 있다. 이외에도 지역사회나 보건지소, 보건소 및 지역 병원간의 의뢰과정을 촉진하는 방법으로 일차의료 수준에서 조기검진으로 발견될 위험을 기술하는 기능도 있다(샤와 샤, 1981; 샤 등, 1988; 세계보건기구, 1984). 현재까지의 경험으로 볼 때 이런 카드를 가정에서 보관하고 보건의료를 받으러 올 때 이를 가지고 오도록 하는 것이 순응도가 매우 높은 것으로 나타났다.

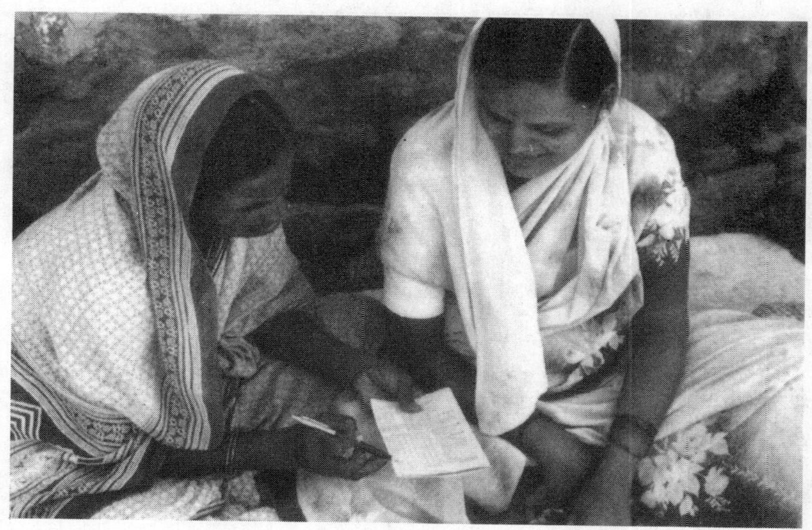

보건일꾼이 모성 및 아동건강수첩의 이용법을 설명하고 있다.

보건교육

소규모의 방문 및 대규모의 대중교육은 단지 여성만을 대상으로 하는 것이 아니며, 교육 내용에 임산부는 임신 초기에 진료를 받도록 장려하는 내용도 포함되어야 한다. 대규모의 대중교육은 또한 가족과 지역사회가 임산부의 건강과 조기검진에서 발견된 건강상의 제반문제들이 중요하다는 점을 인식시키는 역할을 하여야 한다. 이 문제는 제3장에서 논의되었다.

일차보건의료에서의 산전진료

● 임신·분만 또는 출산시의 주요 합병증은 조산이나 지연분만·출혈·제왕절개·임신중독증(보통 심한 부종이나 경련을 동반), 또는 이전의 유산, 사산, 저체중아, 조산 등을 말한다(카송고 프로젝트팀, 1984,

(5) 외뢰기관의 의견

날짜	규명된 문제	취한 활동/조언

(6) 첫 번째 임신 이전과 출산 사이의 기간

		모유수유	생리	가족계획						매우마름	매우창백	말라리아	다른문제	클로로퀸알약
				알약	주사	자궁내장치	수술	기타	사용안함					
19 년	1-3월													
	4-6월													
	7-9월													
	10-12월													
19 년	1-3월													
	4-6월													
	7-9월													
	10-12월													
19 년	1-3월													
	4-6월													
	7-9월													
	10-12월													
19 년	1-3월													
	4-6월													
	7-9월													
	10-12월													
19 년	1-3월													
	4-6월													
	7-9월													
	10-12월													
19 년	1-3월													
	4-6월													
	7-9월													
	10-12월													
19 년	1-3월													
	4-6월													
	7-9월													
	10-12월													

(1) 가정모성건강수첩

이름

주소

처음 방문한 날

연령:	18-35	17세 이하	35세 이상
키:	145cm이하	145cm이상	

과거력	1	2	3	4	0	5 이상

분만수:

유산:	없다	있다
부종:	없다	있다
발작(fits):	없다	있다
사산:	없다	있다
이상분만(abnormal deliveries):	없다	있다
출산 후 과도한 질출혈:	없다	있다
24시간 이상 지속되는 분만:	없다	있다
저체중아(2500g 이전):	없다	있다
첫주내 아동사망:	없다	있다

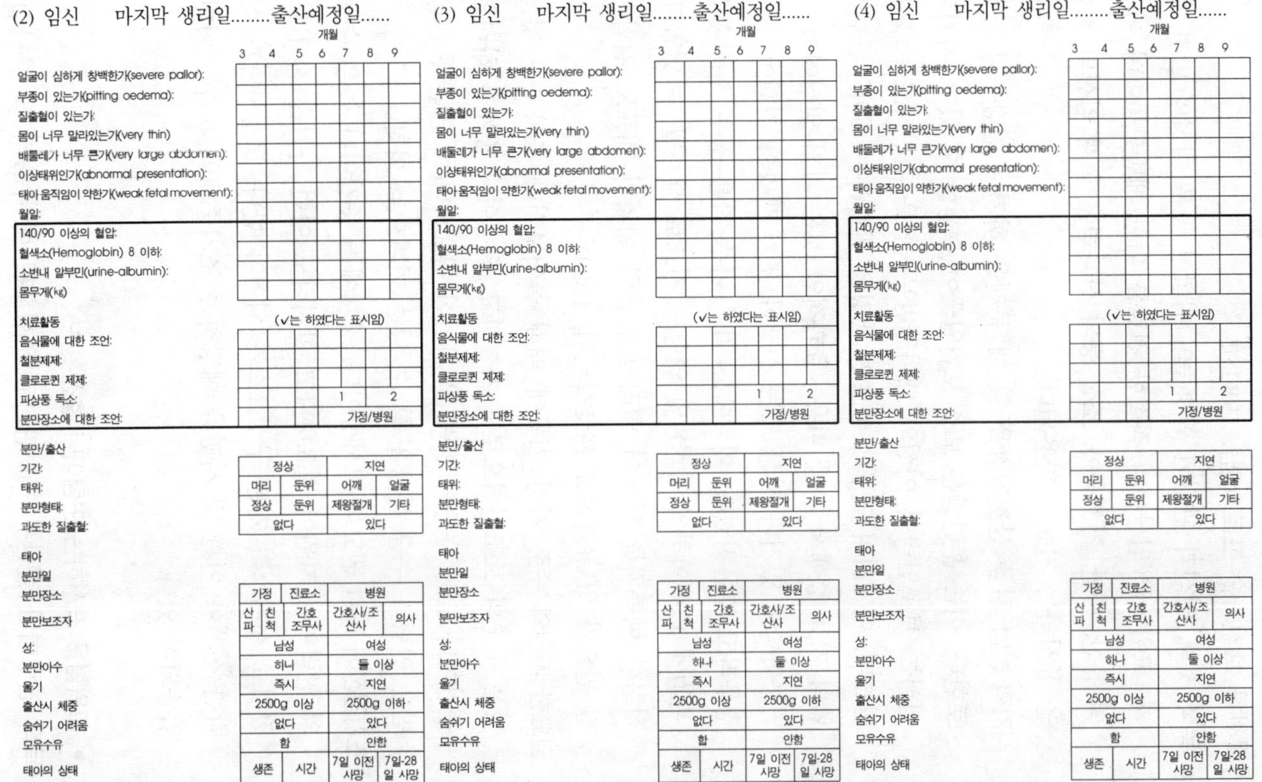

(2) 임신   마지막 생리일........출산예정일......

개월
3　4　5　6　7　8　9

얼굴이 심하게 창백한가(severe pallor):
부종이 있는가(pitting oedema):
질출혈이 있는가:
몸이 너무 말라있는가(very thin)
배둘레가 너무 큰가(very large abdomen).
이상태위인가(abnormal presentation):
태아 움직임이 약한가(weak fetal movement):
월일:
140/90 이상의 혈압:
혈색소(Hemoglobin) 8 이하:
소변내 알부민(urine-albumin):
몸무게(kg)
치료활동
음식물에 대한 조언:　　(√는 하였다는 표시임)
철분제제:
클로로퀸 제제:
파상풍 독소:　　1　　2
분만장소에 대한 조언:　　가정/병원

분만/출산
기간:
태위:
분만형태:
과도한 질출혈:

정상		지연	
머리	둔위	어깨	얼굴
정상	둔위	제왕절개	기타
없다		있다	

태아
분만일
분만장소
분만보조자
성:
분만아수
울기
출산시 체중
숨쉬기 어려움
모유수유
태아의 상태

가정	진료소	병원		
산파	친척	간호조무사	간호사/조산사	의사
남성		여성		
하나		둘 이상		
즉시		지연		
2500g 이상		2500g 이하		
없다		있다		
함		안함		
생존	시간	7일 이전 사망	7일-28일 사망	

(3) 임신   마지막 생리일........출산예정일......

개월
3　4　5　6　7　8　9

얼굴이 심하게 창백한가(severe pallor):
부종이 있는가(pitting oedema):
질출혈이 있는가:
몸이 너무 말라있는가(very thin)
배둘레가 니무 큰가(very large abdomen):
이상태위인가(abnormal presentation):
태아 움직임이 약한가(weak fetal movement):
월일:
140/90 이상의 혈압:
혈색소(Hemoglobin) 8 이하:
소변내 알부민(urine-albumin):
몸무게(kg)
치료활동
음식물에 대한 조언:　　(√는 하였다는 표시임)
철분제제:
클로로퀸 제제:
파상풍 독소:　　1　　2
분만장소에 대한 조언:　　가정/병원

분만/출산
기간:
태위:
분만형태:
과도한 질출혈:

정상		지연	
머리	둔위	어깨	얼굴
정상	둔위	제왕절개	기타
없다		있다	

태아
분만일
분만장소
분만보조자
성:
분만아수
울기
출산시 체중
숨쉬기 어려움
모유수유
태아의 상태

가정	진료소	병원		
산파	친척	간호조무사	간호사/조산사	의사
남성		여성		
하나		둘 이상		
즉시		지연		
2500g 이상		2500g 이하		
없다		있다		
함		안함		
생존	시간	7일 이전 사망	7일-28일 사망	

(4) 임신   마지막 생리일........출산예정일......

개월
3　4　5　6　7　8　9

얼굴이 심하게 창백한가(severe pallor):
부종이 있는가(pitting oedema):
질출혈이 있는가:
몸이 너무 말라있는가(very thin)
배둘레가 너무 큰가(very large abdomen):
이상태위인가(abnormal presentation):
태아 움직임이 약한가(weak fetal movement):
월일:
140/90 이상의 혈압:
혈색소(Hemoglobin) 8 이하:
소변내 알부민(urine-albumin):
몸무게(kg)
치료활동
음식물에 대한 조언:　　(√는 하였다는 표시임)
철분제제:
클로로퀸 제제:
파상풍 독소:　　1　　2
분만장소에 대한 조언:　　가정/병원

분만/출산
기간:
태위:
분만형태:
과도한 질출혈:

정상		지연	
머리	둔위	어깨	얼굴
정상	둔위	제왕절개	기타
없다		있다	

태아
분만일
분만장소
분만보조자
성:
분만아수
울기
출산시 체중
숨쉬기 어려움
모유수유
태아의 상태

가정	진료소	병원		
산파	친척	간호조무사	간호사/조산사	의사
남성		여성		
하나		둘 이상		
즉시		지연		
2500g 이상		2500g 이하		
없다		있다		
함		안함		
생존	시간	7일 이전 사망	7일-28일 사망	

『적절한 보건기술 프로그램』, 1984a).

목적 첫째, 임신과 관련된 합병증의 위험이 높은 여성의 발견, 둘째, 고위험군 임산부의 적절한 진료를 위한 제반활동이며 이전의 유산, 사산, 저체중아, 조산 등의 산과력은 현재 임신의 위험을 표시하는 지표로 활용된다.

시기와 방법 처음 산전진찰을 할 때 문진을 하거나 건강수첩을 검토한다. 이는 훈련받은 보조 보건일꾼이 수행할 수 있다. 자이르에서는 보조인력이 여성의 태아골반부적합을 검진하도록 훈련받는데, 여기서의 연구에 따르면 생명을 위협하는 태아골반부적합의 지표 중에서 가장 비용-효과적인 것은 과거 임신에서 지연분만력이 있거나 사산 또는 신생아 조기 사망의 경험이 있는 경우라고 결론지었다. 이외에도 키가 아주 작은 경우, 출산횟수(과거에 1명 이하의 출산) 및 연령도 지표로 사용될 수 있었다. 적절한 예측치를 만들어 내려면 산과력 이외의 지표도 결합시킬 필요가 있다(카송고 프로젝트팀, 1984).

필요한 자원의 수준 가정 기록에 대해 물어보거나 조사하는 것은 낮은 수준의 보조인력으로도 가능하고, 확진이나 중재를 하려면 중간이나 높은 수준의 인력 및 자원이 필요하다(더 많은 훈련을 받은 인력과 수술 분만을 할 수 있는 기관으로 의뢰).

조기검진에 대한 권고 권고사항이다. 중재에는 중간이나 높은 수준의 인력이나 자원이 필요하다고 할지라도 이런 자원은 지역 보건의료 서비스의 기본 구성요소가 되어야 한다. 모성사망과 심각한 신생아 이환 및 사망을 예방하는 조기중재의 효과는 이미 입증되어 있다.

● 고위험을 표시하는 연령이나 출산횟수

목적 연령이나 출산횟수와 관련된 위험 때문에 수술장 및 분만실

이 갖춰져 있는 기관으로 후송할 필요가 있는 임산부를 찾는다.

시기와 방법 처음 산전진료를 받으러 왔을 때 훈련받은 보조 보건 일꾼이 질문을 하거나 과거력을 들어 발견할 수 있다. 고위험의 기준은 매우 다양하다. 일반적으로 사용되는 기준은 나이가 35세 이상(또는 30세 이상이며 초산인 경우)이거나 15세 이하(어떤 지역에서는 17세 이하)일 경우, 출산한 지 5년 이상이 경과된 경우 등이다. 과거에 출산경험이 없는 젊은 여성이나 경산부라 할지라도 아이를 하나만 낳은 여성(18세나 16세 미만)은 태아골반부적합의 위험이 증가할 수도 있다. 특히 키가 아주 작거나 임신 마지막 3개월 중에 복부 검사시에 아두의 진입 실패가 나타난 임산부는 이런 위험이 높다. 그러나 더 좋은 위험 지표는 이전의 유산, 사산, 저체중아 출산, 조산 등이다. 더 높은 수준의 훈련을 받은 인력에게 의뢰하기 위한 기준이나 추가적인 지역 감시체계를 위한 기준은 의뢰 시설에 대한 접근성의 정도에 따라 달라질 것이다.

필요한 자원수준 발견하는 데는 낮은 수준의 자원으로 가능하지만, 시기적절한 중재를 위해서는 중간이나 높은 수준의 자원이 필요하다.

조기검진에 대한 권고 권고사항이다. 중재하려면 중간이나 높은 수준의 자원이 필요하지만, 이런 자원은 지역 보건의료 서비스에서 기본적으로 갖추고 있어야 한다. 조기에 중재하면 모성사망과 심각한 신생아 이환 및 사망을 예방하는 데 효과가 있다는 사실은 입증되었다.

● 작은 키

목적 키가 아주 작은 여성은 태아골반부적합의 위험이 높고 특히 출산시 수술장 및 분만 시설이 갖춰져 있는 기관으로 의뢰할 필요가 있다.

시기와 방법 첫 번째 산전진료를 받으러 왔을 때 해당 지역의 기준에 따라 키를 측정한다. 일차보건의료 일꾼이 수행할 수 있다.

장소 키를 잴 수 있는 곳에서는 어디서든지 할 수 있다. 예를 들어 보건일꾼이 눈금자를 가져다주면 집에서도 할 수 있고 벽에 눈금을 표시해 두면 보건지소에서도 할 수 있다.

필요한 자원수준 발견하는 데는 낮은 수준으로도 가능하지만, 진단을 하려면 보다 높은 수준(골반검사나 X선 골반계측법)의 인력 및 자원이 필요하다. 중재 역시 중간이나 높은 수준의 인력과 자원(폐쇄분만이 되면 수술분만 또는 도구를 사용하여 분만을 수행할 수 있는 산과의가 필요)이 필요

조기검진에 대한 권고 권고사항이다. 태아골반부적합이 있는 여성의 수술분만(제왕절개나 도구를 사용한 질분만)은 산모나 태아의 사망과 주요질환을 예방할 수 있다. 지역 보건의료체계에서는 도구를 사용한 질분만과 수술분만의 요건을 구비하고 있어야 한다.

● **임산부의 예방접종 상태(파상풍, 풍진)**

목적 첫째, 파상풍 예방접종을 맞지 않은 사람들이나 추가접종이 필요한 사람들에게 예방접종을 한다. 둘째, 풍진 예방접종을 맞지 않은 사람들에게 폭로를 조심하도록 조언한다. 셋째, 이후의 임신에서 선천적 풍진 증후군을 예방하기 위하여 출산 후 예방접종을 맞도록 한다.

시기와 방법 처음 산전진료를 받으러 왔을 때 가정기록이나 임상기록을 검토하거나 문진을 함으로써 알 수 있으며, 이 때 면역상태가 의심스럽거나 기록이 부적절하면 파상풍 예방접종을 하여야 한다. 이상적으로는 상태가 불확실하면 풍진 항체역가를 검사하여야 하며, 검사하지 않더라도 의심이 되면 출산 후에 예방

접종을 하여야 한다.

필요한 자원수준 발견하는 데는 낮은 수준의 인력(기록의 검토나 질문)만 있어도 되며, 풍진 항체역가를 측정하기 위해서는 중간 정도의 인력이, 중재(예방접종)를 위해서는 낮은 수준의 인력이 필요하다.

조기검진에 대한 권고 권고사항이다. 조기검진은 신상아 파상풍과 선천성 풍진 증후군을 예방하는 데 비용이 적게 들고 효과가 높은 방법이다.

● 가정의 사회심리적 및 사회경제적 위험요인

목적 공통적으로 중요한 사회심리적 위험요인은 사회적 지원이 부적절한 경우, 가정폭력이나 아동학대의 전력, 가족 구성원 중에 알코올 남용이나 다른 약물 남용자가 있는 경우 등이다. 임금 소득자가 되어야 할 가구원이 실업상태에 있거나 재정상황이 불확실하면 이도 임산부나 가구원에게는 위험요인이며, 사회심리적 위험요인을 촉진하거나 악화시킨다. 이런 위험요인은 산전 산후 기간동안 특별한 문제에 대하여 관찰하거나 질문함으로써 측정할 수 있다. 이런 요인을 조기발견하여 보건일꾼이 추가로 감시나 지원을 제공하거나 지역사회의 다른 자원(예를 들어 여성모임, 사회복지 서비스, 교회모임)이 있는 경우라면 이곳으로 의뢰한다. 임산부의 사회심리적 및 사회경제적 위험요인의 조기발견은 위험상태에 있는 임산부나 아동을 찾아내는 것뿐 아니라 가구원에게 도움이 필요한 위험 가구를 규명하는 것이다.

시기와 방법 이런 사례를 발견하여 상담을 하거나 의뢰하는 법을 훈련받은 보건일꾼이 관찰하거나 과거사를 들어서 수행한다. 다른 가족 구성원, 특히 어린이에게 적용되는 위험요인은 반드시 기록하여야 한다. 가족기록을 보면 위험 요인에 대한 정보를 쉽게 얻을 수 있게 될 것이다. 일차보건의료가 제 역할을 다하는 의료체계를 갖추는 것이 이를 보장하는 가장 좋은 방법일 것이다. 최소한 지역사회에 대해서 잘 아는 일차보건의료 일꾼은 모든 임산부에게 그들이 가정이나 직장에서 어떤 특별한 스트레스를 받고 있어 도움이 필요한지 아니면 이야기를 하고 싶은지 물어볼 수 있다.

필요한 자원수준 문제의 특징과 복잡성에 따라 다르지만 처음에 발견하는 데는 중간이나 낮은 수준만 있어도 되며, 확진이나 중재에 필요한 수준은 확실하지 않다. 특정 문제에서는 낮은 수준이나 중간 수준(예를 들어 사회적 지원, 지원 상담)의 중재가 효과적일 것이다.

조기검진에 대한 권고 이런 일련의 상태는 정확하게 해석하자면 '조기검진'이라기보다는 '조기발견'이라고 할 수 있다. 일차예방과 이에 따르는 조기발견을 권고한다. 고위험군으로 밝혀진 사람들이 지역사회 연결망을 통해 사회심리적 및 경제적 지원을 받을 수 있어야 한다. 특히 저소득층을 대상으로 보건의료를 제공하는 경우에는 산전 조기검진시 반드시 사회심리적 및 사회경제적 위험요인을 측정하여야 한다.

연구의 우선순위 정확하고 비용이 적게 드는 일차의료와, 임신 기간 동안 사회심리적 및 사회경제적 위험요인을 측정하고 해당 지역사회에 적합한 해결방안을 개발하는 것. 인도적인 사회정책을 통해서 사회경제적인 위험요인을 예방하는 것이 조기검진보다 훨씬 더 중요하고 필수적이기 때문에 예방 전략에서 이에 최우선순위를 두어야 한다.

- **접근상의 문제**(보건의료 서비스의 지속적인 수용)

목적 보건의료 서비스를 거의 받지 못하는 임신부에게 특별방문활동이나 건강증진활동을 통해 서비스를 제공한다. 서비스를 받지 못하는 이유는 재정적인 문제(방문비, 처방약 또는 교통비)일 수도 있고, 언어의 문제나 지리적인 문제 또는 아이 돌보기나 경제적 책임으로 인한 문제일 수도 있다. 이런 것이 아니라면, 보건의료 서비스나 진료 제공자에 대한 지식부족이나 부정적인 생각 때문일 수도 있다.

전주민을 대상으로 보건의료에 대한 제한요인을 제거하기 위한 조치와 방문 및 대규모의 대중교육이 항상 이루어져야 한다. 그뿐 아니라 산전진찰을 받기 위해 처음 방문했을 때 위험이 발견되어 진료를 권고받았으나 다시 진료받으러 오지 않은 사람들과 단순한 지원조치만으로도 큰 도움이 될 만한 사람들을 찾아 그들에게 도움을 제공하는 활동에 집중하여야 할 것이다.

시기와 방법 처음 방문하였을 때 교통수단, 진료받으러 오는 데 걸리는 시간 그리고 보건의료 서비스를 받는 데 다른 제약조건이 있는지를 묻는다. 가정건강수첩이나 임상기록(과거의 과소이용)을 검토하면 진료받으러 오기 어려운 여성을 찾는 데 도움이 될 수도 있다.

필요한 자원수준 발견은 낮은 수준의 자원으로 가능하다. 가정 방문을 통해 특별 지원을 제공하거나 아이를 대신 돌봐주거나 방문을 위한 교통 편의를 제공하는 것과 같은 중재에는 낮은 수준의 인력자원만 있으면 된다.

조기검진에 대한 권고 일차예방과 함께 시행하도록 권고할 수 있다. 이미 서비스를 이용한 사람들의 접근상의 제약조건을 찾아내는 것뿐만 아니라 재정적·지리적 접근도를 높이는 방법과 필요한 진료를 이용하지 못하게 하는 다른 장애물을 제거하는 조치를 시행하여야 할 것이다.

● **임산부의 흡연, 음주 및 기타 유해 약물의 섭취**

목적 상담과 지원을 제공하고 유해 약물의 이용을 중단시킨다.

시기와 방법 처음 산전진료를 받기 위해 방문하였을 때 기록을 검토하고 물어본다. 비밀은 반드시 존중하고 보장하여야 한다. 법적인 문제(예를 들어 아동양육권의 상실이나 다른 징벌조치)에 대한 두려움 때문에 발견의 기회가 줄어들 수 있다.

필요한 자원수준 발견을 위한 자원은 낮은 수준이어도 되지만, 산모에 대한 상담 및 지원, 약물중독 산모에게서 태어난 영아에 대한 감시체계, 의학적 및 사회심리적 치료와 같은 중재를 위해서는 다양한 수준의 인력자원이 필요할 수 있다.

조기검진/조기 발견에 대한 권고 일차예방의 한 부분으로 조기발견이 권고된다. 임신중에 여성은 행태를 변화시킬 동기가 비교적 높고, 몇몇 연구에 따르면 믿을 만한 보건의료 제공자와 상담하면 도움이 된다고 한다. 약물 사용 여성이 자신의 건강 및 태아와 나머지 가족들을 위하여 약물 사용 중단에 필요한 지원을 요청할 경우 반드시 지원이 제공되어야 한다. 이외에도 추가적인 사회적 지원을 제공하고, 출산 후에 태아가 학대당할 위험을 줄이기 위해, 취약가구와 태아에 주의를 기울여야 한다. 이런 문제를 예방하기 위한 사회정책을 시행할 때 임산부의 약물 남용문제의 조기검진도 포함시켜야 할 것이다.

연구의 우선순위 임신중에 약물사용을 중단시키기 위한 비용이 적게 들며 지역사회에 기반을 둔 상담방법에 대한 연구가 필요하다.

● **영양수준, 체중증가, 태아 성장**

목적 첫째, 적절한 영양 섭취를 장려할 목적의 교육과 상담(임산부는 영양을 섭취하여야 한다는 것을 교육하는 가족 상담도 포함된다)을 한다. 둘째, 가능한 곳에서 보충급식을 제공한다. 셋째,

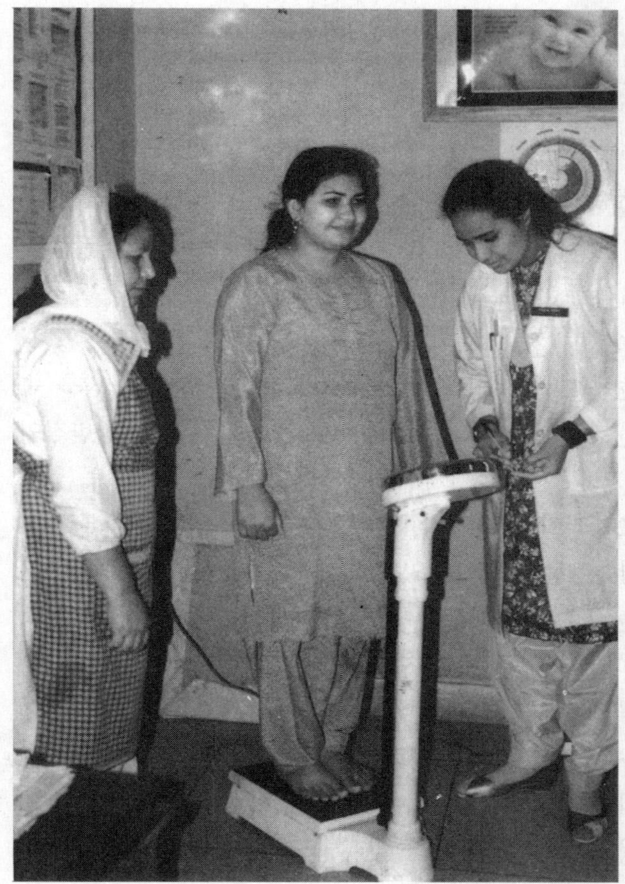

임산부 체중검사: 체중계와 같은 장비는 구입 후에 지속적으로 관리하여야 한다.

고위험 임산부는 저체중아 진료 장비를 갖춘 출산시설에 의뢰한다. 넷째, 저체중아 출산 및 모성 이환을 예방한다.

방법 음식물 섭취 기록을 알면 도움이 될 것이다. 이상적인 방법은 체중계를 이용하여 체중을 측정하고 줄자를 가지고 자궁저의 높이(fundal height)를 잰다(마타이, 1988; 세계보건기구, 1986b). 체중계가 없으면 임산부의 몸무게가 처음보다 점점 줄어드는지 아니면 늘어나는지 확인하도록 보건일꾼을 훈련시킬 수 있을 것이지만, 이 방법으로는 임신중의 체중증가를 알 수 없을 것이다.
시기 첫 번째 산전진료시 일반적인 영양상태를 평가하고 추후 방문 때마다 체중증가나 체중상태를 측정한다.
필요한 자원수준 조기검진을 위해서는 낮은 수준의 자원(체중계, 자궁저의 높이를 재기 위한 줄자)만 있으면 되지만 확진과 중재를 위해서는 다양한 수준의 자원(임상검사는 중간 수준, 초음파검사는 높은 수준)이 필요하다.
조기검진에 대한 권고 위험상태의 여성이 효과적인 상담을 받을 수 있고 적절한 영양보충을 할 수 있을 때만 권고된다. 전반적인 영양상태가 낮은 임산부에게 적절한 영양보충을 해줄 수 있는 곳에서는 조기검진이 유용할 것이다. 그러나 영양부족 현상이 만연하고 영양보충을 할 수 있는 수단이 제한되어 있는 곳에서는, 영양상담만으로 문제를 가진 여성에게 도움이 되는지 밝혀져 있지 않다. 이 경우 보다 합리적인 전략은 전반적인 지역사회에 식량공급을 늘리고 일반적인 영양섭취 수준을 올리고 임산부와 수유부는 더 많은 영양을 섭취할 필요가 있다는 점을 교육하는 것이 될 것이다. 또 가용 식량의 섭취에서 여성의 우선순위가 가장 낮은 사회이거나 식량 공급이 제한된 사회에서는 여성의 일반적인 지위향상이 중요할 것이다(주의: 태아 성장을 측정하기 위한 임신기간 결정에 초음파 검사를 기본으로 사용하는 것은 권고하지 않는다).

- 직업적인 위험 요인 예를 들어 여성이 무거운 것을 드는 작업을 한다거나 작업중에 잠재적인 기형발생물질에 노출되는 것.

목적 무거운 것을 드는 것은 조산의 위험요인이다(적절한 보건기술 프로그램, 1984a). 조기검진을 하는 이유는 아마도 여성이 무거운 것을 드는 작업이나 잠재적인 기형발생물질에의 노출을 피하도록 상담하는 것일 것이다. 그러나 해당 여성의 노동으로 가정경제를 꾸려가고 있을 때, 그리고 노동조건을 규제하는 적절한 법규가 없을 때 보건의료 제공자에 의한 상담이 효과적이라는 증거는 없다.

시기와 방법 처음 산전진료를 받으러 왔을 때 문진을 한다.

필요한 자원수준 발견을 위해 필요한 자원은 낮은 수준이면 된다. 확진을 위한 자원은 다양하다. 중재는 임산부가 위험상태가 되는 활동을 줄이도록 요구하거나 작업장에서 위험요인을 제거하는 것이다.

조기검진에 대한 권고 불확실하다. 특히 모든 가족 구성원이 돈을 벌어야만 생활을 할 수 있는 저소득층이 살고 있는 지역에서는, 작업에서의 건강 위험 요인에의 노출에 대해 임산부가 상담하는 것이 효과가 있을지 불확실하다. 안전한 작업조건을 확보하는 정책을 통한 일차예방과 임산부의 특별한 요구를 사회적으로 인식하는 것이 필수적이다.

- 만성질환이 있거나 급성 증상이나 최근 증상을 무시한 경험 만성질환(예를 들어 결핵, 간염, 천식, 고혈압, 당뇨병, 심장병, 만성 정신질환)을 앓은 적이 있거나, 최근에 의학적 진료를 받을 필요가 있는 급성 질환으로 추정되는 증상[예를 들어 말라리아가 풍토병인 지역에서 열이 났던 경험. 말라리아는 일부 지역에서 출산 후 사망의 주요 기여요인이다(적절한 보건기술 프로그램, 1984a; 세계보건기구, 1989a)]을 무시한 전력이 있거나, 비뇨생식기 감염의 증상(예를 들어 화농이나 배뇨곤란)이나 성병에 걸린 전력이 있는 경우

목적 산모와 신생아의 이환과 사망을 예방하는 적절한 진료를 보

장한다.

시기와 방법 첫 번째 산전진료를 받으러 왔을 때 물어보거나 기록
을 검토한다.

필요한 자원수준 발견에는 낮은 수준이나 중간 수준(특정한 상태의
발견은 훈련된 인력을 필요로 할 수도 있다)의 자원이면 된다.
확진을 하려면 중간이나 높은 수준의 자원이 필요하고, 적절한
중재를 위한 자원은 상태에 따라 저·중·고급 자원이 필요하다.

조기검진에 대한 권고 일차예방의 보조수단으로 조기발견을 시행하
도록 권고된다. 한 지역보건의료체계는 값비싼 자원의 투자 없
이도 치료가 가능한 질환과 임산부나 태아, 신생아의 건강을 손
상시킬 수 있는 대부분의 만성질환의 발견과 치료를 기본 서비
스로 제공할 수 있어야 한다. 전체 주민에게 증상이 나타나면
병원을 찾아가도록 하는 교육을 제공하여야 한다. 만성질환을
가진 임산부는 특별한 감시체계하에 있어야 한다.

● **철결핍성 빈혈**

목적 조언이나 보충식을 제공하거나, 말라리아나 다른 기생충이나
박테리아 감염과 같이 다른 원인에 의한 빈혈의 치료를 의뢰한
다. 빈혈은 증상이 가벼운 것이라도 조산과 같은 부작용이나 모
성 이환을 일으키는 데 영향을 미칠 수 있다. 일반적으로 건강
수준이 낮은 곳에서는 빈혈을 증상이라고 보지 않는 경우도 많
다.

시기와 방법 첫 번째 방문시 혈액검사를 한다. 혈색소 측정법은 황
산염 방법보다 탈크비스트(Talqvist) 기법이 더 좋다(적절한 보
건기술 프로그램, 1984a; 세계보건기구, 1984a). 기본적인 실험
시설이 없는 지역에서는 빈혈의 임상적인 징후를 찾아내는 훈
련을 시킬 수도 있을 것이다. 이 방법의 가치는 확인되지 않았

으며, 조기검진보다는 조기발견의 범주에 속한다.

필요한 자원수준 첫 번째 조기검진을 하는 데 드는 자원은 낮거나 중간 수준이면 된다. 확진을 위해서는 낮은 수준(철에 대한 반응)이나 중간 수준(일반혈액검사를 비롯한 검사실 검사)의 자원이 필요하다. 철분검사나 혈색소 전기영동법(haemoglobin electrophoresis)은 첫 번째 정밀검사에서 반드시 해야 하는 것은 아니며 나중에 필요할 때 할 수도 있다. 중재(철분보충이나 영양보충)를 하는 데는 낮은 수준의 자원이라도 좋다.

조기검진에 대한 권고 권고사항이다. 하지만 영양보충이나 영양상담과 함께 하는 조기검진이 전체 주민의 영양수준을 높이고자 하는 지역 전체적인 일차예방 활동을 대신해서는 안된다. 타당성 있는 혈액검사를 포함한 조기검진이 전주민에게 제공되며 특히 이중에서 철분 결핍의 위험이 가장 큰 사람들(사회경제적으로 최하 계층, 10대 청소년, 노인 여성이나 출산을 많이 한 여성)을 최우선으로 할 수 없다면, 임상적인 징후를 보이는 철 결핍성 빈혈의 조기발견은 접근성이 높은 집단만을 조기검진하는 결과를 낳게 될 것이다.

● 말라리아

목적 말라리아가 풍토병인 지역에서는 말라리아가 모성사망과 출생 전 태아사망의 중요한 원인이다. 말라리아는 무증상 단계가 있는 질환이며, 치료가 가능하다. 임신중의 감염은 자궁내에서의 성장 지체나 조기 출산의 원인이 될 수 있다. 태아 감염의 가능성은 없는 것으로 알려져 있다.

대상자 풍토병이 있는 지역의 모든 임산부

시기와 방법 첫 번째 산전 방문시 지역의 검진계획에 따른 혈액 도말을 한다.

필요한 자원수준 발견(지역의 검진계획에 따른 혈액도말의 실험실 검사)과 중재(클로로퀸이나 다른 약물)에 있어서는 중간 수준이하의 자원만 있으면 가능하다.

조기검진에 대한 권고 풍토병인 지역에서는 권고사항이지만, 가장 우선되어야 하는 활동은 일차예방이며 조기검진은 보조수단이 되어야 한다. 일차예방으로는 매개곤충인 모기가 번식할 장소를 없애고 사람과 가축이 모기에게 물리지 않도록 하는 환경 조치와 대중교육 등이 있으며 이를 통하여 말라리아 감염을 줄여야 한다. 일반적으로 재감염을 예방하기 위하여 가구나 지역사회 수준의 환경을 개선하는 것이 가장 효과적인 중재방법일 것이다.

● 요오드 결핍증

목적 요오드 결핍으로 인한 선천적인 갑상선 기능저하증은 신속하게 치료하지 않으면 중추신경계에 회복할 수 없는 손상을 입히게 된다. 출생 후 1~2개월 안에 요오드를 보충하면 이런 손상을 막을 수 있다.

대상자 요오드 결핍이 일반적인 지역에서 사는 임산부

시기와 방법 임신중에 정확하고 신뢰성 있는 방법을 사용하여 발견하기가 어렵다. 요분석(urine assays)은 24시간 동안 소변을 모아서 해야 하기 때문에 보통 실현불가능하고, T3(triiodothyronine), T4(티록신), TSH(thyroid-stimulating hormone)를 검사하는 혈액검사는 비용이 많이 든다. 요오드 결핍증이 풍토병인 지역에서는 제대혈액 표본으로 신생아를 검사하는 것이 상대적으로 비용이 낮은 방법이며 출생 후 2개월 안에 시행하면 중재의 효과도 높다(적절한 보건기술 프로그램, 1987)(81면 참조).

필요한 자원수준 임산부의 소변/혈액 분석을 하려면 높은 수준의 자원이 필요하다. 신생아의 제대혈액 검사 비용은 그보다는 낮다. 중재(요오드 보충)를 위한 자원은 낮은 수준이면 된다.

조기검진에 대한 권고 출산 전 검사는 권고사항이 아니다. 요오드 결핍증이 풍토병인 지역에서 보편적인 요오드 보충을 통한 일차예방이 가장 합리적이며, 이와 더불어 신생아 조기검진과 임산부 갑상선종의 조기발견을 병행하면 된다.

● 다태아 임신, 둔위나 측위

목적 다태아 임신이거나 태아가 이상태위를 보이면 산모나 신생아의 이환과 사망을 예방하고 수술 분만을 예방하기 위하여 보다 집중적인 지원을 할 필요가 있는 지표이다.

시기와 방법 첫 번째 조기검진은 임신 제3기에 골반검사를 통해서 한다. 지역 보건의료 서비스를 개발하는 데 있어서 골반검사를 할 만한 위생시설을 구비하도록 하는 데 우선순위를 두어야 할 것이다. 이를 제공할 수 없다면 적어도 복부검사를 시행하여 가능한 다태아 임신과 둔위를 찾아내도록 노력하여야 할 것이다.

필요한 자원수준 발견의 경우 복부검사를 위해서는 낮은 수준, 골반검사를 위해서는 중간 수준, 초음파를 통한 확진을 위해서는 높은 수준의 자원이 필요하지만, 검사자의 기술이 높다면 반드시 그렇지는 않다. 중재의 경우 겸자분만을 하려면 (진공만출을 하게 되면 높거나 중간 정도의 자원이 필요하게 될 것이다) 중간 수준, 제왕절개를 하려면 높은 수준의 자원이 필요하다.

조기검진에 대한 권고 권고사항이다. 이상태위를 보이는 태아를 시기적절하게 치료하면 산모와 태아의 이환과 사망을 예방할 수 있다. 일차보건의료 일꾼은 병원에서 지리적으로 먼 거리에 있는 지역에서도 조기검진을 시행할 수 있어야 한다. 다태아 임신을 조기에 발견하여 산모가 수술 분만을 할 수 있는 기관으로

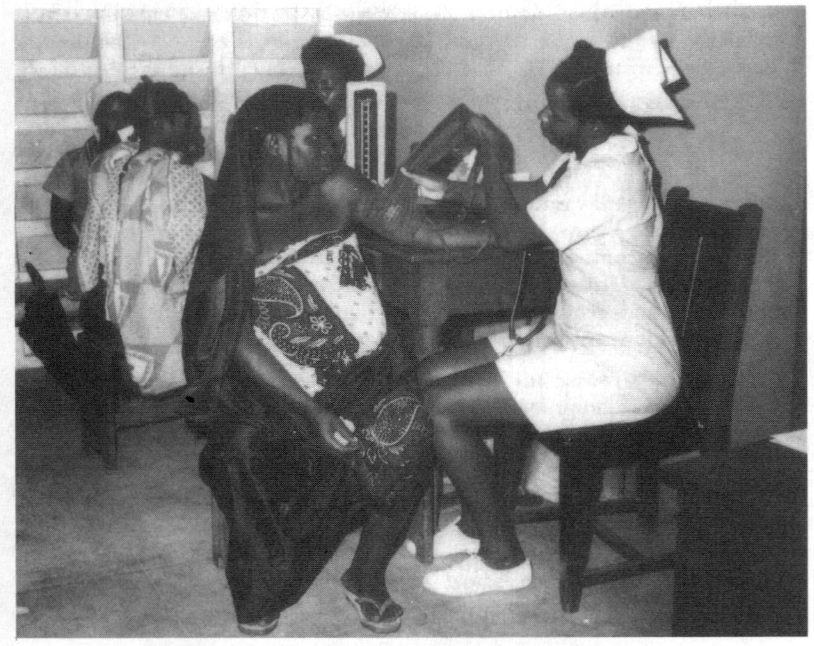

탄자니아에서는 산전검진의 일부로 혈압을 검사한다(P. Almasy/ WHO/ 20924)

이송된다면 태아의 예후는 개선될 것이다.

● 임신시 고혈압증(자간전증, 자간증, 임신중독증)

목적 이것은 산모와 태아의 이환과 사망의 주 원인의 하나이며 치료가능한 원인이다. 침상에서의 안정, 황산 마그네슘, 또는 유도분만으로 치료할 수 있다. 수술분만이 필요할 수도 있다.

방법 혈압의 측정과 얼굴이나 손의 부종이나 사지 끝의 과도한 부종에 관한 검진(조기발견)이다. 가능하면 검사지를 사용하여 소변내의 단백질도 검사한다. 비용이 적게 드는 검사지가 개발되었고, 이외에도 비용이 적게 드는 임상검사방법이 있다(적절한 보건기술 프로그램, 1984a). 혈압을 측정할 수 없다면 증상을 물어보고 신체적 징후를 검사함으로써 측정할 수도 있다. 이는 조기검진이라기보다는 조기발견의 사례가 될 것이다.

시기 방문할 때마다

필요한 자원수준 발견하는 데는 낮은 수준(혈압계, 이학적 검사, 소변검사지)이, 중재하는 데는 낮은 수준(침상에서의 안정)이나 중간 또는 높은 수준의 자원(투약, 유도분만, 또는 심한 경우에는 수술 분만)이 필요하다.

조기검진에 대한 권고 권고사항이다. 발견하기도 쉽고 산도와 태아의 이환과 사망의 일반적인 원인이 되는 질병이므로 반드시 지역 보건의료 서비스 내에서 효과적인 중재를 할 수 있어야 한다.

● **무증상 세균뇨증**

목적 임신중 증상이 없는 요도 감염은 조산과 이후의 산모 감염과 관련되어 있다. 이것은 항생제 치료로 예방될 수 있다.

시기와 방법 처음 방문했을 때 소변 현미경 검사를 하여 농뇨나 세균뇨를 측정한다. 검사지를 이용하여 백혈구 세포(백혈구 에스테라아제를 밝힘)나 세균뇨(민감도는 낮지만 백혈구 에스테라아제 검사보다 특이도는 높은 아질산염 감소법을 사용)를 발견할 수 있다. (미국 예방 서비스 특별조사단은 임산부와 다른 사람들의 무증상 세균뇨증을 조기검진하는 여러 가지 방법의 민감도, 특이도, 예측치에 관한 자료를 가지고 있다) 농뇨는 임질이나 클라미디아 감염을 나타낼 수도 있다(아래 항 참조). 현미경 검사 훈련을 받은 인력이 있을 경우에는 검사지를 사용한 검사의 비용이 현미경 검사 비용보다 많이 들 수도 있다. 소변 배양은 민감도와 특이도가 높은 방법이지만 더 비용이 많이 들고 적어도 24시간의 소변을 모을 필요가 있어 사람들이 모이기가 어려운 여러 지역에서는 불가능한 경우가 많다.

필요한 자원수준 조기검진에 사용되는 자원은 낮은 자원이거나(소변검사지 검사), 중간 정도(훈련된 인력에 의한 소변검사)이며, 반복되는 감염/치료실패로 인해 비뇨기과적 정밀검사가 요구되지 않는 한 확진에 사용되는 자원은 중간 수준(소변 배양)이면 된다. 중재를 위해서는 낮은 수준이나 중간 수준의 자원(항생제)만 있으면 된다.

조기검진에 대한 권고 권고사항이다. 질병을 발견하여 중재하는 데 상대적으로 비용도 많이 들지 않고 수행하기도 어렵지 않다. 중재를 할 경우 조산을 예방하는 효과도 입증되었다. 소녀와 여성에게 회음부 위생에 관해 교육하는 일차예방도 필요하다.

● 임질, 클라미디아 감염, 기타 성적 접촉으로 인한 세균감염

목적 임질로 인한 신생아 안질환, 클라미디아로 인한 폐렴, 모성의 이환(영구 불임이 후유증으로 남을 가능성이 있는 질 염증성 질환)을 예방하기 위하여. 이런 성병은 보통 증상이 없거나 복수 감염된다.

시기와 방법 처음 방문했을 때 자궁경부나 요도에서 임질균을 배양하여 측정한다. 골반검사는 기본적인 장비와 물자가 있는 보건지소에서 수행할 수 있다. 적시에 미생물 검사를 할 수 있어야 한다. 여러 지역에서 클라미디아 감염은 임질보다 더 유행하며 더 심각한 질병과 관련되는 것으로 나타난다. 과거에는 클라미디아의 검사 비용이 상대적으로 높았지만 최근에는 값싼 방법이 개발되었다. 클라미디아의 조기검진에 관한 결정은 아마도 지역의 유병률이나 발병률 또는 자원의 양에 따라 좌우될 것이다. 미국에서 현재 유병률이 높은 지역에서 사용하는 프로토콜은 임질검사가 양성이거나 골반검사 결과 점액화농성 질염이 발견되면 클라미디아 감염을 예상하여 치료하는 것이다.

필요한 자원수준 조기검진에 필요한 자원은 낮거나 중간 정도(농뇨 검사용 소변 스틱, 비정상적인 질 분비물 또는 육안으로 알 수 있는 자궁경부의 염증)이며, 확진에 필요한 자원은 중간이나 높은 수준(배양)이지만 이는 꼭 필요한 것은 아니다. 치료에 드는 자원은 낮거나 중간 수준(항생제)이면 된다.

조기검진에 대한 권고 권고사항이다. 무증상 임질 임산부를 검사하고 치료하는 데 필요한 자원은 상대적으로 저렴하며, 지역의 보건의료 서비스에서 이런 검사를 반드시 제공하여야 한다. 치료를 하면 산모와 신생아의 이환을 예방하는 데 효과가 있다고 입증되었다. 조기검진은 안전한 성생활을 증진하는 지역사회 전체의 일차예방 활동과 함께 이루어져야 한다.

● 매독

목적 선천성 매독은 임신중의 항생제 치료로 예방할 수 있다. 치료를 하지 않는다면 태아사망이나 신생아 사망의 위험이 높고 태어난 신생아는 심각한 합병증을 보이고 산모는 영구적인 신경계 또는 심장혈관의 후유증이 생길 수 있다(바트 등, 1982; 스트레이 페더슨, 1983).

시기와 방법 첫 번째 산전 방문시 혈청매독검사(Venereal Disease Research Laboratory)를 한다.

필요한 자원수준 중간이나 고도의 기술이 필요하지만 조기검진(VDRL)의 비용은 낮다. 확진의 경우도 필요한 기술은 중간이나 고도의 수준(rapid plasma reagin test)이지만 비용은 낮다. 치료는 중간 정도(항생제, 가능하면 부모 모두)이다.

조기검진에 대한 권고 권고사항이다. 매독 검사를 부모 모두에게 시행하는 것이 가장 좋다. 검사를 하려면 혈액 표본과 임상검사 시설이 필요하다(중간이나 고위 기술 수준이 필요하다. 중앙 검사시설이 필요할 수도 있지만 여러 사람을 검사하면 비용은 그리 많이 들지 않는다). 치료는 훈련된 인력(중간 수준)이 맡아야 하지만 비용은 낮다. 조기검진은 안전한 성생활을 증진하기 위한 지역사회 전체적인 일차예방 활동과 함께 이루어져야 한다.

● 임신중의 HIV 감염

목적 일차예방(교육과 콘돔 배포)과 함께 증상이 없는 개인에 대한 임의검사가 유용할 수 있다. 특히 감염된 사람에게 주어진 진료와 지원을 허용하기 위하여 그러나 더 이상의 전파될 위험을 줄이기 위하여 제시되어서는 안된다. 참여동의 없는 검사와 적절한 검사 전후 상담 없이 강제적으로 시행한 검사는 비윤리적이며 효과가 없다. 검사 결과가 음성으로 나오면 자신은 안전하다고 잘못 확신하여, 오히려 위험한 행위를 할 수도 있다. AZT 항 바이러스 약(zidovudine) 치료는 증상이 나타난 HIV 감염자의 생존 기간을 연장시키고 삶의 질을 높일 수 있는 것으로 보이지만 증상이 없는 HIV 감염자의 조기 치료에는 별 효과가 없다(아논, 1993). 이 치료는 무척 비싸기 때문에 개발도상국에서는 실제로 이런 치료를 해줄 수 없을 것이다.

대상자 고지된 사전동의를 한 고위험 임산부. 당사자인 여성이나 배우자가 다른 여러 사람과 성관계를 갖거나 성병에 걸렸거나 불법적인 마약 주사를 사용하거나 비위생적인 주사를 맞았거나 아니면 배우자가 양성관계를 갖고 있다면, 그런 여성은 위험이 높은 것으로 간주될 수 있다.

시기와 방법 검사는 검사자의 사전동의서를 받고 검사 전후에 상담을 제공하며 자원자에 한하여 비밀리에 이루어져야 한다. 혈액 검사는 수시간내에 결과가 나오며, 저위험군의 경우 위양성률이 높지만 고위험군에게 상대적으로 신뢰성이 높다. 산전에 자원해서 받는 HIV 감염 검사는 가능한 한 임신 초기에 이루어져야 하며 검사 전에 적절한 상담을 받아야 한다. 검사 전후의 상담은 전문적인 훈련을 받은 보건일꾼이 하여야 한다.

필요한 자원수준 전문화된 검사 전 상담을 비롯하여 발견에 필요한 자원은 중간이나 높은 수준이다. 임신의 지속 여부, 모유 수유여부와 무증상 상태를 연장하는 방법에 대한 전문적인 사후 상담은 중간이나 높은 수준의 자원이 필요하다. 사회적 지원과 일차의료 수준에서의 다른 지원 서비스를 비롯한 HIV 양성자의 삶의 질과 생존을 연장시키기 위한 중재를 하려면 다양한 수준의 자원(낮은 수준에서부터 매우 높은 수준까지)이 필요하다.

조기검진에 대한 권고 불확실하다. 유병률이 높은 지역에 사는 임산부 모두에게 자발적인 조기검진을 받도록 하고 비밀을 유지하는 것은 감염된 여성에게 치료적인 유산을 선택하도록 하고 모유수유에 대하여 정보를 주고 결정하도록 하며, 적절한 진료를 받도록 하는 것일 것이다. 그러나 검사에 소요되는 자원을 효율적으로 이용하려면 검사 전후에 반드시 전문적인 상담을 제공하여야 한다. 그러나 안전한 성생활에 관한 지역사회 교육과 같은 일차예방 대신 조기검진을 시행해서는 안되며, 콘돔을 쉽게 이용할 수 있도록 하여야 하며 주사기(오염된 주사바늘)를 통한 감염을 예방하여야 한다. 예방 전략에서 이런 방법이 최우선적인 과제가 되어야 한다.

개발도상국에서는 주사기를 통한 감염은 전문적인 의료나 치과의료 제공자뿐 아니라 불법적인 마약 사용자에게도 문제가 된다. 공식적인 보건의료 서비스 밖에서 일하는 지역사회에 있는 훈련받지 않은 일반인이나 가족이 주사를 놓는 경우가 많으므로 이런 비공식적인 보건의료 제공자들도 교육하여야 한다. 임신중에는 마약 사용을 끊으려는 동기가 높아지므로 마약 중독자들이 쉽게 치료 프로그램에 접촉할 수 있어야 한다. 마약 사용자에게 깨끗한 주사바늘이나 살균제를 제공하는 프로그램에 대해서는 찬반 양론이 있지만 새로운 HIV 감염을 줄이는 효과는 있는 것으로 나타나고 있다.

● B형 간염

목적 B형 간염은 전 세계적으로 원발성 간암의 주요 병인의 하나이다. 원발성 간암은 특히 아시아에서 그리고 이보다는 못하지만 아프리카에 있는 여러 개발도상국에서 암으로 인한 사망의 주요 원인의 하나이다. 모든 신생아에게 B형 간염 예방접종을 하지 않는 곳에서는 임산부에게 B형간염(선 등, 1986; 아레발로와 워싱턴, 1988) 항원을 검사하여 감염된 임산부의 신생아에게 예방접종을 시행하면 성인기에 만성간염이나 원발성 간암을 예방할 수 있을 것이다.

시기와 방법 첫 번째 산전 방문시 혈액검사

필요한 자원수준 검사의 경우 중간(HBsAg 검사)이거나 높은 수준이 필요하다(감염 검사). 간염 백신(3회분) 관리와 항원양성 산모에게서 출생한 신생아에 대한 간염 면역글로불린 관리의 경우는 높은 수준의 자원이 필요하다.

조기검진에 대한 권고 간염(HBsAg) 유병률이 10% 이하이고 수직감염(예를 들어 산모에게서 태아)이 이루어지는 지역사회에서만 우선순위가 있는 권고사항이다. 이 전략을 시행하기 전에 수직감염이 중요한 전파양식이라는 것을 확인하는 사전 연구가 필요하다(쉬레스타, 1987). 유병률이 10% 이상인 지역사회에서는 신생아 모두에게 예방접종을 하는 것이 조기검진보다 더 효율적이고 효과적이다. 이런 상황에서는 조기검진은 권고사항이 아니다. 안전한 성행위의 증진과 정맥 약물남용의 예방을 통한 일차예방 역시 중요하다.

● **ABO 혈액형**

목적 산모의 혈액이 부족하여 수혈이 필요한 경우

시기와 방법 첫 번째 방문시 혈액검사

필요한 자원수준 발견에는 중간이나 높은 수준의 자원이 필요하고
  (중앙 검사실에서의 검사) 중재에는 높은 수준의 자원이 필요하
  다(수혈).

조기검진에 대한 권고 권고사항이다. 자원이 극히 제한되어 있어 전
  체 주민을 검사하기 어려운 경우에는 수술분만이 필요할 것으
  로 보이는 여성들이나 분만중 또는 분만 후에 출혈을 한 경험이
  있는 여성에게 우선 시행하여야 한다.

● **Rh 항체**

목적 Rh 양성 태아나 아이를 가진 Rh 음성 산모에게 임신이나 출
  산중에 동종면역(isoimmunization)이 일어난 경우, 아이의 생명을
  위협하는 용혈성 빈혈을 예방하는 Rh 면역글로불린을 주기 위해

시기와 방법 첫 번째 방문시 혈액검사

필요한 자원수준 발견에는 중간이나 높은 수준의 자원이 필요하며
  (중앙 검사실), 치료하는 데 필요한 자원은 높은 수준이다(Rh 양
  성 아이를 분만한 후 Rh 음성 산모에게 Rh 면역글로불린 제공).

조기검진에 대한 권고 권고사항이지만 앞에서 언급한 질병들보다는
  우선순위가 떨어진다. 자원이 극도로 제한되어 있는 곳에서는
  이보다 더 일반적인 질병을 발견하여 중재하는 것이 중요하다.

● **임신성 당뇨병**

목적 임신성 당뇨병을 발견하기 위해 조기검진이 수행되어 왔고

이 경우 거구증이나 다른 합병증을 예방하기 위해 식이요법이나 인슐린으로 중재하여 왔다.

시기, 방법, 필요한 자원수준 임신성 당뇨병을 정확하게 조기검진하는 간단하고 침습적이지 않으며 값싼 검사는 없다. 정확한 진단을 하려면 임신 24~28주에 50g 경구포도당부하시험을 하여야 한다(USPSTF, 1989). 이를 발견하는 데는 중간 수준의 기술이면 되지만 반복적인 측정이 필요하기 때문에 비용은 많이 든다. 중재에는 낮은 수준(식이 상담만으로 가능한 경우)에서 중간 수준(인슐린)까지의 자원이 필요하다.

조기검진에 대한 권고 우선적으로 시행하도록 권고하지는 않는다. 임신성 당뇨병이 산모와 태아에게 분만외상의 위험을 증가시키는 거구증의 위험요인이지만 비만이 훨씬 더 중요한 위험요인이다(USPSTF, 1989; Al-Shawaf 등, 1988; Ng 등, 1981). 임신 전부터 당뇨병에 걸려 있던 임산부(소아당뇨병)의 비율은 극히 적지만, 과거병력은 잘 알고 있어야 하며 특별한 진료를 받아야 한다. 임신성 당뇨병과 소아당뇨병을 더 악화시킨다는 믿을 만한 증거는 없다(브레이브만 등, 1988). 일차보건의료체계 내에서는 임신성 당뇨병 검사를 기본 검사의 하나로 포함시키기보다는 비만을 줄이기 위한 상담과 지원에 자원을 분배하는 것이 더 합리적이다. 임신성 당뇨병을 검사할 자원이 있는 곳에서는 비만 여성과 거대아 출산 경험자를 가장 먼저 검사하고 다음으로 아이를 많이 낳은 나이든 여성을 검사하는 것이 합리적일 것이다.

- 태아질식 예방을 위한 산전/분만중 전자태아감시기의 기본 사용

조기검진에 대한 권고 위험이 적은 임신의 경우에 우선적인 사항으로 권고하지 않는다. 발견과 중재에 비용이 많이 들고 효과도 불확실하다. 위험이 적은 임산부에게 전자태아감시기(electric fetal monitoring)를 기본 장비로 사용하면 좋지 않은 결과를 가져올 수 있다는 점에 대해 논란이 일고 있다. 태아 심장박동률은 "태아곤란증(fetal distress)의 징후를 발견하기 위해 분만중인 모든 여성에게 청진함으로써 모니터하여야 한다. 전자태아감시는 태아곤란증의 위험이 증가한 임산부에게만 사용되어야 한다"(USPSTF, 1989).

- 산전 유전자 검사

산전 유전자 검사에는 출산시 심각한 손상과 관련된 염색체 이상의 조기검진, 선천적 기형의 직접 증거를 찾는 조기검진, 혈색소이상 및 기타 생화학적 분석으로 밝혀낼 수 있는 유전적 질병의 조기검진 등이 있다. 보편적인 유전자 검사는 조기검진, 진단 및 효과적인 예방활동에 필요한 자원수준이 너무 높을 뿐 아니라 다른 일차예방 전략이 자원을 더 효과적으로 이용할 수 있기 때문에 일반적으로 일차보건의료전략에서는 우선순위가 높은 사항으로 권고하지 않는다. 조기검진에는 이에 따르는 예방활동 뿐 아니라 전문적인 상담 서비스도 들어가야 한다. 상담과 검사를 하려면 상당히 전문적인 훈련을 받아야 하며 비용도 많이 든다. 가족계획, 기형발생물질에의 노출 감소 및 모성 영양의 개선을 통하여 일차예방을 강조하는 것이 합리적인 전략이다.

- 출산시 태아의 심각한 손상과 관련된 염색체 이상의 조기검진과 직접적인 기형의 증거를 찾기 위한 초음파 검사

목적 염색체 이상과 직접적인 기형 증거를 찾기 위한 조기검진은 심각한 손상이 발견되었을 때 치료적 유산을 선택하기 위하여 임신중에 수행된다. 21번 염색체 이상이 있는 다운 증후군과 심각한 신경관 손상이 전형적인 사례이다. 기타 심한 염색체 이상

을 발견하기 위한 조기 혈청검사의 가능성은 현재 연구중이다 (모델 등, 1991).

대상자 35세 이상 여성과 이미 기형아를 낳은 여성은 위험이 높지만 조기검진에 이런 기준을 사용하게 되면 많은 대상자를 놓치게 될 것이다. 그러나 모든 여성에게 염색체검사(karyotyping)를 시행한다면 엄청난 비용이 필요할 것이며 위험-편익비가 너무 높아 도저히 받아들일 수 없을 것이다. 모든 여성을 조기검진하려면 다단계 검진법을 이용하여야 하며, 이 경우 염색체검사를 할 고위험군을 찾아내기 위하여 혈청분석이나 연령기준을 이용하거나 때때로 초음파를 이용할 수 있다.

시기와 방법 염색체 이상을 검사하는 방법은 일반적으로 임신 4~6개월에 시행하는 양수천자나 임신 첫 3개월 동안에 하는 최근에 개발된 CVS(chorionic villus sampling)가 있다. 다운 증후군을 발견하는 가장 효율적인 조기검진 방법은 다단계 검사이다. 먼저 임신 4~6개월에 산모의 기타 생화학적 검사와 함께 모성의 α-FP(alphafetoprotein)의 혈청을 분석하여 이를 산모의 연령에 비추어 해석하고, 이 때 특별히 고위험군으로 밝혀진 여성에게는 양수천자나 CVS에 의한 염색체검사를 한다. 임신 첫 3개월에 혈청검사를 받을 수 있다면 CVS를 더 빨리 받을 수 있게 될 것이며, (적응증이 되고 산모가 원한다면 치료 목적의 유산시술을 더 빨리 받을 수 있게 될 것이다) 이렇게 되면 산모에게 심리적으로 도움이 될 것이다. 염색체검사는 혈청분석보다 훨씬 더 비용이 많이 들고, 자연유산, 감염 및 출혈 등의 위험이 있다. 신경관 손상의 비율이 높은 일부 선진국에서는 초음파검사를 기본적인 산전진료에 포함시키는 것을 고려하고 있다. 그러나 민감도를 높이기 위하여 α-FP의 혈청 분석이 함께 시행되어야 한다. 임신중 초음파검사를 기본검사의 하나로 사용했을 때의 안전성과 임상적 효용에 관하여 정밀한 평가가 진행중이지만 아직 어떤 확정적인 결론에도 이르지 못했다(USPSTF, 1989; 모델 등, 1991).

필요한 자원수준 조기검진을 하려면 높거나 매우 높은 수준의 자원이 필요하며 검사 전후의 전문 상담도 필요하다. 진단을 하는 데도 매우 높은 수준의 자원이 필요하다. 치료 목적의 유산시술은 중간 수준의 자원을 필요로 한다. 그러나 검사 결과 양성으로 판명된 사람들을 위해서는 매우 어려운 상담이 필요하며 이때는 전문화된 자원이 필요하다(그레이스, 1981; USPSTF, 1989). 모델 등(1991)은 유럽에서는 진료의 지속성을 높이고 보다 신중한 방법의 사용을 보장하기 위하여 유자격 조산사나 다른 '적절한 일차의료인력'에게 유전 서비스에 필요한 상담 훈련을 시키도록 권고하였다.

조기검진에 대한 권고 우선적으로 하여야 할 것으로는 권고되지 않는다. 그 대신 유독물질(작업장이나 주변에 있는 돌연변이 유발 물질과 알코올)에의 노출을 줄이고, 안전하고 이용하기 쉬우며 받아들일 수 있는 가족계획 서비스를 제공하고, 35세 이상 여성이나 이미 기형아를 낳은 여성에게는 임신하지 말도록 권유하는 일차예방의 강조를 권고하였다(헨더슨, 1982; PAHO, 1984; USPSTF, 1989). 세계보건기구에서 최근에 발간된 책자(모델 등, 1991)에 따르면 "유럽에서는 가족계획 하나만으로도 다운 증후군의 발생률을 국가에 따라 30%에서 60%까지 줄여온 것으로 보인다"고 하였다. 선천성 풍진 증후군은 예방접종으로 예방할 수 있다. 최근의 증거에 따르면 산모가 적당량의 엽산을 섭취하면 신경관 손상을 예방할 수 있다고 한다. 모든 사람이 임신 3~6개월중에 α-FP 검사 및 적절한 상담과 추구관리 서비스를 받을 수 있는 보건의료체계에서는 이런 조기검진을 도입하고자

할 것이다.

- **혈색소병증(haemoglobinopathies)**과 산전 생화학적 분석으로 발견 가능한 기타 유전성 질환

목적 생화학적 분석을 통한 유전성 질환의 산전 조기검진은 경증성지중해빈혈(thalassaemia major), 낭성섬유증(cystic fibrosis), 뒤시엔느근이영양증(Duchenne muscular dystrophy), 헌팅톤무도병(Huntington chorea), 신생아혈우병(haemophilia A and B), 알파-1 항트립신결핍증(alpha-1 antitrypsin deficiency)과 같은 사망이나 심각한 불구와 관련되어 있는 태아의 질병을 발견하기 위하여 수행된다. 이런 검사의 목표는 여성에게 치료 목적의 유산을 선택할 수 있게 하는 것이다. (현재 임신에서 나타나는 질병에 대비되는 것으로서) 미래의 임신 위험에 관한 상담의 효과는 알려져 있지 않다.

시기와 방법 이제는 임신중에 여러 유전성 질환을 발견하기 위한 생화학적 분석을 이용할 수 있다. 이런 조기검진은 가능한 한 임신 초기에 제공되어야 할 것이다.

필요한 자원수준 겸상적혈구(sickle-cell) 헤모글로빈 검사에는 중간 수준의 자원이 필요하며, 기타 혈색소병증이나 기타 유전성 질환을 발견하는 데는 높은 수준의 자원이 필요하다. 검사 전후의 유전상담을 하려면 고도로 전문화된 훈련을 받을 필요가 있다.

조기검진에 대한 권고 검사와 상담 비용의 견지에서 볼 때는 우선순위가 높은 권고사항이 아니다. 이런 프로그램에 자원을 투자하기 전에 해당 지역에서는 먼저 산전 조기검진을 시행한 후 상담을 한 경우 현재와 미래의 임신에 어떤 영향을 미치는지 연구하여야 한다. 유병률이 높은 지역에서는 산전보다는 신생아기에 겸상적혈구 질환을 조기검진하도록 권고하고 있다(133면 참조).

적절한 하부구조가 있는 곳에서는 특히 고위험군을 대상으로 하는 조기검진이 좋을 것이다.

생식(가정)보건의료

생식 또는 '가정' 보건의료(reproductive family health care)는 임신과 임신 사이 기간의 진료뿐 아니라 산전과 산후진료의 필수적인 부분으로 보아야 한다. 생식보건의료는 아동보건사업, 그리고 청소년과 성인을 대상으로 하는 보건사업과 통합되어야 한다. 일반적으로 모자보건 외에 생식 보건의료와 관련된 조기검진은 '기회가 생길 때마다' 한다. 즉 다른 이유로 보건의료 서비스를 찾을 때 생식보건의료도 그 기회에 함께 시행하게 된다. 한 가지 예외는 자궁경부암 검사이며, 여성들에게 기본적인 보건의료의 필수적인 부분으로 적당한 간격을 두고 자궁경부암 검사를 받도록 주지시켜야 한다.

산전 산후 진료에 있어서 가정모성건강수첩을 활용하여 생식보건의. 위험(예를 들어 다출산, 짧은 임신간격, 출산과 관련된 부작용)을 조기에 검진할 수 있으며, 보건의료 제공자에게 가족계획과 관련된 문제를 상기시켜줄 수 있다(샤 등, 1988). 생식 보건의료는 또한 학교와 지역의 청소년을 위한 기본보건의료와 작업장이나 지역사회 및 기관에 있는 성인을 위한 기본보건의료와도 통합되어야 한다.

- 원하지 않은 임신이나 고위험 임신을 하게 될 위험

목적 고위험 임신이나 원하지 않는 임신을 방지하기 위하여 교육이나 상담을 제공하며, 필요할 때는 가족계획 서비스에 이송한다.

대상자 진료를 받도록 어린이를 데려온 부모나, 어떤 이유로든 기본적인 보건의료 서비스를 받으러 온 생식이 가능한 연령의 남녀. 가족계획의 책임은 남녀가 공유하여야 하며 보건의료제공자는 가족계획 문제에 관하여는 여성뿐 아니라 남성에게도 조언을 제공할 필요가 있다.

시기와 방법 산전진료나 산후 또는 신생아 진료를 받으러 왔을 때 또는 다른 보건의료 서비스를 받으러 왔을 때 물어서 확인하며, 이 때는 친밀한 환경이 필수적이다. 가정모성건강수첩은 임신, 출산수, 출산간격, 출산결과와 같은 생식과 관련된 과거력을 아는 데 중요한 도구가 될 수 있기 때문에 이를 보면 해당 환자가 고위험군에 속하는지 여부를 알 수 있을 것이다.

필요한 자원수준 발견은 낮은 수준으로 가능하다. 중재에는 낮거나(가족계획 교육, 콘돔이나 다른 피임용구의 제공), 중간이거나(경구피임약 제공, 피임기구, 정관절제술), 높은 수준(난관결찰술)의 자원이 필요하다.

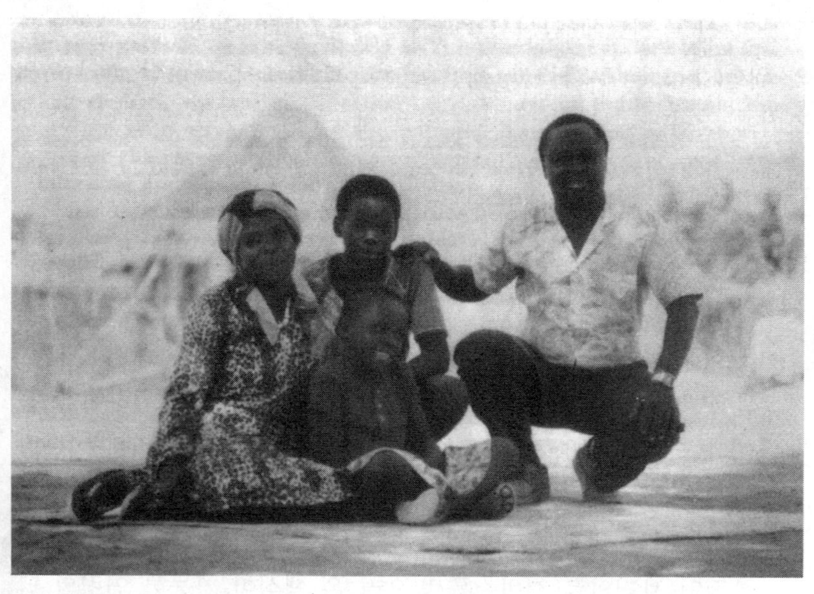

생식보건의료 서비스는 여성만이 아니라 가정이나 지역사회를 대상으로 하여야 한다(T. Kelly/ WHO/ 19191).

조기검진에 대한 권고 일차예방의 보조수단으로 권고된다. 기본적인 산전 및 산후 진료에 원하지 않은 임신이나 고위험 임신 위험의 조기검진도 통합되어야 한다. 부모와 대화를 할 기회가 있는 성인진료나 아동진료를 비롯한 다른 모든 보건의료 서비스에서 기회가 닿을 때, 즉 다른 이유로 진료를 받으러 왔을 때 조기검진과 조기발견을 하도록 권고한다. 이 경우 조기검진이 기본적인 보건의료 서비스와 적절히 통합되어야 한다. 그러나 이 방법은 보건의료 서비스를 받지 않는 사람에게는 접근할 수 없다는 문제가 있다. 원하지 않은 임신이나 고위험 임신의 위험에 대한 조기검진에는 주민에 기초를 둔 조기검진과 상황에 맞는 적절한 조기검진이 권유되지만 이 방법은 먼저 광범위한 대중교육과 안전하고 문화적으로 수용가능하며 재정적으로 이용가능한 가족계획 서비스를 제공하는 데 보조적인 방법의 하나로 고려하여야 한다.

- **HIV 감염을 비롯한 성병**

목적 HIV 감염 외의 성병의 조기발견은 감염된 사람들과 배우자들의 이환을 예방할 수 있으며, 더 이상의 확산을 막을 수 있다.

대상자, 시기와 방법 고위험군이며 참여동의(110면 참조)를 하였던 모든 임산부는 HIV 감염을 비롯한 성병을 조기검진받아야 한다. 산후 조기검진은 산전 조기검진 이후 폭로가 의심되는 경우에만 하면 된다. 성병 조기검진은 여러 사람과 성관계를 갖고 있는 사람이나 여러 명의 성교 대상자를 가진 사람과 성관계를 가진 사람을 대상으로 일정한 기간을 두고 시행되어야 한다. 고위험군에 속한 사람은 폭로 후 가능한 한 빨리 조기검진을 받도록 장려하여야 한다. 일반인 사이의 성병 조기검진의 빈도는 지역의 역학적 상황에 따라 달라진다. 일부 지역에서는 성인이나 지속적으로 성관계를 갖고 있는(sexually active) 청소년이 병원에 입원할 때는 표준진료의 하나로 매독 검사(혈액 VDRL 검사)를 시행하고 있다. 이런 검사자료는 지역 상황에서 검토될 필요가 있다. 조기검진은 항상 일차예방 활동의 일환으로 수행되어야 한다.

필요한 자원수준 HIV 검사 전 상담을 비롯하여 조기검진에 필요한 자원은 중간 수준이다. 확진에는 중간에서 높은 수준의 자원이 필요하며, 초기 단계에 항생제로 치료하는 데는 중간 수준의 자원만 있으면 된다. HIV 양성자의 치료와 검사 후 상담에는 중간이나 높은 수준의 자원이 필요하다. HIV 양성자와 상담할 경우 HIV 전파가 감소된다는 증거는 없지만, 성병의 확산을 예방하기 위한 상담은 낮은 수준의 자원으로도 가능하다.

조기검진에 대한 권고 권고사항이다. 지역사회 전체에 대한 안전한 성행위 교육과 콘돔과 살정자제(대부분의 살정자제는 콘돔의 성병 예방 효과를 증가시켜준다)의 제공을 통한 일차예방의 보조수단으로, 기회 있을 때마다 조기검진과 조기발견을 할 것이 권고된다. 보건의료 서비스를 제공할 때는 기본적으로 비밀을 보장한 상태에서 HIV 감염을 비롯한 성병의 위험에 관해 묻고 병력에 따른 검사(176면 참조)를 시행하여야 한다. HIV 감염을 비롯한 성병의 경우, 포괄적인 대중교육이 주된 방법이고 조기검진은 보조적인 수단으로 간주되어야 한다. 이 때 대중교육은 청소년기에 시작하며 일차예방 방법과 보건소에 찾아가면 적절한 진료를 받을 수 있다는 사실을 알려주어야 하고, 이외에도 질병 전파의 위험을 줄이는 비용이 적게 드는 방법을 제공하며 다른 일차예방 활동을 시행하여야 한다(좀더 자세한 사항은 109~113면과 178면을 참조하시오).

- 자궁경부암

자궁경부암의 위험이 가장 높은 여성, 즉 35~55세의 여성은 일반적으로 가족계획 서비스나 산전산후 진료를 받지 않는 연령층이다. 따라서 이 연령층의 여성과 접촉하기 위해서는 특별한 방법이 필요하다. 이보다 더 젊은 연령층의 여성을 가족계획 프로그램의 하나로 조기에 과도하게 검진하는 것보다는 이 연령층의 여성들과 접촉하는 데 우선순위를 두어야 한다.

- 작업장이나 가정에서의 생식 유해요인

조기검진에 대한 권고 불확실하다. 작업장이나 가정에서 생식 유해요인을 예방하기 위해서는 대중교육뿐 아니라 법, 제도가 구비되어 있어야 하며 법이 엄격히 시행되어야 한다. 일상적으로 폭로되어 있으며, 일차예방 캠페인이 이루어지고 있는 지역에서는 보건의료 제공자가 기회가 있으면 잠재적인 유해요인에 대해 물어보는 것이 바람직하기는 하지만, 이런 범주의 보건문제를 예방하는 데는 조기검진은 그다지 중요한 역할을 하지 못하는 것으로 밝혀졌다.

신생아 진료[2]

산전진료의 경우와 마찬가지로 조기검진의 범주보다는 조기발견의 범주에 더 정확하게 맞는 질병의 경우도 저체중아와 같이 관찰가능한 징후를 가진 병리학적인 질병을 나타낼 때는 이 제목하에 포함시켰다. 이런 질병은 대부분 심각한 이환이나 사망의 중요한 전조인 경우가 많은데, 일차의료인력이나 부모가 모르는 채로 지나갈 수도 있고, 특히 출산보조자의 훈련과 서비스에 대한 접근이 제한되어 있

---

2) 이 부분은 주로 맥팔레인 등(1989)을 참고하였다.

는 지역애서는 이런 일이 발생할 소지가 특히 많다. 이런 질병이 자주 발생하는 지역에서는 이런 질병을 정상적인 범주 안에 놓고 볼 위험이 특히 크다.

● 저체중/조산

목적 저체중은 신생아 생존의 가장 좋은 한 가지 예측치이며, 신생아 후기의 중요한 위험요인이다. 저체중은 신생아의 병리적 징후와 반드시 연결되지는 않기 때문에, 저체중아 출산율이 높고 가정 출산이 일반적인 지역에서는 저체중아를 분명히 파악하기 어렵다. 따라서 저체중아를 찾는 것은 조기검진이라고도 볼 수 있고 조기발견이라고도 볼 수 있다. 저체중아는 출산 후 되도록 빠른 시간 안에 발견하여야 한다. 저체중아들은 대부분 산전의 특정 요소로 인해 예측할 수 있다. 저체중아를 찾는 목적은 보다 집중적인 감시와 치료나 지원이 필요한 신생아를 찾아 내기 위한 것이며, 발견하는 즉시 보건소나 병원으로 이송하는 경우도 많다. 저체중아가 신생아 초기에, 고위험 영아의 진료장비를 갖춘 보건소에서 치료받으면 좋은 결과를 얻는 경우가 많다. 이후에는 의학적 진료 그 자체보다는 사회경제적 및 사회심리적 요인이 주로 결과를 결정한다. 일차의료요원은 신생아기와 신생아 후기에 사회심리적 지원과 영아진료에 관한 교육을 제공해줄 수 있으며 필요하면 보건소나 병원에 의뢰할 수도 있다. 저체중은 영아기 후기와 아동기 초기까지 위험의 좋은 표식자이다.

대상자 모든 신생아

방법 여러 환경 조건에서 체중계가 정확도를 유지할 수 있다면 체중을 재는 것이 가장 좋다. 출산이 일반적으로 가정에서 이루어지는 지역이라면 일차의료요원이 갖고 다니기 불편하지 않을 만큼 체중계가 가벼워야 할 것이다. 일차의료요원 중에서 문맹

자가 있는 지역에서는 일차의료요원이 정확한 수는 읽을 수 없기 때문에 문화적으로 적절한 색표시가 되어 있는 체중계를 이용하여 왔다(세계보건기구, 1984a). 일부 지역에서는 정확한 몸무게를 재는 것보다는 출생아가 2,500그램 이상인가 이하인가만을 보여주는 체중계를 사용하는 것이 좋을 수도 있다(세계보건기구, 1986b). 체중계를 사용할 수 없다면 일차의료요원은 상박둘레(mid arm)를 측정하거나 아니면 특별히 기록된 줄자를 가지고 가슴둘레를 재서 출산시 체중을 파악하도록 훈련받을 수도 있다(세계보건기구, 1987).

출산시 체중(신생아가 정상체중이건 저체중이건)은 영아기와 학령 전기의 아동진료의 지침이 될 수 있는 기록에 포함되어야 한다. 일차보건의료 상황에서 사용하기에는 가정모성건강수첩을 모델로 발전시킨 가정아동건강수첩이 가장 적합한 것으로 보인다. 아동의 기록을 어머니의 기록과 연계시키면 아동을 돌보는 것과 관련된 어머니의 위험 요인에 대한 정보를 얻을 수 있다. 문맹인 어머니와 일차의료요원이 사용할 수 있도록 개발된 가정수첩에는 정상체중아와 저체중아를 구분하는 그림이 들어가 있다.

가정아동건강수첩은 가정모성건강수첩과 같이 가장 중요한 위험요인들을 조기에 발견하는 간단한 지침으로 구성되어 있다. 그뿐 아니라 이 수첩에는 한 보건의료체계 내에서 서로 다른 수준간에 의뢰를 할 때 필요한 내용도 들어 있고, 따라서 보건요원뿐 아니라 부모에게도 교육도구의 역할을 할 수 있다.

시기 출산 후 가능한 빠른 시간 안에. 산전에 위험 측정과 예방조치를 시작하여야 한다.

필요한 자원수준 발견에 필요한 자원은 낮은 수준이다. 중재에 드는 자원은 낮거나 중간이거나 높다(지역사회 보건일꾼의 추가 지원

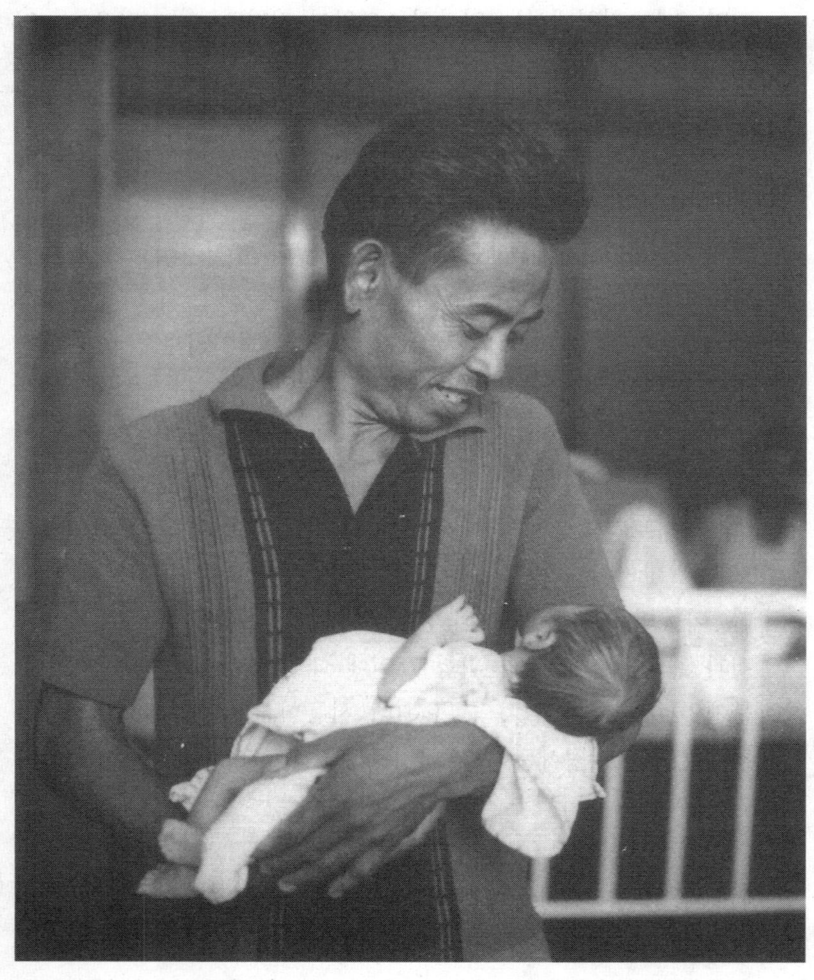

한 아버지가 갓 태어난 신생아를 안고 기뻐하고 있다(P. Almasy/ WHO/ 16571).

과 잦은 모니터, 또는 특수 진료를 받기 위해 고도의 훈련을 받은 인력에게로 의뢰).

조기검진/조기발견에 대한 권고 산전진료와 일반 건강증진 활동을 통하여 저출산아를 예방하기 위한 노력의 일환으로 조기발견이 권고된다. 여기는 가족계획 서비스와 의학적 위험요인뿐 아니라 사회경제적 및 사회심리적 위험요인까지 폭넓게 다루는 양질의 포괄적인 산전진료도 포함되어야 한다. 일반적인 건강증진에는 교육, 식량공급, 고용 및 저체중아의 강력한 결정인자인 흡연의 예방에 초점을 맞춘 다부분 활동이 있다.

- 모성/가정의 사회심리적 및 사회경제적 위험요인은 '위험상태에 있

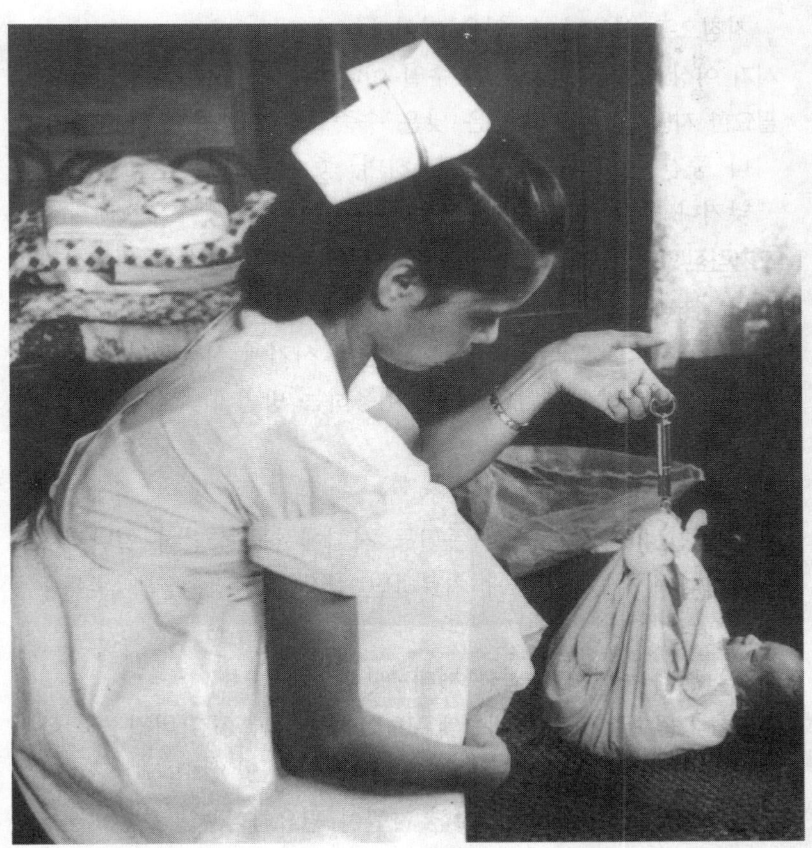

가지고 다닐 수 있는 체중계로 태아의 체중을 재는 모습(WHO/ 1362)

는' 어린이나 '위험상태의' 가정에 있는 어린이를 찾아 내는 것을 말한다(57면의 일부 위험요인 목록 참조).

목적 어린이, 어머니와 다른 가족의 건강을 향상시키기 위하여 추가 지원을 제공하고 모니터를 시행한다.

방법 질문하거나 기록을 살펴보거나 보건일꾼이 가정을 방문하였을 때 평가한다. 어머니와 어린이의 가정건강수첩을 연계하면 관련된 위험요인에 대한 중요한 정보를 알 수 있을 것이다. 이런 정보는 신생아기, 신생아 후기 및 아동기 초기의 추구관리 지침으로 사용할 수 있을 것이다.

시기 이상적으로는 출산 후 수일 이내에 가정을 방문하였을 때

필요한 자원수준 조기검진은 낮은 수준으로 가능하고 확진은 낮거나 중간 정도의 기술이 필요하며, 중재는 문제의 성격에 따라 낮거나 중간, 또는 높은 수준의 자원이 필요할 수 있다.

조기검진/조기발견에 대한 권고 조기검진과 조기발견은 권고사항이다. 신생아가 있는 가정의 사회심리적 및 사회경제적 위험을 조기검진하고 조기발견하는 것은 산전 시기에 시작되어야 한다.

연구의 우선순위 일차의료요원을 이용하는 방법의 효과 검증

● **선천성 매독**

목적 선천성 매독은 특정 주민들 사이에서는 상당히 일반적으로 나타나며, 이를 적기에 치료하면 심각한 신경손상의 후유증을 막을 수 있다.

시기와 방법 분만시 수집한 제대혈액의 검사

필요한 자원수준 발견(제대혈액 VDRL, RPR)과 치료(비경구적 항생제)에는 중간 기술 수준이 있으면 된다. 양성자의 추구관리를 위해 정보체계/커뮤니케이션 자원이 필요하다.

조기검진에 대한 권고 신생아 검사는 불확실하다. 산전의 보편적인

조기검진은 권고사항이다(110면 참조). 산전 검사 후에도 산모가 감염될 수 있을 만큼 위험이 높은 인구집단이라면 산전검사와 신생아 검사가 권유된다. 그러나 신생아 검사는 시행이 어려울 수 있고 산전검사와 추구관리가 보편적으로 이루어진다면 중요성도 높지 않다(스트래이-페더슨, 1983).

● 정류고환

목적 생후 1년경에 수술을 하면 불임의 위험을 줄일 수 있고 고환암의 위험도 낮출 수 있을 것이다(맥팔래인 등, 1989).

방법 신체검진

시기 출생시에 양쪽 고환이 내려왔다면 이후에 다시 조기검진할 필요는 없다. 다시 조기검진이 필요한 어린이를 찾아내기 위해 출생시에 조기검진하는 것이 바람직할 수 있다.

필요한 자원수준 발견에는 중간 정도의 자원(도구는 필요 없지만 훈련과 경험이 있는 인력이 필요하다)이 필요하며, 중재에는 높은 수준의 자원이 필요하다.

조기검진에 대한 권고 자원이 극도로 제한되어 있으며 모든 사람에게 믿을 만한 검사와 적절한 추구관리를 보장할 수 없는 곳에서는 신생아 조기검진은 불확실하다. 생후 1년이 되면 신뢰할 수 있는 조기검진이 필수적이다.

● 선천성 갑상선 기능저하증

목적 선천성 갑상선 기능저하증은 심한 정신지체를 비롯하여 상당한 후유증을 남기며, 이런 후유증은 출생 1~2개월 안에 의학적 치료를 받으면 예방할 수 있다.

대상자 요오드 결핍증이 만연하고 있는 지역의 신생아

시기와 방법 분만시 수집된 제대혈액에 대한 갑상선 기능검사를 통하여. 신생아의 제대혈액 분석은 임산부의 혈액분석보다 비용이 적게 들며, 임산부의 24시간 소변 분석은 불가능하다. 1981년 인도의 사례에 따르면 검사 1건당 비용이 미화 29센트이며, 발견된 환례당 미화 4.8달러가 들었다고 한다. 보고서는 결핍증이 있다고 알려진 지역에 요오드를 보충해주는 비용과 이 비용을 비교하여야 하며 아마도 요오드 보충 비용이 더 낮을 것으로 보인다고 결론지었다(톰슨 등, 1981). 인도의 사례보고서에서는 제대혈액검사 결과의 적절한 추구관리에는 상당한 조직적 문제가 있다는 점을 강조하였다(데사이 등, 1987). 상대적으로 비용이 적게 드는 방법—출산보조자가 특수 필터지에 제대혈액을 체취하여 주소가 적혀 있는 봉투에 넣어 우편으로 중앙 검사소로 보내는 방법—이 개발되었다. 이 방법을 사용하면 가정내 출산이 흔한 지역 주민들도 검사가 가능하다(판다프와 코추필라이, 1985). 이 방법은 전통적인 방법보다 비용이 적게 드는 대신 추구관리를 보장하려면 좋은 커뮤니케이션 하부구조가 필요하다. 혈액검사가 불가능한 문화권도 있다.

필요한 자원수준 제대혈액을 필터지에 채취해 중앙 검사소로 보내는 검사는 중간 정도의 기술과 중간 정도의 비용(주로 결과 추적/커뮤니케이션 비용)이 든다. 확진에는 중간이나 높은 수준의 자원이 필요하며, 요오드 보충을 통한 중재에 들어가는 자원은 낮은 수준이면 된다.

조기검진에 대한 권고 불확실하다. 지역상황에 따라 다르다. 중앙 검사소와 일차의료 단계간의 커뮤니케이션이 좋지 않은 지역에서는 조기검진은 권고사항이 아니다. 갑상선 기능저하증이 풍토병인 지역에서는 상수도 요오드화(salt iodization)를 통한 일차예방을 강조하는 전략과 모든 임산부의 이학적 검사(촉진)를 통해 갑상선종을 조기에 발견하는 것이 일차보건의료 상황에 더 잘 맞는 합리적인 방법일 것이다(104면 참조).

● 선천성 고관절 탈구

목적 선천성 고관절 탈구는 치료하지 않으면 장애자가 된다. 조기에 발견하여 치료하면 결과가 나아질 수 있다. 외과적 치료를 하지 않아도 된다.

시기와 방법 신생아에게 일반적인 신생아 검진의 한 부분으로 선천성 고관절 탈구의 임상검사를 시행하려면 오토라니-발로우법(Ortolani-Barlow manoeuvre)을 시행하고 고관절 외전과 내전을 검사하려면 고도의 훈련을 받은 인력이 필요하다(맥팔래인 등, 1989). 전문적 자원이 제한되어 있는 지역에서는 이런 검사가 불가능할 것이다. 신생아 후기나 유아기에는 고관절 탈구를 발견하기가 더 쉽고, 영구적인 손상도 예방할 수 있다(145면 참조).

필요한 자원수준 조기검진에 드는 자원은 중간정도면 된다(기술은 낮지만 전문적인 훈련을 받은 검사자가 필요). 확진에는 중간이나 높은 수준의 자원이 필요하다. 중재하려면 높은 수준의 자원이 필요하다(정형외과 자문이 필요하며 수술을 할 수도 있다).

조기검진에 대한 권고 자원이 매우 제한되어 있다면 불확실하다. 유아기에는 초기(약 생후 2년)에 하도록 권고된다. 유아에게서는 발견하기가 더 쉽고 유아기 초기에 질병이 발견된다면 일반적으로 장애는 피할 수 있다.

● 치료가능한 신생아 두위이상

목적 뇌손상이 일어나기 전에 뇌수종이나 경막하 출혈을 발견하기 위하여. 신경외과의 중재가 필요하다(문합 삽입과 혈종제거)

방법 미숙련 검사자가 두위를 측정할 경우 검사자간 변이가 매우 크다. 특수 줄자와 훈련이 필요하며, 확진을 위해서는 방사선 시설(전산화 단층촬영기)이 필요하며, 병원에서의 신경외과 치료가 필요하다.

시기 기본적인 신생아 검진의 한 부분으로 출생 후 1~2일

필요한 자원수준 첫 번째 조기검진에는 낮은 수준이나 중간급 자원이 필요하지만 확진과 중재에는 높거나 매우 높은 수준의 자원이 필요하다.

조기검진에 대한 권고 불확실하다. 발견이 어렵고, 중재 비용이 많이 들 뿐 아니라 질병이 희귀하기 때문에 우선순위가 높은 조기검진으로 권고되지는 않는다. 확진에 필요한 시설이나 인력이 없을 경우, 전주민을 치료할 수 없을 경우, 그리고 전주민에게 보다 흔한 질병에 대한 치료를 제공할 수 없을 경우에는 권고사항이 아니다.

● 증상이 없는 심장이상

목적 심장구조에 이상이 있는 신생아를 증상이 발현되기 전에 밝혀내기 위하여, 그리고 이들에게 외과적 치료나 내과적 치료를 해야 하는 지 평가하도록 의뢰한다.

방법 청진기로 청진

시기 출생 1~2일 이내에 일반적인 신생아 검진의 일부.

필요한 자원수준 조기검진에는 중간 정도의 자원이 든다. 훈련받은 인력이 필요하며 이들이 검진을 한다 하더라도 위양성이 많이 생겨 건강한 어린이가 아픈 어린이로 낙인찍힐 수 있다. 확진을 하려면 X선, 초음파심장조영술, 지역병원급에서는 이용하기 어려운 관상동맥촬영법과 같은 높거나 매우 높은 수준의 자원이 필요하다. 치료 또한 지역의 자원 수준을 넘어서는 상당한 비용(외과수술이나 장기간 항생제 치료)이 든다.

조기검진에 대한 권고 자원이 극도로 제한된 지역에서의 조기검진은 불확실하다. 이상이 있으면 대부분 어떤 증상이 나타나므로 모든 신생아는 정상 활동, 행위와 외모를 검사받아야 한다. 증상이 있는 신생아는 더 전문적인 인력이나 의료기관에 의뢰되어야 한다. 증상이 없는 질환의 조기발견이 확진과 치료에 드는 자원이 상당히 제한되어 있는 상황에서 어떤 영향을 미치는지 분명하지 않다.

- **겸상적혈구질환(sickle-celldisease)와 기타 혈색소병증**

목적 겸상적혈구 질환 이외의 혈색소병증에 있어서 신생아를 검사하는 목적은 앞으로의 출산을 결정하는 유전자 상담을 받게 하기 위한 것이다. 출산한 해에 유전자 상담에만 이용될 수 있는 출산 직후의 정보가 어떤 영향을 미치는지는 장기간의 집중적인 추구관리가 없는 한 알 수 없다. 그러나 개발도상국에서는 이런 장기간의 관리가 거의 불가능하다. 그러나 겸상적혈구 질환의 경우 조기에 발견하면 다가올 위험을 적절히 치료할 수 있는 보다 효과적인 중재가 가능하다는 증거가 있다(USPSTF, 1989).

시기, 방법, 필요한 자원수준 헤모글로빈 전기영동은 신생아 조기검진 당시에 채취한 혈액으로 시행하며 몇 달 후에 다시 조기검진할 수도 있다. 전문적인 훈련이 필요한 유전 상담과 같이 이 기술도 비용이 많이 든다. 겸상적혈구 질환을 발견하는 특수검사는 비용은 더 적게 들지만 전문적인 상담이 필요하며, 재발되는 경우 병원에서 장기간 치료하여야 하며 비용이 많이 든다. 대부분의 혈색소병증의 경우 발견과 중재에 높은 수준의 자원이 필요하다. 겸상적혈구 질환의 경우 발견에는 중간 정도, 중재에는 중간이나 높은 수준의 자원이 든다.

조기검진에 대한 권고 겸상적혈구 질환의 유병률이 높은 주민집단의 경우도 조기검진은 불확실하고, 감염된 모든 사람들을 치료할 만한 하부구조가 갖춰져 있지 않은 지역에서는 권고되지 않는다(그리피스, 1982). 다른 혈색소병증의 조기검진은 우선순위가 높은 일로 권고되지 않는다.

연구의 우선순위 겸상적혈구 질환의 상담과 치료에 효과적인 지역사회에 기반을 둔 방법을 개발하는 것

● 페닐케톤 요증

목적 영국에서는 페닐케톤 요증의 발생률이 출생아 10만 명당 1명이라고 추정되었다(맥팔래인 등, 1989). 중국의 한 지역에서 대규모 조기검진을 시행한 결과 발생률은 16,500명당 1명이었다(리우와 주오, 1986). 페닐케톤 요증이 치료되지 않으면 심한 정신지체와 관련이 있다. 이 병의 치료방법은 엄격한 식이요법과 페닐알라닌을 함유한 음식을 먹지 않는 것이다. 음식 선택이 제한되어 있는 곳에서의 상담 효과는 잘 기록되어 있지 않다(USPSTF, 1989).

시기와 방법 검사는 이상적으로는 생후 6일에서 10일 사이에 발뒤꿈치 채혈로 수행되는 것이다. 이 방법은 특히 때때로 재검사가 필요하기 때문에 농촌이나 도시 변두리 주민들의 경우 시행이 어려울 것이다.

필요한 자원수준 발견에는 높은 수준이 필요하며(중앙 검사실), 중재에는 중간 정도의 자원이 필요하다(효과가 불확실).

조기검진에 대한 권고 불확실하다. 이처럼 드물지만 파괴적인 질병은 수확에 비해 비용이 많이 들기 때문에 선진국에서도 논란이 되고 있다. 개발도상국에서의 페닐케톤 요증 검사는 비용이 많이 들고 일반적으로 음식을 선택하기가 어렵기 때문에 특히 문

제가 있다.

● 기타 선천성 대사이상

목적 일부 선천성 대사이상은 치료하면 결과가 나아질 수 있다. 그
　러나 이런 질병은 드물고 증상이 발현되기 전에 중재하는 것이
　증상이나 징후의 조기발견보다 더 낫다는 증거가 없다.

시기와 방법 신생아기에 혈액이나 소변의 생화학적 분석

필요한 자원수준 발견에는 높거나 매우 높은 수준의 자원이 필요하
　다. 치료에 필요한 자원도 변이는 있지만 고도로 전문화된 상담
　을 비롯하여 일반적으로는 높거나 매우 높은 수준이다.

조기검진에 대한 권고 권고사항이 아니다. 이런 질병은 극히 희귀하
　며, 발견하는 데는 비용이 너무 많이 들고, 증상이 없는 신생아
　를 치료했을 때 얻을 수 있는 편익도 미심쩍다. 미국에서는 페
　닐케톤 요증 이외의 선천성 대사이상에 대한 조기검진은 높은
　비용에 비해 편익이 낮기 때문에 표준 진료로 권고되지 않는다
　(USPSTF, 1989).

● 안(眼) 장애

목적 눈은 태어난 후 몇 해 동안 계속 발달한다. 조기검진은 신생
　아에게 눈이 제대로 발달하기 위해서는 내과 또는 외과적 치료
　를 받을 필요가 있는 (도구 없이 외부에서 육안으로 직접 관찰
　하여도 분명히 알 수 있는 이상 외에 다른) 눈의 이상이 있는지
　알아보기 위해서, 그리고 학습장애를 최소화하려면 특별한 예방
　조치가 필요한지 결정하기 위하여 하는 것이다.

시기와 방법 신생아의 기본 검진의 한 부분으로 적색반사의 결여에
　대한 검안경검사법(출생 후 1~2일 이내에)

필요한 자원수준 조기검진에 필요한 자원은 중간 수준이지만 확진

을 위해서는 높은 수준이 필요하며, 치료에는 높거나 아주 높은 수준의 자원이 필요하다.

조기검진에 대한 권고 발견과 치료에 필요한 자원의 수준이 높고 신생아를 조기 발견하였을 경우 효과적으로 중재할 수 있는 경우가 상대적으로 드물기 때문에 자원이 상당히 한정되어 있는 지역에서는 불확실하다. 신생아 조기검진 중에 우선순위가 높은 것은 아니다. 학령 전기와 학령기 아동의 시력의 문제를 조기 발견하는 것은 권고사항이다. 이렇게 되려면 교사와 부모를 교육하여야 하며, 쉽게 이용할 수 있고 받아들일 수 있는 서비스를 제공하여야 한다.

제6장

아동 보건의료의 조기검진

이 장은 (신생아기 이후의) 영아, 6세 미만 어린이, 학령기 어린이와 청소년 진료에서의 조기검진을 다룬다. 어른과 어린이들의 감염성 질환의 조기검진에 대한 논의는 제7장에서 다룰 예정이다.

영아와 6세 미만 어린이의 진료[1]

가정아동건강수첩은 보건일꾼에게 필요한 조기검진 사업을 안내해주고 부모를 교육하는 훌륭한 도구이다. 이 기록지에는 건강 위험요인과 필요가 잘 기록되어 있어, 필요할 때 여러 진료단계간의 의뢰를 촉진할 수 있게 되어 있다(샤와 샤, 1981; 샤 등, 1988). 가정아동건강수첩은 예방접종 기록지와 적절한 단계의 발달을 보여주는 성장곡선과 연결되는 친숙한 개념이다. 최근 영국의 한 보고에서는 여러 조기검진 검사를 대체할 수 있는 조기발견의 수단으로 어린이의 건강과 발달에 관한 부모의 의견을 적극적으로 물어보는 것이 중요하다고 강조하고 있다(버틀러, 1989; 맥팔래인 등, 1989).

아동보건사업에서 일차의료요원의 영유아 조기검진은 매우 잘 수행되고 있다. 영국 노동당 문서에 따르면 적당한 훈련을 받고 감

---

1) 84면 각주에 있는 참고문헌 외에도 맥팔래인 등(1989)의 책이 이 장의 중요한 일반 참고문헌이다.

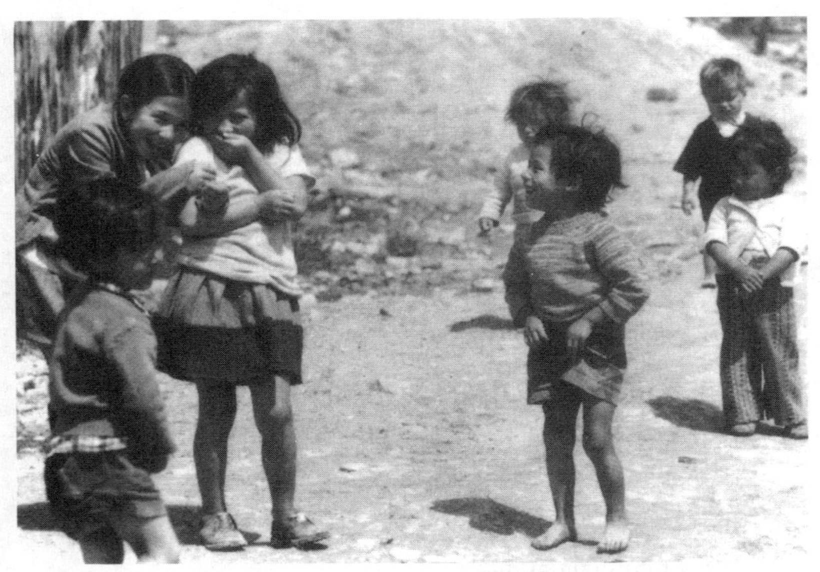

어린이들의 조기검진에 일차의료요원을 적절히 배치할 수 있다(J. Littlewood/ WHO/ 18354).

독을 받는다면 의사가 아닌 방문보건담당자가 학령전기 어린이의 신체적 이상이나 발달 이상을 검진할 수 있을 것이라고 제안하였다(버틀러, 1989; 홀, 1989b). 1970년대 중반 나이지리아에서 시행된 연구에 의하면 공중보건간호사와 지역사회간호사(조산사와 간호실무훈련을 받은 보조인력)들이 학령전 및 학령기 아동의 발달 및 신체적 장애의 조기검진에서 보여준 역량을 제시하면서, 질을 보장하기 위해서는 적절한 훈련을 제공하고 업무량을 현실에 맞게 책정하는 것이 중요하다는 점을 강조하였다(오쿠나데, 1980). 미국 덴버에서 시행된 한 프로젝트에서는 보건의료 보조인력(health aides)이 소득수준이 극히 낮은 가정의 학령전 아동을 점검하고 있었는데, 이런 보조인력들은 언어, 청력, 시력, 전반적인 발전 및 충치와 같은 여러 가지 조기검진 검사를 정확히 수행할 수 있다는 것이 증명되었다(도우슨, 1976).

이 장에서는 어린이들의 감염성 질환에 대한 조기검진은 부분적으로 다루고, 이 주제는 7장에서 주로 다뤄질 것이다.

- '위험상태에 있는' 영아와 학령전 어린이 '위험' 가정에 있는 영아와 학령 전 어린이(가정의 사회심리적 및 사회경제적 위험요인에 대한 논의는 제5장 95면 참조)

목적 '위험상태에 있는' 어린이를 면밀히 감시하고 가족을 대상으로 하는 건강증진 활동을 증가시키는 것이다. '위험상태에 있는' 어린이에게 필요하다면 더 전문적인 서비스를 제공할 수도 있다. 저체중아는 (초기 성장으로 보아 특별한 위험이 없다는 것을 알 수 없는 한) 영아 초기에는 위험이 증가할 것이라고 생각할 필요가 있으며, 그들의 가정은 특별 감시와 건강증진 활동의 대상이 되어야 한다.

방법 저체중이나 미숙 여부를 특별히 체크하면서 신생아와 산전력을 묻거나 검토하거나 또는 보건일꾼이 일상적인 가정 사정(home assessment)을 수행한다. 가정아동건강수첩과 가정모성건강수첩을 연계시키면 산모와 신생아의 핵심적인 위험요인을 파악할 수 있으며, 이를 통해 어린이의 예방 및 건강증진 활동의 방향을 알 수 있다. 다른 의학적·환경적 또는 사회심리적 요인은 산전 기록과 가정 사정을 통해 발견할 수 있다. 진료제공자는 부모에게 자녀의 건강에 대해서 특별한 걱정거리가 있는지 물어보아야 하며, 이것을 일종의 조기발견의 사례라 할 수 있다. 아이가 연령에 적합한 예방접종을 맞지 않은 상태라면 그 어린이는 일반적으로 위험한 상태에 있다고 할 수 있으며, 가정 수준의 특별 지원을 받으면 편익을 얻을 수 있을 것이다. 훈련받은 보건일꾼이 기본적으로 출산 가정을 방문하면 가정의 위험요인을 사정할 기회를 얻게 될 것이다. 이렇게 되면 고위험 가정이나 영아를 추후 방문 대상자로 선택할 수 있을 것이다.

시기 첫 번째 아동 건강 확인시

필요한 자원수준 첫 번째 발견에 드는 자원은 낮은 수준이면 된다. 완전한 사정을 하려면 중간이나 높은 수준의 훈련받은 인력이 필요하다. 중재에 드는 자원은 일차의료요원의 사회심리적 지원에서부터, 지역사회 자원의 사회경제적 지원과 특별 서비스로 이송하는 것까지 낮고, 중간이거나 높은 수준이 될 수 있다.

조기검진에 대한 권고 조기검진과 조기발견은 권고사항이다. 그러나 전체적인 지역사회의 사회경제적 수준, 여성의 지위 및 교육의 발전을 통한 일차예방에 우선순위가 두어져야 한다.

연구의 우선순위 일차의료요원에게 사회심리적 및 사회경제적 위험요인을 사정하고 다루는 훈련을 제공하고 이들을 감독하는 방법을 개발하고 그 효과를 평가하는 것이다.

● 예방접종 상태

목적 그 지역의 정책에 따라 소아마비, 디프테리아, 백일해, 파상풍, 홍역, 유행성 이하선염, 풍진, 결핵(BCG), B형 간염, 헤모필루스 인플루엔자 예방접종을 맞추는 것이다. 단계에 맞는 예방접종을 하지 않은 어린이는 일반적으로 위험상태에 있다고 볼 수 있다.

방법 예방접종 권고사항이 적혀 있는 아동의 건강기록을 검토한다. 가정아동건강수첩을 검토하거나 임상기록지의 앞에 있는 체크리스트를 이용하면 쉽게 수행할 수 있다.

시기 매번 방문할 때마다. 예방접종표에는 건강아 검진과 다른 조기검진의 일정이 적혀있다. 예방접종표는 나라마다 다르지만, 일반적으로 BCG와 B형간염 백신은 출생시 맞고 다른 예방접종은 출생 1~2개월 후에 시작한다. 지역사회에서 일차의료요원과 자원봉사자가 집집마다 방문하여 예방접종을 맞았는지 확인하여 맞지 않은 사람에게 예방접종을 하는 예방접종 캠페인을 주기적으로 벌이면 정기적으로 보건소를 다니지 않는 사람들에게도 예방접종을 할 수 있다.

필요한 자원수준 발견에는 낮은 수준의 자원이면 되고(문의, 기록부 검토), 중재에는 낮거나 중간 수준이 필요하다(예방접종).

조기검진에 대한 권고 권고사항이다. 보건의료 서비스를 제대로 받지 못하는 지역사회에서는 지역사회에 있는 제도적인 보건의료 서비스를 이용하는 사람뿐만 아니라 모든 어린이의 예방접종 상태를 확인하여 빠진 것을 채워주는 프로그램을 시행하여야 한다. 예방접종표에는 대부분의 건강아 검진시기가 정해져 있다. 어린이가 급성질환이나 예방의 목적으로 진료를 받으러 왔을 때, 예방접종표에 따른 예방접종 상태를 확인하여야 할 것이다.

● 신체 성장의 모니터링

목적 결함이 있는 어린이들에게 교육이나 가능하면 식량공급을 통해 더 나은 영양을 제공하는 활동을 강화하는 것을 목적으로 한다. 조기검진을 통해 영양문제가 지역사회 전체적인 문제라는 것을 알게 되었다면, 보건부문 내부에서 영양 수준을 높일 수 있는 조치뿐 아니라 외부에서 할 수 있는 조치도 고려하여야 할 것이다.

방법 부모, 보건일꾼이나 다른 치료제공자에 의한 사정. 어린이의 성장 곡선(다른 어린이와의 차이가 아니라 같은 어린이의 이전의 측정과 비교하여 성장 정도를 보는 것)을 기록해놓으면 사정에 도움이 될 것이다. 가정아동건강수첩을 보면 조기검진의 방향을 알 수 있을 것이다.

영양수준과 다른 요인의 영향에 따른 어린이의 신체적 성장 모니터에는 여러 가지 방법이 사용되어 왔다(국제연합, 1986). 연령별 몸무게, 연령별 키 및 키에 따른 몸무게 등이 초기 조기검진 기준으로 가장 자주 사용되어 왔으며, 팔둘레는 영양불량의 상태를 판정하는 보조도구로 사용되어 왔다. 키와 몸둘레를 재기 위한 다양한 형태의 체중계와 자들이 개발도상국에서 사용되어 왔다(트로우브리지와 스텔링, 1980; 세계보건기구, 1986b, c). 팔둘레 측정은 영양불량을 판정하는 가치가 있는 것으로 확인되어 왔으며, 일부 연구자들은 이 방법이 믿을 수 있을 뿐 아니라 일차보건요원이 약간의 훈련만 받고도 가장 쉽게 수행할 수 있는 방법이라고 생각하고 있다(스미스, 1989). 팔둘레 측정에 의한 조기검진으로, 키에 따른 몸무게를 검사하기에는 너무 어린 나이의 수많은 어린이들이 심각한 영양실조 상태에 있다는 것을 밝혀 왔다(스미스, 1989).

시기 예방접종표에 따라 방문하였을 때

필요한 자원수준 조기검진에 필요한 자원은 낮은 수준이며, 대사장애까지 검사할 때 확진을 하려면 중간이거나, 높거나 아주 높은 자원이 필요하다. 치료는 질병의 상태에 따라 낮은 수준에서 매우 높은 수준까지 다양한 자원이 필요하다.

조기검진에 대한 권고 불확실하다. 체중이 제대로 증가하지 못하는 것은 조기발견이 권고된다. 서로 다른 사람들에게 동일한 성장 표준을 적용하는 것이 부적절하고, 저성장이 일반적인 곳에서는 성장 모니터만으로 어린이 건강이 개선되었다는 증거가 없다는 논쟁이 있다(타너 등, 1987; 나바로와 치녹, 1988). 성장곡선을 이용하면 비정상 어린이의 비율을 알 수 있게 된다. 그 지역의 기준을 적용한다 하더라도 저성장으로 판명된 어린이의 부모들은 걱정을 하게 되고 성장을 촉진할 만한 활동을 할 수 없는 부모들은 죄의식을 느끼게 될 수 있다. 성장 모니터가 한 가정의 사회심리적 및 사회경제적 위험요인의 사정과 연계되어 어린이가 잘 자라는지 자라지 않는지에 대한 전체적인 사정의 한 부분으로 이루어진다면 유용할 것이다. 그러나 주민 전체의 조기검진과 의학적 치료의 비용은 전체 주민의 영양 수준을 올릴 목적을 가진 일차 예방 사업의 비용과 균형을 이루어야 하며, 특히 '위험' 가정에 있는 어린이들의 저성장을 조기발견하여 일차예방사업을 뒷받침하여야 한다.

지역사회 전체를 대상으로 영양결핍의 일차예방활동을 수행하는 것이 조기검진에 자원을 투자하는 것보다 더 나은 방법이다. 영양 보충이 가능한 지역이나 상담이 효과적인 지역에서는 비타민 A와 같이 특정 영양소가 결핍된 어린이를 검사하는 것이 좋을 수 있다(프라티니디 등, 1987).

● 정신, 신경 및 사회심리적 발달

목적 발달문제를 가진 어린이들의 가정에 추가적인 지원이나 상담을 제공하고, 이 어린이들에게 나타날 수 있는 손상이나 결과를 최소화하기 위하여 지역사회, 보건소나 지역에 이용가능한 특수 서비스에 의뢰하기 위하여. 상담과 의뢰에는 상당히 전문적인 진단 및 치료 자원이 포함될 것이다. 그러나 지역사회에서 할 수 있는 일차의료 행위, 예를 들어 부모가 지역의 규범에 맞게 아이를 양육하는 기술의 증진, 어린이의 학습능력을 조기에 자극시키는 것 등등을 강조하여야 한다. 10대 부모와 가족과 고립된 부모는 특별한 지원이 필요하다.

방법 중국 북부에서 사용된 덴버발달검사의 재표준화는 상당히 성공적인 대규모 연구 주제였다(아동발달검사 협력연구단, 1986). 그러나 이런 정식 발달검사는 비용이 많이 들기 때문에, 미국 예방서비스 특별조사단(USPSTF, 1989)이나 영국의 노동당(맥팔래인 등, 1989)에서도 첫 번째 조기검진 기법으로 권고하지는 않고 있다. 부모와 일차의료요원이 말하기, 기어가기, 걷기, 스스로 옷입기, 스스로 먹기 등과 같은 문화적으로 적절한 사건을 가지고 한 어린이의 전반적인 발전을 측정하는 것이 합당할 것이다. 가정아동건강수첩은 발달 조기검진에 좋은 도구가 될 수 있을 것이다. 일차의료요원의 첫 번째 조기검진에서 이상이 있는 것으로 발견된 어린이나 또는 부모가 어린이 발달에 대해 의문을 제기한 어린이의 경우 주민 전체에게 관련된 진단과 치료

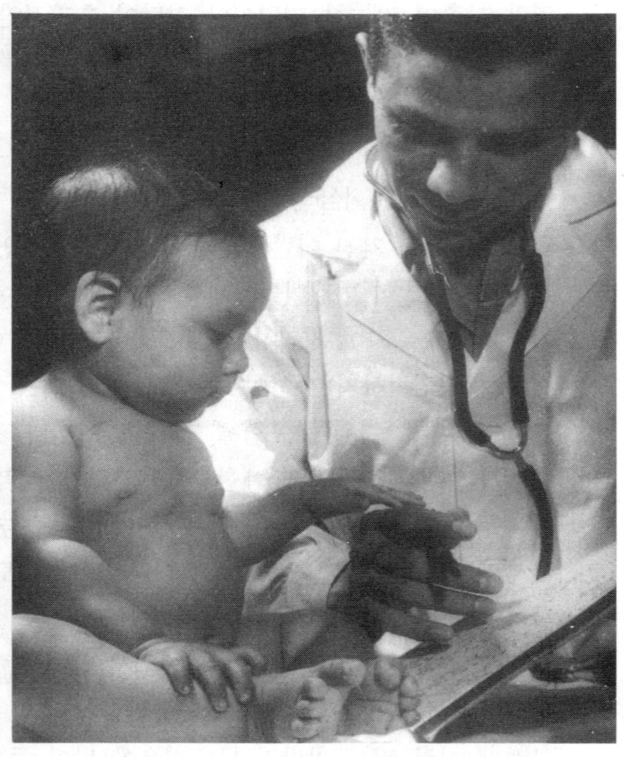

엘살바도르에 있는 한 의사가 한 건강아의 발달상황을 검사하고 있다(WHO/ 3653).

서비스를 제공할 수 있다면 정식 검사를 받도록 의뢰하여야 할
것이다.

시기 조기검진의 빈도는 해당 문화권에서 어린이가 기술을 습득하
는 시기를 어떻게 보느냐에 따라 달라진다. 예방접종 일정의 각
단계마다 문화적으로 적절하다고 인정된 사건이 있을 것이므로
이를 예방접종 일정과 맞춰 발달 조기검진을 하는 것이 합리적
일 것이다.

필요한 자원수준 일차의료요원이 가정아동건강수첩에 있는 그림으
로 찾아내는 것이라면 낮은 수준의 자원이면 된다. 훈련된 인력
이 확진과 중재를 하는 데는 중간이나 높은 수준, 또는 아주 높
은 수준이 필요하다.

조기검진에 대한 권고 간단하고 문화적으로 적절한 사건을 이용하
여 일차의료요원이 조기검진과 조기발견하는 것은 권고사항이
다. 공식적인 발달검사는 권고사항이 아니다. 부모와 어린이 양
육자들을 교육하여 지역사회의 표준에 따라 성장하지 않는 어
린이는 평가를 의뢰하도록 하여야 하며, 보건의료 제공자들에게
도 부모나 다른 양육자들이 방문하였을 때 발달에 관하여 물어
보도록 교육하여야 한다. 지역사회에 확진이나 특별 중재를 할
만한 자원이 없다 하더라도, 일차의료요원들은 어린이의 기능장
애를 최소화하고 아동학대를 예방하기 위하여 가족이나 진료제
공자를 훈련시켜 특별한 주의와 지원을 제공하도록 할 수 있다.

연구의 우선순위 일차의료 수준에서의 조기검진과 중재방법 개발

● 선천성 고관절탈구

목적 조기발견하여 치료하면 결과가 좋아진다. 이를 치료하려면
적어도 보건소 수준에 의뢰하거나 외과치료가 필요한 경우 지
역병원으로 의뢰할 수도 있다.

시기와 방법 어린이가 걷기 전에 사정하려면 고도로 훈련받은 간호사나 의사가 오톨라니-발로우 검사를 수행하거나 고관절 내전과 외전을 검사할 필요가 있다. 따라서 전문적인 자원이 부족한 곳에서는 이런 사정은 할 수 없다. 그뿐 아니라 3개월 이후에는 이런 검사가 불필요하다(홀, 1989). 그러나 어린이가 예방주사를 맞으려고 방문하였을 때 일차의료 요원이 유아의 걷는 모양을 사정하는 것은 가능할 것이다. 유아의 선천성 고관절탈구를 처음으로 조기검진할 때는 비대칭적인 다리, 18개월 이후에도 걷지 못하는 어린이, 비정상적인 걸음걸이 등을 기준으로 사용할 수 있다(맥팔래인 등, 1989).

필요한 자원수준 발견을 위해서는 낮은 수준, 확진을 위해서는 중간이나 높은 수준, 중재를 위해서는 높은 수준의 자원이 필요하다.

조기검진에 대한 권고 유아에게는 권고사항이다. 더 어린 아이에게는 검사를 하기가 쉽지 않다.

- **시력의 문제(사시, 약시, 시력장애)**

목적 3～4세 이전에 사시나 약시를 교정하면 영구적인 시력상실을 예방할 수 있다. 치료에는 지역 병원 수준의 전문의 서비스도 포함되어 있다. 시력장애에 있어서는 학령 전 어린이를 조기검진하는 것이 학교 입학 당시에 진단을 받는 것보다 결과가 더 낮다는 확실한 증거는 없다.

시기 이상적인 시기는 3세경이다. 3세가 되어 추가로 건강진단을 받을 것 같지 않은 곳에서는 18～24개월경에 예방접종을 맞으러 왔을 때 조기검진 검사를 할 수도 있다.

방법 차폐검사(cover-uncover test), 외안구운동 연습 등으로 눈에 명백한 이상이 있는지 검안한다. 일차의료요원에게 이런 검사를 하도록 훈련시킬 수도 있다(도우슨 등, 1976). 그러나 영국 노동당에서는 사시를 발견하려면 상당한 기술과 적절한 훈련이 필요하다고 지적하였다(홀, 1989). 나이지리아의 보고서에서는 일차의료요원들에게 학령 전 어린이의 시력을 정식으로 검사하는 방법을 가르칠 필요성이 있다는 점을 강조하고 있다(오쿠나데, 1980). 이스라엘의 보고서에서는 '망막검영법(rapid retinoscopy)'이라고 부르는 기술을 이용하여 학령 전 어린이의 사시나 약시를 조기검진하는 방법에 대해 기술하고 있다(프리드만 등, 1983). 그러나 약시와 사시의 조기검진 검사로 확립되어 있는 검사는 장비를 필요로 하지 않으며, 캐나다 특별조사단이나 영국 노동당에서도 학령 전 어린이의 시각장애의 조기검진에 검안경검사법이나 망막검영법을 권고하고 있지는 않다(CTF, 1979; 맥팔래인 등, 1989; 홀 1989).

필요한 자원수준 조기검진에는 낮거나 중간 정도의 자원이면 되고 확진에는 중간이나 높은 수준이, 중재에는 높거나 매우 높은 수준의 자원이 필요하다.

조기검진에 대한 권고 학령 전 어린이의 사시와 약시의 조기검진은 권고사항이다. 이런 문제에 대한 일차 예방책은 없다. 예방접종을 맞으러 방문했을 때 검진하고, 주민들에게 어린이의 눈이 이상하거나 기능상의 문제가 있다고 느끼면 서비스를 받아보라고 교육함으로써 조기발견을 장려한다. 시력검사는 학교 입학 전까지는 권고사항이 아니다.

● **청력의 문제**

목적 언어가 손상되기 전에 교정가능한 결함을 발견하거나, 결함을 교정할 수 없다면 특수 훈련을 제공하기 위하여

방법 정확한 조기검진 검사는 없다. 학령 전 어린이에게 정식 청력측정법을 사용하기는 어렵고 비용도 많이 든다.

필요한 자원수준 확진을 위해서는 중간이나 높은 수준의 자원이 필요하다. 치료를 위해서는 낮거나(핸디캡의 영향을 최소화하기 위한 지원조치), 중간이거나(이염의 치료), 높거나 아주 높다(보청기나 수술).

조기검진에 대한 권고 일상적인 조기검진은 권고사항이 아니지만, 부모가 어떤 문제가 있을 때 서비스를 받도록 교육하거나, 아동이 건강진단을 받으러 왔을 때 항상 그 문제에 관해 물어봄으로써 청력문제를 조기에 발견하도록 장려하여야 한다. 결함이 의심되는 어린이는 학습의 어려움을 받지 않도록 가능한 한 빨리 의학적 평가를 받도록 의뢰하여야 한다.

- 정류고환

목적 정류고환을 치료하지 않고 방치하게 되면 불임이 될 수 있으며(양쪽 다 정류고환일 경우), 고환암의 위험이 증가한다. 조기 중재의 편익이 확실히 입증되지는 않았지만(맥팔래인 등, 1989), 자원이 있다면 현재는 수술이 표준적인 중재방법이다.

대상자와 시기 생후 1년 이전에 이미 양쪽 고환이 내려왔다는 것을 확인하지 않은 생후 1년이 된 모든 남자아이. 이상적으로는 모든 남자아이는 출생시에 정류고환의 조기검진을 받아야 하지만, 이 시기에는 전문훈련을 받은 검사자가 검사를 하여야 하며, 출생시 비정상이었던 어린이 중의 많은 수는 아무런 중재 없이도 생후 1년 안에 정상이 되는 경우가 많다. 신생아 검사에서 정상으로 판명된 어린이는 더이상 검사할 필요가 없다. 출생시에 하나 또는 두 개의 고환이 복강내에서 음낭으로 내려오지 않을 경우 예방접종을 할 때마다 조기검진을 계속 하여야 하며, 생후 1년이 지나도 고환이 내려오지 않는다면 수술을 받도록 의뢰하여야 한다.

필요한 자원수준 조기검진을 위해서는 낮거나 중간 수준의 자원이
필요하고 확진을 위해서는 중간 정도, 치료(수술)를 위해서는 높
은 수준의 자원이 필요하다.

조기검진에 대한 권고 수술을 의뢰할 자원이 있는 곳에서는 생후 1
년의 조기검진은 권고사항이다.

- 영아의 치료가능한 두위 이상

목적 두개내압이 증가되면 심각한 결과가 발생할 수 있고, 이것은
대부분의 경우 치료될 수 있다(뇌수종과 경막하 혈종). 신경외과
적 중재(문합술과 혈종제거)가 필요하다.

방법 필요한 자원수준 조기검진을 하려면 특수 줄자가 필요하며, 검
사자는 훈련을 받아야 한다. 조기검진 결과 위양성이 많으며, 확
진을 하려면 비용은 많이 든다. 조기검진에 필요한 자원 수준은
낮거나 중간이지만 확진과 중재에는 높거나 매우 높은 수준의
자원이 필요하다.

시기 특히 신생아 기간 동안 그리고 신생아기를 마친 직후

조기검진에 대한 권고 불확실하다. 발견하기 어렵고 중재 비용이 많
이 들며, 희소한 질병이기 때문에 조기검진 대상으로 권고될 때
우선순위가 높지는 않다. 이상이 있다고 발견된 영아에게 모두
확진을 제공할 만한 시설과 인력이 구비되어 있지 않다면, 우선
순위가 높은 조기검진으로는 권고하지 않는다.

- 무증상 세균뇨증

목적 유아의 무증상 세균뇨를 찾기 위해 조기검진이 수행되지만
이 질병과 그 이후의 건강문제간의 연계에 대해 확정된 지식이
없다.

조기검진에 대한 권고 권고사항이 아니다. 미국 예방 서비스 특별조

사단에서는 학령 전 어린이의 조기검진을 권고했지만 "몇몇 연구에 따르면 학령 전 어린이의 요분석검사 결과, 재발에 의한 이환은 낮고 신장의 손상도 적다는 결과를 제시하였다"고 적고 있다(USPSTF, 1989). 영국 노동당에서는 정확한 검사를 하려면 비용이 많이 드는 데 비해 얻는 것은 별로 없다는 점을 들어 영아의 조기검진은 권고하지 않았다(맥팔래인 등, 1989).

● **무증상 철결핍성 빈혈과 납중독**

목적 영아와 학령 전기 어린이에게 무증상 철결핍성 빈혈 검사를 시행하여 왔지만 그 중요성은 불명확하다. 영아의 중증도 철결핍성 빈혈(헤모글로빈≤100g/l)은 장기적으로 발달장애와 관련되어 있다(로조프 등, 1991). 그러나 소구성 빈혈이 납중독의 표식자가 될 수도 있다. 납은 혈중 농도가 매우 낮은 경우에도 유아의 건강에 악영향을 미친다. 환경적 납 중독은 자동차 배기가스에 폭로된 인구가 밀집된 도시에 사는 어린이나 납이 섞인 페인트로 칠해진 건물에 사는 어린이에게 특별한 문제이다.

조기검진에 대한 권고 권고사항은 아니다. 지역사회 전체적으로 영양 개선과 위생의 증진(장내 기생충 예방)을 위한 활동을 벌이고, 환경보호조치(납이 포함된 휘발유나 페인트의 사용을 방지하는 입법, 환경에서 납을 제거하는 사업의 입법화)를 통한 납중독의 예방에 노력을 집중하는 것이 더 나을 것이다.

● **증상이 없는 류마티스성 심질환 및 기타 무증상 심장 이상**

목적 반복되는 연쇄상구균 감염으로 심판막이 더이상 손상되는 것을 막기 위해 장기간에 걸쳐 예방적 항생제를 투여하고, 증상이 발현되기 전에 결함을 발견하는 것

방법 고도로 숙련된 전문보건의료인만이 정확한 조기검진을 할 수

있다(피나우와 테일러, 1988). 임상검사에서 위양성이 많이 나올 수 있기 때문에 건강한 어린이를 병자로 만들 위험이 있다. 확진(초음파심장조영술)을 하고 장기에 걸쳐 예방적 항생요법을 받는 비용이 많이 들어, 반드시 필요한 어린이들이 치료를 받지 못하고 있는 곳이 많다.

필요한 자원수준 청진기로 청진하는 방법을 사용하는 조기검진에는 중간 정도의 자원만 있으면 되지만, 위양성이 많다. 확진(전문의의 검진, 초음파심장조영술, 심전도기록, 혈관조영술)에는 높거나 매우 높은 자원이 필요하며, 치료에 소요되는 자원은 중간이나(장기간의 예방적 항생요법), 높거나 매우 높다(심장수술).

조기검진에 대한 권고 우선적으로 시행하도록 권고할 사항은 아니다. 류마티스성 심질환을 예방하고 증상을 보이는 어린이들에게 조기진단과 치료를 제공하기 위하여 보건의료 서비스에 대한 접근성을 보장하는 활동에 주력하는 것이 더 나을 것이다. 류마티스성 심질환에 대한 장기간의 예방법 외에 무증상 심장 이상 치료의 경우 편익이 불확실하다.

● **고지혈증**

목적 혈중 콜레스테롤 수치가 높으면 성인이 되어 관상동맥질환에 걸릴 위험성이 높아진다.

조기검진에 대한 권고 권고사항이 아니다. 일반적인 어린이 사이에서 이 질병은 매우 희귀하다. 검사 비용은 많이 들지만 편익의 가능성은 매우 낮다. 고콜레스테롤혈증이나 조기 심장 질환의 가족력이 있는 사람에게만 조기검진을 할 수 있다. 지역사회 전체에서 건강에 좋은 식사와 적당한 운동을 장려하고, 흡연과 음주의 예방과 같이 관상동맥질환을 예방할 수 있는 다른 조치에 노력을 집중하는 것이 더 나을 것이다.

● 고혈압

조기검진에 대한 권고 영아와 학령 전기 어린이에게는 권고사항이
아니다. 어린이들 사이에서는 고혈압은 매우 드물다(맥팔래인
등, 1989). 이스라엘의 한 연구에 따르면 5~14세 어린이 1,500
여 명 중에서 고혈압은 한 명도 발견되지 않았다고 한다(자딕
등, 1987). 허혈성 심질환과 뇌졸중의 위험에 대한 지역사회 전
체적인 일차예방에 노력을 집중하는 것이 더 좋을 것이다(168면
참조).

학령기 어린이 및 청소년의 진료

일반 사항

학교에 들어간 이후에는 기본적인 조기검진이 보건의료의 중요한
부분이 되는 질병의 수는 많지 않다. 학교에 다닐 동안에는 사회심
리적 문제나 발달의 문제 및 사회경제적 위험요인을 조기에 발견하
는 것이 중요한 부분을 차지하게 된다. 가장 일반적인 수준에서 모
든 어린이를 조기검진하는 목적은 '위험상태에 있는' 가정에 사는
어린이를 포함하여 '위험상태에 있는' 어린이를 찾는 것이라고 생각
된다. 보건의료 제공자가 학교에 기반을 두고 학령기 아동을 진료할
때는 부모나 다른 가족과 같이 진료를 받으러 오는 어린이들을 진료
할 때보다 가정에 대한 정보를 많이 얻을 수 없을 것이다. 학교에 입
학한 어린이들을 대규모로 조기검진하게 되면 그 어린이들이 학교에
들어오기 전까지의 기록을 검토할 수 있게 될 것이며, 그 기록에는
가정의 위험 수준에 대한 정보도 들어 있을 것이다. 그러나 교사들
은 적절한 훈련만 받는다면 학생의 전반적인 발달과 안녕에 문제가
있다는 증거를 쉽게 찾아낼 수 있다. 이것은 (아직 인식할 수 있는
징후나 증상이 없는 문제를 밝히는) 조기검진보다는 (명백히 나타

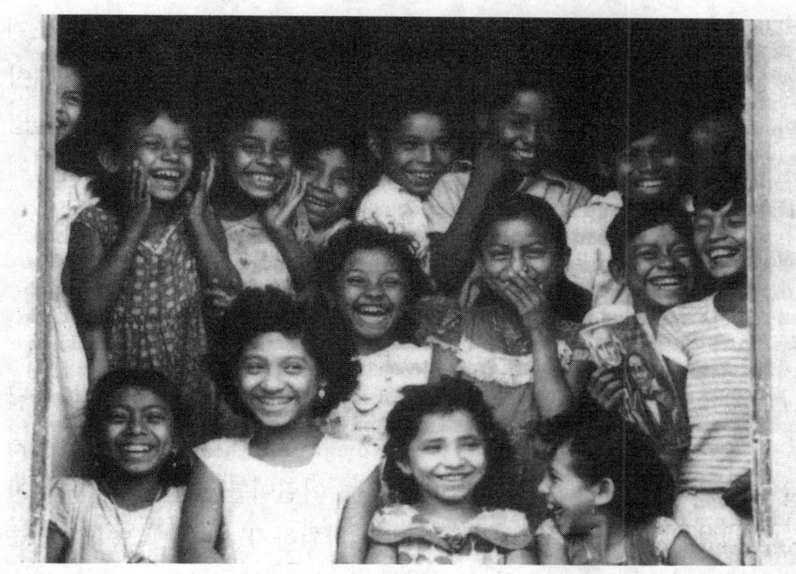

멕시코의 초등학생들(P. Almasy/ WHO/ 8515)

난 문제의) 조기발견의 범주에 속한다고 할 수 있다.

교사와 진료제공자는 예를 들어 빈번한 상처, 아동학대나 가족학대의 경험이 있거나 위험한 가정상태(가정폭력, 음주 관련 문제)와 같이 어린이나 청소년이 위험한 상태에 있다는 징후에 주의를 기울여야 한다. 청소년기에는 폭력적인 행동이나 자기파괴적인 행위를 비롯한 우울의 징후가 나타나는지도 잘 살펴보아야 하며, 급성질환이나 만성질환에 자주 걸리는 청소년이나 병원에 입원해 있는 학생에 대해서도 특별한 주의를 기울여야 한다. 학업성적이 나쁘고, 행동에 문제가 있으며, 자주 결석하는 학생은 위험한 상태에 있는 학생이라는 것을 보여주는 것이다. 위험한 상태에 있는 것으로 밝혀진 어린이는 여기에서 언급하지 않은 특별검진을 하는 등 다른 어린이보다 더 집중적인 감시를 하여야 한다.

학교에 다니지 않거나 여러 가지 이유로 학교에 기반을 둔 조기검진이 가능하지 않은 지역에 사는 어린이나 청소년의 경우에는, 조기 검진에 관한 훈련을 받은 일차보건의료 일꾼이 조기검진을 시행해야 한다. 학교에 다니지 않는 어린이를 일상적으로 조기검진하기는 쉽지 않고, 그들이 학교에도 다니지 못할 정도의 사회경제적 상태에 있기 때문에 중재하기도 쉽지 않을 것이다.

학령기 어린이와 청소년의 진료에서 조기검진의 잠재적 이용가치

● **성장발달의 문제** 신체적·신경학적·정신적 및 사회심리적 발달 포함

목적 정상적으로 성장 발달하지 못는 어린이를 발견하여 좀더 자세한 평가와 추구관리를 하도록 의뢰하기 위하여. 추구관리는 반드시 고도로 전문화된 인력이 하여야 하는 것은 아니다. 학습 장애를 최소화하고, 발달에 영향을 미치는 정서적인 문제를 다루기 위하여 교사와 가족의 특별 주의와 같은 지역사회에 기반을 둔 일차의료 수준에서의 중재도 포함될 수 있다.

대상자 모든 학령기 어린이와 청소년

시기와 방법 학교 입학 당시(5~6세경)의 성장 발달 모니터의 중요성에 동의하는 모든 정보원. 이 때에는 학령 전기의 기록을 반드시 검토하여야 한다. 영국 아동보건감시사업(United Kingdom Child Health Surveillance Programme)에서는 학교 입학 당시에 키를 기록해두고 학교 다니는 동안에는 특별한 문제가 발생할 때만 키를 측정하고, 특별한 이유가 있을 때만 신체검사를 하라고 권유하고 있다. 캐나다 특별조사단은 학교에 입학할 때, 키, 몸무게, 머리둘레, 가슴둘레, 팔둘레를 재고 10~11살경에 다시 한 번 더 재도록 권유하고 있다. 그러나 이것은 일차적으로 호르몬 문제를 조기검진하기 위한 것인데 이 호르몬 문제는 매우

드물고 확진과 치료 비용이 매우 많이 들기 때문에 일차보건의료의 상황에서는 기본적인 조기검진에 포함시킬 이유가 없다.

세계보건기구는 개발도상국의 신체성장과 발달의 모니터에 대한 지침서를 발간하였다(세계보건기구, b; c). 가정아동건강수첩은 훈련받은 일차의료인력이 학령기동안 성장발달을 모니터할 수 있는 좋은 도구이다.

영양에 문제가 있는 어린이는 영아기나 학령 전기에 발견되어, 이미 특별 감시의 대상이 되어 있을 것으로 예상된다. 따라서 키와 (체중계가 있다면) 몸무게를 재서 기록하는 집단검진은 학교에 입학할 때에 시행하고 문제의 소지가 있을 때만 다시 측정하는 것이 합리적일 것이다. 당해 지역에 알맞는 표준이 이용될 수 있으며 절대 수치의 키나 몸무게에 맞지 않는 어린이를 찾기보다는 과거의 기록을 기초로 과거에 비해 적절한 비율로 자라지 않는 어린이를 발견하는 데 주안점을 두어야 할 것이다. 일차의료요원이나 교사는 적절한 교육을 받아 이런 조기검진을 수행할 수 있어야 할 것이다. 영양상태와 관련된 신체적 성장의 문제는 가난한 나라에서 더 많이 발생할 것이기 때문에 이런 나라에서 조기검진을 더 자주 시행해야 할 것이다. 그러나 조기검진뿐 아니라 이를 제대로 치료할 수 있는 자원이 있는 곳에서만 조기검진이 시행되어야 할 것이다. 예를 들어 어린이 성장문제가 주로 풍토병인 기생충 때문에 발생하고 있는 지역에서는 감염된 사람을 찾는 것보다는 폭로를 예방하는 지역사회 활동이 더 중요할 것이다. 왜냐하면 기생충 치료는 기껏해야 일시적인 효과밖에 갖지 못할 것이기 때문이다(타너 등, 1987).

캐나다 특별조사단은 학교 입학시에 행위와 발달문제에 관해 집단검진을 하고 "앞서의 사정 결과 조기검진이 필요하다고 확인된" 학령기 어린이를 검사할 것을 권고하였다. 영국 노동당은

심리적 문제 또는 행동문제에 대한 공식적인 조기검진을 선호하지 않았다. 일차의료요원과 교사들은 학교에 입학한 학생의 언어 사용, 운동능력, 사회적 상호작용을 일상적으로 평가하여야 한다. 여러 어린이들의 학령전 건강기록부에 발달상의 중요 사건이 기록되어 있으므로 이를 지침으로 사정할 수 있을 것이다. 일단 어린이가 학교에 입학한 후에는 학교 성적을 통해 정신적 발달과 행동 또는 학습장애도 파악할 수 있을 것이다. 교사들은 어린이의 일상적인 주기적 사정의 한 부분으로 사회심리적 발달을 사정하는 훈련을 받아야 할 것이다. 그뿐 아니라 의료진은 어린이가 일상적인 진료를 받으러 방문하였을 때는 언제나 부모가 문제로 느끼는 어린이의 신체적 발달뿐 아니라 사회심리적 발달 측면에 대해서도 부모에게 물어보아야 한다.

필요한 자원수준 교사나 일차보건의료 요원이 처음으로 발견하는 데 드는 자원은 낮은 수준이며, 확진에는 중간 정도의 자원이 필요하다. 중재는 문제의 특성에 따라 낮은 수준에서부터 매우 높은 수준까지 다양하다. 이외에도 가족에게 사회심리적 및 경제적인 지원을 제공하거나 어린이에게 음식을 제공하면 해결할 수 있는 문제들도 있을 것이다.

조기검진/조기발견에 대한 권고 학교 입학시에 전체적인 발전을 검사하고 교사나 부모가 어떤 문제점을 발견하였을 때 다시 사정하는 것은 권고사항이다. 학령기 어린이를 대상으로 한 정식 성장 모니터나 발달검사의 시행은 우선순위가 있는 것으로 권고하지 않는다. 이보다는 자원을 일차 예방 활동, 예를 들어 지역사회의 전체적인 사회경제적 발전을 촉진하고 교육수준을 높이고 여성의 지위를 개선하며, 교사들을 훈련시켜 잠재적인 발달문제를 조기에 찾아내어 적절한 곳으로 의뢰하도록 하는 데 사용하는 것이 더 좋을 것이다.

연구의 우선순위 일차의료요원이나 교사들이 전반적인 신체 및 사회심리적 발달의 문제를 사정하는 정확하고 비용이 적게 드는 방법을 개발하고, 지역에서 이용가능한 자원을 가장 적절하게 이용하여 이런 문제를 해결하는 방법을 개발하는 것이다.

● 예방접종 상태

목적 연령에 맞는 예방접종을 시행한다. 연령에 맞는 예방접종을 하지 못하였다는 것은 당해 어린이가 진료를 받지 못하였거나 가용 서비스를 제대로 이용하지 못하고 있다는 것을 의미하며, 당해 어린이가 위험 상태에 있는 어린이나 가정이므로 보다 집중적인 예방 및 추구관리의 대상이 될 필요가 있다는 의미이다.

대상자 학령기 어린이와 청소년 모두

방법 학교에 등록할 때 가정아동건강수첩을 제출하게 하여 이를 검토하여야 한다. 예방접종 기록이 없는 어린이에게는 기록부를 만들어 주어야 한다.

시기 학교에 입학할 때 해당 지역이나 국가의 일정표에 따라 그 시기까지 맞아야 하는 예방접종은 모두 맞혀야 한다. 15세경(5세경에 파상풍 2차 예방접종을 맞았다고 가정했을 때)이나 첫 번째 시리즈가 끝난 지 10년 후에는 파상풍(파상풍/디프테리아 형태가 더 좋다) 3차 예방접종을 맞는 것이 권고사항이다. 자원이 특별히 제한되어 있다면, (신생아 파상풍을 예방하기 위하여) 가임연령에 가깝거나 가임연령이 된 소녀들과 위험이 높은 작업에 종사하는 사람들을 최우선적인 추가 예방접종(과 조기검진) 대상자로 삼아야 할 것이다. 캐나다 특별조사단은 10~11세 경의 소녀들에게 풍진 예방접종 여부에 관해 검사(문진을 하거나 불확실한 경우에는 역가를 확인한다)하고 과거에 예방접종을 받지 않은 소녀들에게는 예방접종을 하도록 권고하였다(CTF,

1979). 불필요한 추가 접종을 줄이고 역가를 검토할 필요가 없도록 가정아동건강수첩에는 예방접종에 대한 정보가 들어 있어야 한다. 홍역의 경우에는 학교에 입학할 때 예방접종을 다시 할 것이 권고되며, 어린이들이 일반적으로 1세 이전에 예방접종을 맞고 있는 개발도상국의 경우에는 이것이 특히 중요할 수 있다. 저온유통체계를 유지하는 데 잠재적으로 문제가 있는 지역에서는 예방접종을 다시 하는 것이 더 바람직할 수도 있다.

필요한 자원수준 발견에 필요한 자원은 낮은 수준이면 되고 중재(예방접종)에도 낮은 수준의 자원만 있으면 된다.

조기검진에 대한 권고 학교 입학시와 지역의 예방접종표에 따른 적절한 단계에는 우선적으로 시행하도록 권고되는 사항이다. 발견하고 중재하는 비용은 그리 많이 들지 않는다. 일반적인 어린이 질병에 대한 예방접종은 편익이 증명되어 있다.

● 시력의 문제

목적 어린이와 청소년 시기에는 굴절 장애는 흔한 현상이다. 중국(타이완 지역)에서 1983년에 시행한 연구에서는 초등학교의 근시 유병률이 13~27%이고, 중학교에서는 28~69%, 고등학교에서는 79~89%라고 보고하였다. 이 연구는 전국적인 연구였으나 표본수는 기록되지 않았다(타이완 보건부, 1988). 조기검진의 목표는 교정용 렌즈를 제공하여 학습 장애를 예방하는 것이었다. 교정용 렌즈가 없는 지역인 경우에도 조기검진을 하게 되면 시력이 나쁜 어린이들은 칠판 가까이에 앉히는 등, 학습장애를 최소하하기 위한 간단한 예방조치를 취할 수는 있을 것이다. 비타민 A 결핍증이 많은 지역에서는 특별검사를 하여, 비타민 A를 보충해줄 수 있을 것이다(프라티니디 등, 1987).

대상자 모든 학령기 어린이와 청소년

방법 간단한 차트(학교 입학시에는 그림 차트, 학교 다니는 동안에는 스넬렌 형태)를 이용하여 시력을 측정하도록 교사와 일차의료요원을 훈련할 수 있다. 교사들은 또한 읽기 힘들어 하는 어린이를 발견하는 방법에 대해서도 교육받아, 보건요원이 시행하는 정식 조기검진에 이들을 의뢰하여야 한다. 프라티니디 등(1987)은 인도에서 비타민 A 결핍증의 시각적 발현을 발견하는 것을 개선하기 위한 검사의 정확도에 관하여 논의하고 있다. 뉴델리에 있는 또 다른 모임에서는 초등학교 교사들이 감염과 영양 결핍 및 굴절 장애의 문제와 같은 여러 가지 눈의 문제를 발견하는 데 중요한 영할을 할 수 있다고 주장하였다.

시기 학교에 입학할 때 조기검진하도록 일반적으로 권고하고 있다. 영국 아동감시사업에서는 8세, 11세와 14세에 시력을 측정하도록 권고하고 있다(맥팔래인 등, 1989). 미국 예방 서비스 특별조사단은 이 문제에 관해서는 아무 권고도 하고 있지 않지만 캐나다 특별조사단을 시력검사를 선택사항으로 두고 있다(CTF, 1979). 앞에서 언급했던 중국(타이완의 한 지방)에서의 연구에서는 연령이 증가함에 따라 근시의 비율이 엄청나게 증가하는 것을 보여주고 있다(타이완 보건부, 1988). 미국에서 시행한 대규모 연구에 따르면 7세에는 정상 시력이었던 어린이를 16세에 다시 조기검진해본 결과 18%가 시력의 문제를 가지고 있는 것으로 발견되었다(바네스, 1975). 따라서 이 연구에서는 학령 전에 조기검진한 이후에 적어도 한 번은 더 조기검진하는 것이 바람직하다고 제안하고 있다.

필요한 자원수준 발견에는 낮은 수준의 자원이면 되고, 굴절장애의 확진에는 중간 정도, 중재에는 낮거나 중간 수준의 자원이 필요하다.

조기검진에 대한 권고 권고사항이다.

● 청력의 문제

목적 선진국에서는 학생들의 청력문제를 일상적으로 조기검진하고 있는 경우가 많다. 그러나 증상이 없는 어린이에게 조기에 중재를 해서 어떤 편익이 있다는 분명한 증거는 없다. 교사와 부모들은 청력이 나쁜 것으로 보이는 어린이의 경우 정확한 진단을 받도록 의뢰하여야 한다는 점을 교육받아야 한다. 이것은 정확히 말하면 조기검진보다는 조기발견의 영역에 속하는 사례이다. 적시의 중재는 만성 이염의 치료에서부터 보청기를 제공하거나 청력장애가 있는 어린이를 교실내에서 청력장애의 영향을 가장 덜 받을 수 있는 자리(예를 들어 교사와 가까운 자리)에 앉히는 것까지 그리고 부모나 다른 가족을 청력이 손상된 어린이와 의사소통을 더 잘 할 수 있는 기술을 훈련시키는 등 여러 가지 형태가 있을 수 있다.

방법 효과가 입증된 정확한 조기검진 방법은 없다. 일상적으로 행해지는 집단청력검사법은 위양성률이 높기 때문에 많은 어린이를 비정상이라고 판별하며, 이를 확진하려면 상당히 많은 비용이 든다.

개발도상국가에서는 집단검진에 적합한 충분히 전문화된 검사가 없고, 확진과 치료비용이 많이 들며, 증상이 없는 환자에 대한 치료의 편익에 대한 증거가 불명확하기 때문에 청력문제에 대한 집단검진은 적합하지 않다고 결론지었다. 따라서 고위험군을 제외하고는 청력문제를 공식적으로 검사하지 않는다. 청력에 문제가 있을 것으로 의심되는 분명한 임상적인 이유가 있는 경우에는 검사를 받도록 하지만 이것을 조기검진이라고는 할 수 없다.

그러나 이와는 다른 방법을 사용해야 하는 상황에 있는 지방이나 국가도 일부 있다. 요오드 결핍이 만연하고 있는 지역에서는 특히 청력손실이 많다(왕과 양, 1985). 이런 지역에서는 일차예방을 최우선으로 하여야 할 것이다. 미국의 조기검진 결과, 조사 당시에 동남아시아에서 이민온 학생들 사이에서 특히 중이염이 많이 발견되었다. 이것은 이 어린이들이 동남아시아에서 살 때 의료 서비스를 받기가 어려웠다는 점과 사회경제적 상황이 어려웠다는 점과 관련되어 있을 것이다(코스와 하리스, 1984). 맥퍼슨과 홀보로우(1988)의 종설(review article)에서는 개발도상국에서는 어린이들이 보건의료 서비스를 받기가 어렵고 중요한 문제를 발견하지 못한 채 지니고 있을 가능성이 높기 때문에 학생들의 청력상실의 조기검진은 개발도상국에서는 중요한 의미를 가질 수 있다고 제안하고 있다.

맥퍼슨과 홀보로우는 "지역 상황을 실제로 측정하는 것이 중요하며, 다른 문화에 기초하여 미리 정해 놓은 시술을 하지 않는 것이 중요하다는 사실"을 사례를 제시하며 설명하였다. 그들은 조기검진을 하는 전제조건으로 치료하기에 알맞은 보건의료 하부구조가 중요하다는 점을 지적하였다. "예를 들어 일부 지역에서는 중이염에 걸린 학생들에 대한 기본적인 치료는 가능하지만 보청기를 구할 수가 없는 경우가 있다. 이런 상황에서는 지각신경의 이상을 찾아내기 위해 보건요원이 상당한 시간을 들여야 하는 조기검진은 적절하지 않을 것이다. 보청기를 구할 수 없는 지역에서는 부모와 교사가 청력이 나쁜 어린이의 청력을 감안할 수 있도록 어린이의 청력을 단순히 범주화하는 방법이 보다 현실적일 것이다. 이 방법 하나만 사용해도 해당 어린이의 학습은 상당히 향상될 것이다."

이 종설에는 잠비아에서 어린이들을 검사하기 위해 개발된 절차가 소개되어 있다. 이 방법은 어린이나 교사들에게 몇 가지 질문을 하는 것이다. 첫 번째 검사에서 특정 질문에 답을 하지

않은 어린이는 훈련받은 검사자에게 이경검사를 받도록 보내진
다. 청력검사법은 사용하지 않는다. "지역의 보건요원은 의뢰된
어린이의 치료를 주도할 수 있다. 검사에 통과한 어린이들에게
는 정상적인 회화를 할 때 시각적인 단서 없이 간단한 명령을
수행할 능력이 있는지 검토하는 다른 검사를 받는다. 이 검사에
는 값비싼 장비가 필요 없으며, 정상적인 학교의 소음 수준에서
시행되도록 만들어진 것으로, 실제적인 역치가를 찾기 위해 만
들어진 것은 아니라 단순히 학교에서 공부하는 데 어려울 만큼
심각한 청력 문제를 가진 어린이들을 찾기 위한 것이다. 보청기
를 나누어주기 어려운 곳에서는 재활을 목적으로 하는 세밀한
검사는 할 필요가 없다. 청력 검사에서 문제가 있는 것으로 밝
혀진 어린이의 교사와 부모에게는 이 사실을 통보하여야 한다.
교사들은 이런 학생들은 교실에서 잘 들을 수 있는 자리에 앉고,
특별한 주의를 받아야 한다는 것을 알고 있어야 한다. 의사소통
을 잘 하기 위한 방법은 이미 설명하였다."

필요한 자원수준 교사나 부모가 청력문제를 조기에 발견하는 데 드
는 자원은 낮은 수준이면 된다. 정식 검사를 하려면 중간이나
높은 수준의 자원이 필요하고 전문의에게 확진과 치료를 받으
려면 높거나 매우 높은 수준의 자원이 필요하다. 만성 이염의
항생제 치료에는 중간 정도의 자원이, 통기관의 삽입에는 높은
수준의 자원이 필요하다.

조기검진/조기발견에 대한 권고 지금까지는 정식 검사를 기본으로 하
는 것은 우선순위가 높은 것으로 권고되고 있지 않다. 가능한
청력 문제의 조기발견이나 전체적인 학습 및 발달 문제의 조기
발견은 권고사항이다. 이것은 교사가 어떻게 교육하느냐와 부모
가 문제를 표현하도록 이끌어내고 그에 어떻게 반응하느냐에
따라 달라진다. 듣기에 대한 평가는 문제가 있는 어린이들 사이

에서 정식으로 이루어질 수 있다. 교사들은 명백한 듣기 장애가 있는 학생이나 언어 발달에 이상이 있는 어린이들을 가려낼 수 있도록 훈련받아야 한다.

● 구강보건문제

조기검진에 대한 권고 우선적으로 시행해야 할 사항으로 권고되지는 않는다. 캐나다 특별조사단은 12세 이후부터는 해마다 훈련받은 보건요원에게서 구강/치과 검사를 받도록 권고하고 있다. 미국 예방 서비스 특별조사단은 진료소에 방문했을 때 구강 건강에 대한 상담을 하고 집단검진을 기본으로 하지는 말도록 권고하였다. 개발도상국의 어린이들은 선진국 어린이들보다 충치는 덜 걸리고, 잇몸이나 치주질환은 더 많이 걸린다(M. H. LeClerlcq,『개인적 의견교환』, 1989). 일차보건의료라는 상황에서 구강위생을 향상시키는 데는 학생들의 치과 조기검진보다는 상수도 불소화와 대중교육이 더 우선되어야 할 것이다.

● 성병 성활동을 하는 청소년의 HIV 감염도 포함. 성병의 조기검진은 제5장과 제7장에서 논의하지만 청소년과 특별히 관련된 문제는 여기서 다룬다.

목적 여러 사람과 성관계를 갖고 있거나 여러 사람과 성관계를 갖고 있는 사람과 지속적으로 성관계를 갖고 있는 청소년은 특별히 성병위험이 높은 군에 속한다. 미혼의 10대 청소년들은 부모에게 꾸중들을 것이 두려워 증상이 나타나도 진료를 받지 않을 가능성이 많다. 성적으로 전파되는 감염은 대부분 조기에 발견하여 치료하기만 하면 심각한 질병으로 발전하거나 불임이 되거나 다른 사람에게 전파시키지 않을 수 있다.

대상자 이성과 지속적으로 성관계를 갖고 있는 남녀 청소년과 동성애 관계를 갖고 있는 남자 청소년들

방법 비밀이 유지될 수 있고 비난받지 않는 교육적인 환경에서 조기검진과 치료가 수행되는 것을 보장하고(브레이브만과 투미, 1987), 예방과 치료를 위해 교육과 지원을 제공하여야 한다. 모든 청소년이 이성관계일 것이라고 생각하지 않는 것이 좋다. 문화적으로 학교에 기초한 보건소가 허용되는 곳이라면, 생식보건에 문제가 있을 때 비밀을 유지하면서 치료하는 등, 이 보건소를 통해 청소년의 예방활동과 건강증진 활동을 수행하면 좋을 것이다. 일반적인 의료나 소아과 서비스를 제공하는 진료 제공자는 청소년을 진료할 때, 비밀유지를 보장하는 훈련을 받을 필요가 있다. 이 경우 (세속적 또는 종교적인) 법적인 문제가 중요한 걸림돌이 될 수도 있다(팍스만과 쥬커만, 1987).

시기 지역의 자원제한으로 불가능할 수는 있지만 지속적으로 성관계를 갖는 청소년을 해마다 검사하는 것을 권장하며, 조기검진 방법으로는 기본적으로 매독의 혈청학적 검사와 소녀의 경우 임질 검사가 있다. 소녀의 경우 클라미디아의 유병률이 높은 지역에서는 자원이 허락하는 한 자궁경관검진이 반드시 수행되어야 한다. 그렇지 않으면 클라미디아가 유행하는 것으로 알려진 지역에서는 임질, 매독이나 다른 성병을 치료할 때 클라미디아에 관한 진료도 같이 하여야 한다. 일부 문헌에서는 임질과 클라미디아의 첫 번째 조기검진으로 증상이 없는 남성에게 기본적으로 농뇨 소변검사를 하자고 제안하고 있다. 최근에는 소변에서 직접 클라미디아 검사를 하는 방법이 실용화되었다. 다른 이유로 진료를 받으러 온 사람에게 과거 성병 감염 여부를 보고 지역에서 유행하는 병원균을 조기검진하면 좋다. 청소년에게 진료를 제공하는 사람은 반드시 기본적으로 성관계 여부를 물어

보고 성병 예방법을 알려주어야 할 것이다.

필요한 자원수준 성병을 조기검진하려면 첫 번째 검사에서는 보건소 수준의 자원이 필요하고 지역병원 수준의 임상검사 시설(VDRL 검사)이 필요할 수도 있다. 조기검진에 필요한 자원은 일반적으로 중간 수준이면 되고 확진에는 중간이나 높은 수준, HIV(HIV 조기검진에 관해서는 110면과 178면 참조)를 제외한 다른 감염의 치료에는 낮은 수준이나 중간 수준이면 된다.

조기검진에 대한 권고 일상적인 조기검진(위험한 사람이 조기검진을 받도록 교육하는 것도 포함)과 고위험군의 '기회가 생기면 하는' 검사는 권고사항이다. 지속적으로 성관계를 갖고 있는 청소년(이성애자, 양성애자, 동성애 남성)에게 HIV 감염을 포함한 흔한 성병의 조기검진을 자발적으로 받도록 권고하고 있다. 이 때 조기검진은 비밀유지가 가능하여야 한다. 치료도 포함되는 조기검진은 안전한 성행위에 대한 교육과 콘돔 이용의 장려 등의 일차 예방 활동의 보조수단이 되어야 한다. 고위험군(남성동성애자, 양성애자 남성과 그들과 성관계를 갖거나 접촉을 갖는 가까운 가족)은 B형 간염 예방접종을 맞아야 한다. 고위험군에 속하는 사람이 일단 예방접종(가장 바람직한 것은 항체검사를 통한 역가 확인)을 하였다면 이들을 반복적으로 검사하여 감염 여부를 파악하는 것은 합리적이지 않다.

● **학령기 어린이의 임신 위험**

목적 18세가 되기 전에 임신한 청소년은 유산의 위험이 높으며, 어린 부모로서 삶의 질이 낮아질 위험이 크다(학교를 중퇴하거나 경제활동을 할 기회가 제한되며 자유가 박탈될 수도 있다). 어린 청소년 부모의 자녀들 역시 부모 가족으로부터의 적절한 도움을 받지 못한다면 전체적인 발달이 늦어질 위험이 크다.

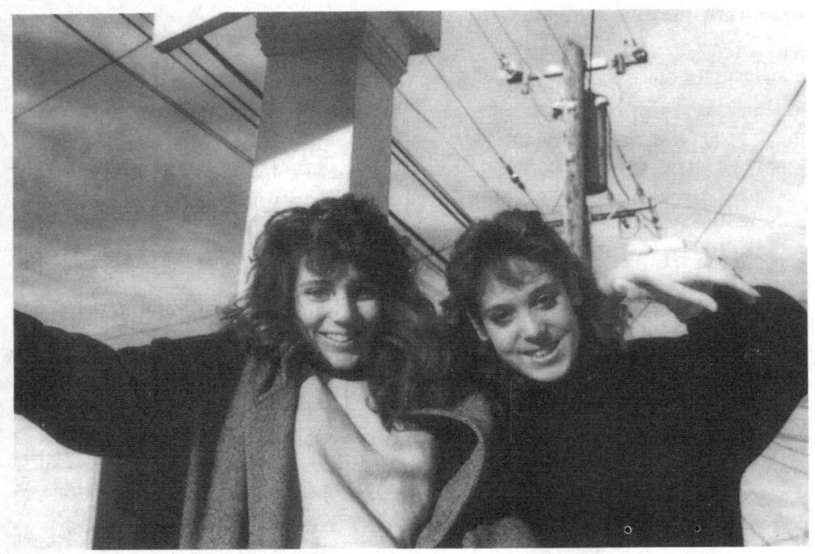

도시화와 산업화가 진행됨에 따라 청소년의 건강 위험 요인도 바뀌어가고 있다.

대상자, 시기와 방법 보건의료를 받으러 온 모든 청소년에게 보건의료인력은 기본적으로 신뢰할 만한 분위기에서 비밀유지를 분명히 보장하면서 그들이 지속적으로 성관계를 갖고 있는가 물어보아야 한다. 지속적으로 성관계를 갖고 있는 이성애자나 양성애자인 청소년들에게는 어떤 형태의 피임을 하고 있는지와 성병은 어떻게 예방하고 있는지 물어보아야 한다. 청소년들을 다른 이유로 자주 보지 않는 한, 서비스를 받으러 온 이유와 관계없이 서비스를 받으러 올 때마다 이 질문을 하여야 한다. 여성뿐 아니라 남성에게도 이런 질문을 하여야 하며, 가족계획은 두 당사자가 다 책임을 지는 것으로 보아야 한다. 이것은 '기회가 있을 때마다 하는' 조기검진의 모델이다. 가족 중심적인 문화에서는 청소년에게 비밀을 보장하는 서비스를 제공하기가 어려울 것이다. 학교보건에서 가족계획 문제를 취급하는 것을 허용하지 못하는 사회도 많을 것이다.

필요한 자원수준 위험을 발견하는 데 필요한 자원은 낮은 수준이며, 중재하는 데는 낮은 수준이나 중간 정도의 자원이 필요하다(안전한 성 생활에 대한 교육, 임신과 성병의 위험을 감안한 적절한 출산관리 방법의 처방).

조기검진에 대한 권고 '기회가 있을 때마다 하는' 조기검진은 권고사항이지만 이것은 어린 나이에 시작하는 지역사회 교육, 안전하고 효과적이며 쉽게 이용할 수 있는 가족계획방법을 신뢰할 만한 환경에서 누구나 접근할 수 있게 하는 것 등의 일차 예방이 우선이며 조기검진은 이의 보조수단으로 보아야 한다.

● 무증상 철결핍성 빈혈

임산부가 이닌 사람에게는 일반적으로 권고하지 않는다. 증상이나 징후가 없는 가벼운 빈혈이 임상적으로 중요하다는 증거가 없기 때문에, 어떤 검토 기관에서도 학령기 어린이의 빈혈을 일상적으로 조기검진하는 것은 권고하지 않고 있다. 10대 임산부는 빈혈 검사를 받아야 한다.

● 척추측곡

급격한 성장기 초기(사춘기)에 소녀의 척추측곡 검사는 널리 시행되고 있다. 그러나 명백한 기형의 정밀검사를 제외하고는 정식 조기검진은 권고사항이 아니다. 왜냐하면 충분히 특화된 조기검진 기술이 없고, 확진 비용이 매우 많이 들며, 척추측곡의 치료 효과에 대한 증거가 빈약하기 때문이다(CTF, 1979; 1984; 리 등, 1985; 후앙 등, 1988; 맥팔래인 등, 1989). 교사나 부모가 보행이상이나 어깨나 엉덩이의 비대칭을 관찰하여 찾아내는 조기발견은 권고사항이다.

● 고혈압

목적 고혈압은 일부 지역(예를 들어 아프리카)에 사는 청소년들에게는 일상적일 수도 있다. 고혈압이 있는 어린이나 청소년의 경우, 성인이 되어 허혈성 심질환에 걸릴 위험이 극도로 높다. 그러나 치료비용이 많이 들고 집중적인 장기간의 추구관리, 교육과 지원이 필요하다.

대상자 미국 예방 서비스 특별조사단은 13세에서 18세 사이의 어린이에게는 일단 모두 조기검진을 하라고 권고한 반면(USPSTF, 1989), 캐나다 특별조사단은 어린이나 10대 청소년의 고혈압 조기검진을 권고하지 않았다(CTF, 1979). 이스라엘에서는 5~14세의 학생 1,554명을 대상으로 연구하였지만, 고혈압 어린이는 한 명도 없었다고 한다(자딕 등, 1987). 고혈압 유병률이 높은 지역에 사는 청소년을 조기검진하는 것은 합리적인 것으로 보이지만 적절한 추구관리 자원이 있을 때만 검사하여야 한다. 그렇지 않으면 건강에 좋은 식습관과 운동을 장려하고 흡연을 절제시키는 방향의 정책변화와 대중교육에 자원을 집중하는 것이 어린이를 조기검진하는 예방전략보다 더 우선순위가 높다.

방법 커프스와 청진기를 가지고 혈압을 측정한다. 적어도 3번을 반복하여 검사해도 비정상 값이 나오기 전까지는 진단을 내려서는 안된다.

필요한 자원수준 발견하는 데는 낮은 수준이나 중간 수준이면 되고, 중재에 필요한 기술도 중간 수준이다. 그러나 장기간에 걸쳐 모니터, 투약 및 방문을 하며 치료하려면 많은 비용이 들 것이다.

조기검진에 대한 권고 권고사항은 아니다. 허혈성 심질환의 일차 예방을 강조하여야 하며, 그 방법으로는 지역사회에서 시행하는 흡연과 알콜 남용 예방사업과 운동 및 저염·저지방 음식 섭취의 증진 등이 있다.

● 고지혈증

조기검진에 대한 권고 권고사항은 아니다. 전체 주민을 대상으로 하 혀혈성 심질환의 위험요인의 예방을 강조하여햐 한다(콜레스테롤 조기검진의 논의를 참고하시오).

● 결핵

조기검진/조기발견에 대한 권고 기본적으로 BCG 예방접종을 하며 따라서 결핵 검사가 도움이 되지 않는 지역에 사는 주민을 대상으로 무증상자를 찾는 조기검진은 권고사항이 아니다. BCG 예방접종이 기본적으로 이루어지지 않는 지역에서는 결핵이 문제가 될 수 있는 지역에 사는 어린이와 청소년의 결핵을 매 2년마다 검진하도록 권유하고 있다. 유병률이 상대적으로 높은 지역이라 할지라도 증상이 없는 사람에게는 X선 조기검진을 기본으로 하도록 권고하고 있지는 않다(알루오크 등, 1984; 거트리지 등, 1989; 칸, 1981; 크리빈카 등, 1974; 스튜어트, 1966). 예방에 높은 우선순위가 주어져 있으며, 예방에는 사회경제적 상태, 영양 및 생활조건의 개선과 기침이 멈추지 않고 객혈이 나올 때는 의사를 찾아가는 것이 중요하다는 점에 대한 대중교육과 보건요원에게 증상과 징후를 파악할 수 있는 훈련(환례 발견)을 통한 조기발견 등이 있다(179면 참조).

● 무증상 세균뇨증

조기검진에 대한 권고 권고사항은 아니다. 미국 예방 서비스 특별조사단는 (임신을 하지 않은 한) 학령기 어린이의 조기검진을 권고하지 않았다. 임신하지 않은 사람 중에서 무증상 세균뇨증을 조기에 발견하면 도움이 된다는 증거가 없다. 개발도상국의 무증상 세균뇨증의 유병률 연구에 의하면 선진국과 비슷한 비율을 보이고 있다(바다미와 데오다, 1976; 엘레그비 등, 1987). 청소년을 포함한 임산부에게는 무증상 세균뇨증을 조기검진하도록 권고하고 있다(107면 참조).

● **요로 주혈흡충증**

목적 성인이 되어 방광암이 걸리는 주요인의 하나가 어린시절의 주혈흡충증 감염이다. 감염은 치료할 수 있다 해도 환경의 변화가 없다면 재감염되기가 쉬울 것이다.

대상자. 주혈흡충증이 풍토병이며, 일차예방 활동이 이루어지고 있는 지역에 사는 모든 학령기 어린이와 청소년

방법 첫 번째 조기검진 방법으로 검사지를 사용할 만한 자원이 없는 지역에서는 첫 번째 조기검진 방법으로 소변의 마지막 줄기를 받아서 몇 시간 둔 후 눈으로 보아 검사한다. 최근의 탄자니아 농촌 지역에서 유망한 두 단계 접근법을 기술한 보고서가 있다. 첫 번째 단계의 조기검진은 학교 선생님이 초등학교 어린이들에게 육안적 혈뇨증에 관해서 간단한 질문을 하는 것이다. 그 결과 이 질문에 따른 유병률이 낮은 학교는 그 이상의 조기검진을 하지 않는다. 질문지의 정확도 연구에 의하면 음성예측도가 높게(일반적으로 90% 이상) 나타났다. 즉 위음성률이 낮았다. 두 번째 단계의 조기검진은 첫 번째 질문지에서 위험이 높은 것으로 확인된 학교에 검사지를 사용하여 혈뇨를 검사하는 것이다(렝겔러 등, 1991a, b;쿠판 등, 1987).

필요한 자원수준 조기검진에는 낮은 수준의 자원이, 확진에는 중간 수준의 자원이, 개별적인 중재에는 낮거나 중간 수준의 자원이 필요하지만, 재폭로가 일어날 경우 치료 효과는 낮아진다.

조기검진에 대한 권고 유병률이 높은 지역에서는 확실하지 않다. 가장 우선순위가 높은 것은 일차 예방이다. 재폭로가 일어날 가능

성이 높은 지역에서는 조기발견의 효과도 불확실하다.

● 청소년의 암 조기검진

고환암 고환암은 조기에 발견되면 치료가 가능하다. 고환의 자가검사법이 조기발견율을 높이는 데 도움이 될 터이지만 확인된 것은 아니다. 일반주민들을 대상으로 하는 조기검진은 적당한 조기검진 검사법이 없기 때문에 권고되지 않고 있다. (수술로 치료하였다 하더라도) 과거에 정류고환이나 고환위축이 있었던 젊은 남성들을 대상으로 조기발견을 하는 것은 권고사항이지만 일상적으로 집단검진을 하도록 권고하지는 않는다(USPSTF, 1989).

자궁경부암 건강한 청소년을 조기검진하는 것은 우선순위가 높은 권고사항은 아니다. 성병에 자주 걸리는 사람을 위한 임상 진료의 한 부분이 되어야 할 것이다. 고위험군, 특히 나이든 여성에 대한 조기검진에 가장 우선순위를 두어야 할 것이다. 젊은 여성 사이에서는 위험 요인을 줄이고자 하는 공중보건 활동(성병 예방, 가족계획, 흡연 예방)이 우선되어야 할 것이다.

● 적혈구겸상형상경향(sickle-cell trait)을 비롯한 혈색소병증

조기검진에 대한 권고 모든 사람이 양질이 보건의료 서비스를 받을 수 있기 전까지는 우선적인 것으로 권고되지는 않는다. 동형접합은 청소년이 되기 전에 분명하게 나타날 것이다. 어린이와 청소년의 혈색소병증을 조기검진하는 목적은 보인자를 찾아내는 것이며, 이들과 상담하여 두 보인자가 결혼하여 아이를 가질 가능성을 줄이고자 하는 것이다. 상담원은 광범위한 훈련을 받아 적절한 기술을 갖고 있어야 하며, 질병을 예방하는 효과가 있다는 증거는 없다. 따라서 보인자에 관한 유전자 검사는 일차보건

의료라는 상황에서는 상대적으로 우선순위가 낮을 수밖에 없다.

- 류마티스성 심질환

목적 앞으로 감염을 통한 손상을 예방하기 위하여 항생제 예방요법을 필요로 하는 사람들을 찾는다.

대상자. 유병률이 높은 지역에서는 학령기 어린이와 청소년 모두를 대상으로 한다.

방법 청진기로 심장을 청진하여서. 훈련받은 보건의료 전문직의 검사가 필요하므로 훈련받은 인력이 모든 어린이를 검사할 수 있는 지역에서만 가능할 것이다(피나우와 테일러, 1988). 임상검사에서도 위양성이 많이 나타나며, 확진(초음파심장조영술)과 장기적인 페니실린 예방요법의 비용이 너무 많이 들어 개발도상국에서는 시행하기 어려운 곳도 많다.

시기 예방접종하는 시기

필요한 자원수준 발견에는 중간이나 높은 수준의 자원이, 의학적 중재에는 중간이나 높은 수준의 자원이 필요하며(장기적인 항생제 예방요법은 비용이 많이 든다), 수술이 필요한 경우에는 매우 높은 수준의 자원이 필요하다.

조기검진에 대한 권고 위험하다고 발견된 사람 모두에게 확진과 적당한 장기 항생제 예방요법을 제공할 만한 자원이 없는 지역에서는 우선순위가 높은 권고사항이 아니다. 이보다는 연쇄상구균 감염에 대한 신속하고 적절한 치료를 통한 일차예방 활동에 초점을 두어야 할 것이다.

제7장

전염성 질환의 예방과 관리를 위한
아동과 성인의 조기검진

이 장에서는 감염된 개인의 건강뿐 아니라 지역사회에 있는 다른 사람들의 건강까지 위협하는 감염성 질환에 관하여 논의한다. 이 자료는 일반적으로 모든 연령군에 관련되어 있기 때문에 이것을 다른 장으로 분리하여 제시하는 것이 가장 좋을 것이라고 생각되었다. 전염성 질환의 예방과 관리는 각 일반 연령군을 대상으로 하는 포괄적인 일차보건의료 사업의 필수적인 부분이 되어야 하며, 특정 질병에 초점을 맞춘 수직적 보건사업으로 분리되어 조직되어서는 안된다.

전염성 질환의 조기검진에 대한 일반 의견

일반적으로 중요한 공중보건 문제인 유병률이 높은 전염성 질환을 다루는 데 있어서, 무증상자의 조기검진은 별다른 역할을 하지 못하므로 부차적인 방법이 되어야 한다. 따라서 주안점은 일차예방(환경 조치를 필요로 하는 경우가 종종 있다)과 일차예방(폭로를 막는 것)에 대한 대중교육 그리고 초기 증상과 징후가 나타나면 바로 진료를 받도록 하는 대중교육에 두어야 한다. 아래에서 몇 가지 특별한 사례를 제시할 것이다. 위험 상태에 있는 사람과 증상이 발현된 사람들은 받아들일 만하고 쉽게 접근할 수 있는 서비스를 제공받을 필요가 있다. 정보를 갖고 있고 동기도 있는 대중이 스스로 서비스를 받

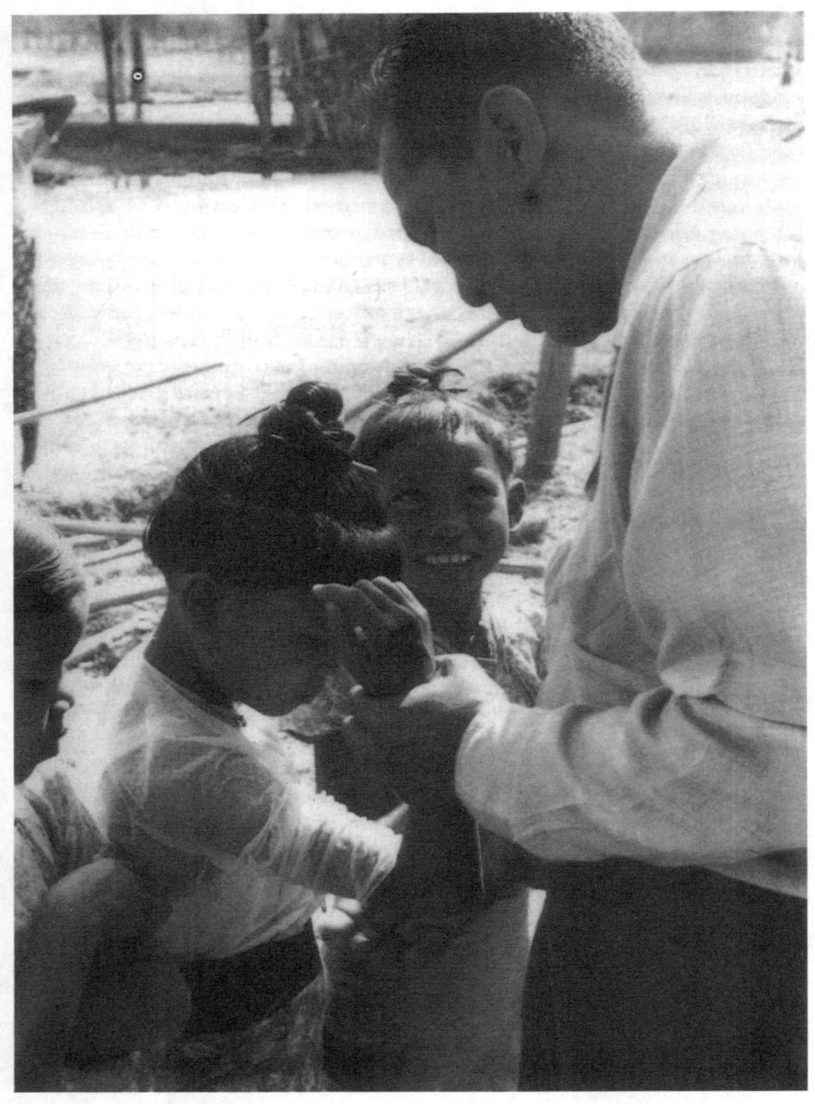

미얀마에서는 학생들을 대상으로 나병의 조기발견 활동을 하고 있다(E. Scheidegger/ WHO/ 6214A).

으러 오는 것뿐 아니라, 보건요원들이 스스로 서비스를 받으러 올 것 같지 않은 고위험군을 방문하여 환례를 발견할 필요가 있다. 환례는 동네에서(호별 방문이나 시장이나 다른 공공장소에서), 작업장에서 또는 다른 이유로 찾아온 사람들을 검사해서 발견할 수 있다. 이러한 환례발견 활동은 질병을 조기검진하기보다는 조기에 발견하는 것이 더 좋을 때 수행된다.

지금까지의 경험에 비추어 볼 때 여러 중요한 전염성 질환에 있어서 일차의료요원은 관련된 증상이나 징후를 조기에 발견하도록 훈련받는 것이 좋으며, 발견된 환자를 확진하고 치료하려면 추가 자원이 있는 시설로 이송하여야 할 것이다. 토착 치료자가 상당한 양의 진료를 제공하고 있는 지역에서는 정통 진료자 외에 이들에게도 조기발견과 관련된 훈련을 제공할 필요가 있다.

감염성 질환의 조기검진, 조기발견 및 치료는 위험상태에 있는 주민들이 가능한 한 편리한 방식으로 조직되어야 하며 가능한 한 효율적이어야 한다. 이것은 (생식보건과 가족계획 서비스를 포함하는) 모자보건 서비스와 작업장에 근거한 보건의료 서비스를 비롯한 다른 보건의료 서비스와 최대로 통합하는 것을 의미한다. 서비스를 기존의 일차보건의료사업과 통합하게 되면 감염성 질환을 관리하는 단기적인 활동의 효율과 효과가 증가하는 경향이 있으며, 동시에 영구적인 서비스를 강화시키는 데 도움이 된다. 전염병이 돌고 있는 등의 특별한 상황하에서는 그 질병의 조기검진과 치료에 관한 캠페인을 벌일 필요가 있을 것이다. 기존의 보건의료 서비스 밖에서 특정한 질병의 조기검진 사업을 벌이자는 제안을 하려면 세밀한 정당화 과정이 필요하며, 기존 서비스와의 조정과 통합의 기회를 적극적으로 찾아야 할 것이다. 예를 들어 HIV 감염에 초점을 맞춰 응급 검진 사업을 하게 되면 생식보건 증진 활동과 일반적인 성병 예방 활동에 기여할 수 있는 기회를 얻게 될 것이므로 이런 기회를 그냥 넘겨서는 안될 것이다. 성병을 예방하는 활동은 가족계획 방법과 통합되어야 할 것이다.

개발도상국의 전염성 질환의 조기검진에 관한 문헌은 매우 많으며, 일차보건의료 요원을 지역사회(동네, 시장, 학교, 작업장 또는 변두리 보건지소) 검진에 효과적으로 활용하여, 발견한 환자의 확진과 치료를 위해 변두리 보건지소나 보건소에 의뢰하는 경우도 있고 일차보건의료 요원이 지역사회에서 치료를 제공하는 경우도 있다. 우리는 아래에서 몇 가지 사례를 제시하고 전염성 질환의 조기검진에 대한 일반 의견을 제시하고자 한다. 여기서 주로 언급하는 참고문헌은 주로 개발도상국의 상황과 관련된 것이다.

• HIV 감염이 아닌 성병

목적 HIV 감염이 아닌 대부분의 성병은 조기에 발견하면 이환율을 낮추는 효과가 있다는 것이 입증되어 있으며, 더이상의 확산을 방지할 수 있다. 대부분의 성병은 건강에 심한 손상이 나타나기 전까지는 증상이 나타나지 않으며, 또한 증상이 없을 때에도 전염성은 상당히 높다. HIV 감염이 아닌 성병과 B형 간염은 일반적으로 적당한 시기에 발견되면 비교적 간단한 치료로 고칠 수 있다.

대상자와 시기 고위험군을 정기적으로 검진한다. 검사 간격은 지역의 자원과 위험 상태에 있는 주민의 교육과 동기에 따라 달라진다. 일반적으로 고위험군에 속하는 사람들은 여러 사람과 성관계를 맺고 있는 이성애자와 여러 사람과 성관계를 맺고 있는 사람과 성관계를 갖고 있는 이성애자, 동성애자, 양성애자 및 매춘부이다. 일부 지역에서는 고위험의 기준이 더 넓을 수도 있다(제5장과 제6장의 임산부와 청소년의 성병 조기검진에 관한 권고 참조).

방법과 장소 성병을 확진하려면 검사시설이 필요하며, 따라서 일차 보건의료 요원이 표본을 채취하는 훈련을 받더라도 전문적으로 훈련받은 인력을 이용하여야 한다. 조기검진은 변두리의 보건지소에서 수행될 수 있다고 해도, 표본을 처리하려면 적어도 임상검사실을 갖춘 보건소나 아니면 지역의 임상검사실 자원을 사용하여야 할 것이다. 표본을 보내고 결과를 적시에 전달받아 환자에게 알려주고 적절한 치료와 추구관리를 하며 이 과정 전체에서 비밀을 보장하려면 커뮤니케이션 체계가 필요하다.

어떤 지역에 한 가지 성병이 유행하고 있다면 다른 성병도 유행할 수도 있다는 것을 고려해야 한다는 의미이다. 여러 지역에서 임질보다 클라미디아 트라코마티스 감염이 더 유행하고 있다. 최근에 값이 더 싼 면역학적 방법이 개발되었다고 해도(트라크텐버그 등, 1988), 클라미디아를 정확히 조기검진하려면 비용이 많이 들기 때문에 대부분의 지역에서 배양을 통해 임질이 증명되었거나 관련 신체적 징후나 증상이 나타나거나 과거력을 가진 사람에게 클라미디아를 예상하여 치료하는 것이 더 나을 것이다(USPSTF, 1989).

B형 간염은 성행위를 통해 옮겨질 수 있으며, 무증상 보균자도 있다. 동성애 또는 양성애자 남성, 양성애자 남성의 여성 성교 대상자, 매춘부, 정맥주사 약물 사용자, 비위생적인 상태에서 주사를 맞은 사람은 감염의 위험이 있다. 다른 대부분의 성병과는 달리 B형 간염은 치료가 불가능하다. 따라서 조기검진의 목표는 전염 가능성을 줄이는 것이 될 것이다. 그러나 안전한 성행위를 증진하는 노력에 비교해 이 방법이 더 효과적이라는 증거는 없다.

필요한 자원수준 발견하는 데는 낮은 수준이나(증상이나 위험요인에 관해 묻는 것), 중간에서 높은 수준(임상검사)의 자원이 필요하다. 박테리아 감염의 치료에는 낮은 수준이나 중간 수준(항생제)의 자원이면 되고, 질병의 전파와 재감염을 막기 위해서는 안전한 성생활을 증진시켜야 한다.

조기검진에 대한 권고 고위험군과 임산부에게는 믿을 수 있는 환경에서 참여동의를 얻은 후에 조기검진하도록 권고하고 있다. 잠재적으로 폭로되었다고 생각되면 스스로 진료소를 찾아오도록 하는 교육이 권장되는 것처럼, 다른 이유로 진료소를 찾아왔을 때 (증상, 폭로나 폭로의 위험에 대한) 조기검진을 통해 조기발견하는 것은 권고되고 있다. 조기검진은 성병예방에 대한 대중교육, 안전한 성생활의 증진, 성병의 증상이나 징후가 나타나거나 성병 폭로의 가능성이 있다면 병원을 찾아오도록 권장하는 것과 같은 다른 예방 활동에 부수적인 것이 되어야 할 것이다. 조기검진, 진단 및 치료 서비스는 신뢰할 수 있는 환경에서 고위험 집단의 필요와 선호도를 특별히 감안하여 만들어져 그들이 쉽게 접근할 수 있는 환경에서 제공되어야 한다.

● HIV 감염

110면에 있는 산전진료에서의 HIV 검사에 관한 논의를 참조하라. 임신을 하지 않은 사람들의 경우에도 조기검진의 근거가 더 제한된다는 점만 빼고는 그와 똑같은 일반적인 문제가 적용된다. 위험이 높은 무증상 비임산부를 조기검진하는 일차적인 근거는 HIV에 감염되지 않았다는 것을 다시 보증해주거나, HIV에 감염된 사람들이 그들의 삶을 계획하는 데 도움을 주자는 것이다. 그러나 조기검진 결과 음성으로 판명되었다 하더라도 감염이 되어 혈청전환되기까지에 시간이 걸리기 때문에 재보증은 제한적일 수밖에 없다. 지역사회 교육과 안전한 성생활의 증진은 대규모의 조기검진 사업보다 HIV 감염에 훨씬 더 큰 영향을 미치는 것으로 보인다. 따라서 우리는 이 시점에서는 HIV 조기검진은 불확실하다고 권고한다. 이보다는 일차예방에 더 치중하여야 한다. 만약 검사가 시행된다면 검사 전후에 전문 상담원이 상담을 제공하고 양성으로 나타난 사람에게 사회적 서비스를 제공할 자원이 있어야 할 것이다.

- 말라리아

대부분의 경우에 무증상 비임산부의 조기검진은 우선적인 것으로 권고되지 않는다. 유행하고 있거나 풍토병으로 자리잡고 있는 상황에서는 지속적인 전파를 막기 위하여 무증상자를 포함한 전체 주민의 집단검진이 필요할 수도 있다(크리쉬나무르디 등, 1985). 조기검진은 환경관리 조치의 보조수단이 될 수 있을 뿐이고 증상과 징후에 대한 대중 교육과 함께 증상이 있는 사람을 조기에 발견하는 서비스를 확실히 보증하는 것이 더 중요하다. 지금까지 여러 곳에서 일차보건의료 요원을 잘 활용하여 말라리아 조기검진과 치료를 수행하여 왔다. 말라리아는 전통적으로 수직적 보건사업을 통해 관리하여 왔지만, 말라리아 관리 활동과 폭넓은 일차보건의료 전략을 통합하도록 장려하여야 할 것이다(세계보건기구, 1993a, b). 예를 들어 말라리아 조기검진은 다른 감염성 질환뿐 아니라 생식보건문제와 비전염성 질환까지 포함하는 말라리아 감염 위험이 있는 주민에게 영향을 미치는 다른 중요한 질병과 관련된 조기검진과 건강증진활동과 연계되어야 할 것이다.

- 결핵

BCG 예방접종이 표준이 되어 있는 곳에서는 무증상자의 조기검진은 권고사항이 아니다. 좋은 주거환경과 영양을 통한 일차예방과 증상이 발현된 사람의 조기발견 그리고 환자와 접촉한 가족의 치료에 주안점을 두어야 할 것이다.

BCG가 주어지지 않은 지역에서는 조기검진으로 결핵 피부 검사를 사용할 수 있을 것이지만 BCG 예방접종이 일반적인 지역에서는 결과를 해석하기가 어려울 것이다. 유병률이 비교적 높은 지역이라 하더라도 무증상자를 X선 검사나 객담검사로 집단검진하는 것은 비용이 많이 들고 생산성이 낮다(알루오크 등, 1984; 거트리지 등, 1989; 칸, 1981; 크리빈카 등, 1974; 스튜어트, 1966). 유병률이 특히 높고, 낮은 비용의 X선촬영법을 널리 이용할 수 있는 지역에서는 X선 간접촬영을 선택할 수도 있을 터이지만 이런 조기검진은 특이도가 낮을 수도 있다(테클루와 카세인, 1982). X선 간접촬영 기술이 있다 하더라도 방사선 폭로의 위험을 고려할 필요가 있다(머스카피와 쿠리스, 1985). 1978년에 발표된 한 논문에서는 X선 시설과 훈련된 인력이 부족하고, 다른 개발도상국에서의 이동식 집단 X선 검사의 성과가 좋지 않았기 때문에 보조인력이 객담 현미경검사를 하여 환자를 찾는 것이 "네팔에서는 가장 적당하다"고 결론지었다(페레스라, 1978).

영양, 주거환경 등을 비롯한 삶의 일반적인 표준을 향상시키기 위한 조치, 신생아에게 BCG 예방접종을 하는 것(결핵검사에서 음성이 나온 학생에게 다시 예방접종을 하는 것도 포함)(칸, 1981), BCG 예방접종이 결핵을 100% 방지하지 못한다는 것을 아는 것(라이 등, 1987), 일반 의료 서비스를 받으러 갔을 때 지속적으로 가래를 동반한 기침을 하는 사람의 경우 흉부 X선 촬영과 객담검사를 의뢰하는 조기검진을 하는 것(크리빈카 등, 1974; 가트너와 퍼크하르트, 1980; 범미주보건기구, 1986), 보건의료 서비스에 쉽게 접근할 수 있는 지역에 사는 사람들에게 증상이 나타나면 스스로 병원을 찾아가도록 고무시키는 대중교육 등이 포함되어 있다면 그 전략은 합리적인 것일 것이다. 범미주보건기구에서 출판한 결핵관리 책자에서는 주류 보건의료체계에 있는 사람들뿐 아니라 토착 치료자도 '기회가 있을 때마다' 검사할 필요가 있다는 점을 강조하고 있다(범미주보건기구, 1986).

- 나병, 리슈마니아증, 필라리아병과 피부에 증상이 나타나는 다른 풍토병

일반적으로 증상이 없는 사람을 조기검진하는 것은 권고하고 있지 않다. 전염성이 강한 다른 질병에서처럼 환자와 접촉한 사람을 추구관리하는 것은 권고사항이다. 집단검진은 비용이 많이 든다. 이런 질환이 풍토병인 지역에서는 특징적인 피부 병변이 발견되면 스스로 병원을 찾아오도록 장려하는 대중교육을 벌이며(가나파티 등, 1984), 위험에 폭로된 주민들이 받아들일 수 있는 일반적인 의료 서비스를 쉽게 이용할 수 있게 제공함과 동시에 일차의료요원을 훈련시켜 위험 상태에 있는 주민과 정규적으로 접촉을 갖고 거기서 환자를 발견하도록 하는 것이 보다 합리적일 것이다. 이런 질병이 풍토병인 지역에서는 일차의료요원이나 교육받은 사람들은 피부의 병변을 쉽게 알아볼 수 있다. 카나파티 등(1984)은 인도의 농촌 지역에서 한 선행연구 두 가지를 인용하면서, 집단검진을 한다고 해도 대중보건교육과 같은 다른 방법으로 달성할 수 있는 환자발견에 별로 큰 도움이 되지 않을 것이라고 주장하였다. 상당히 고도의 기술이 필요한 임상검사 자원에 접근할 수 있는 환경에서도 나병 환자의 친척과 같은 고위험군만 조기검진하는 방법이 무증상 질병을 발견하기 위한 면역효소법과 함께 선택될 수 있을 것이다(브리톤 등, 1987). 정통적인 진료 제공자 외에 토착 치료자도 '기회가 닿을 때마다' 조기검진을 시행할 필요가 있다.

- 주혈흡충증

무증상자의 조기검진은 권고사항이 아니다. 풍토병인 다른 기생질

환과 같이, 반복적인 재폭로를 예방하는 일차예방(환경관리) 없이 치료만 한다면, 장기적으로는 효과가 없을 것이다. 폭로를 최소로 줄이고 대량 출혈이 있을 때 스스로 병원을 찾도록 하는(조기발견) 대중교육과 환경관리를 우선하여야 하며 조기검진은 부차적인 것이 되어야 한다. 그러나 대부분의 경우 주민들은 경제적인 이유 때문에 폭로를 피하기 어려울 것이므로 광범위한 환경관리 조치가 필요할 것이다. 어린이에게 있어서는 소변의 육안 검사가 더 정확하기는 하지만(169면 참조) 성인의 경우 과거에 출혈한 경험이 있는가 물어보는 방법을 일차 조기검진 방법으로 이용하여 왔다. 일차 조기검진에서 양성으로 나타난 사람의 경우에는 검사지를 가지고 요검사를 시행하였다(모트 등, 1985).

● 회전사상충증과 트라코마

무증상자의 조기검진은 권고되지 않고 있으나, 증상과 징후의 조기발견은 권고사항이다. 1976년 회전사상충증에 관한 세계보건기구 보고서에서는 실명의 주요 원인인 이 질병을 조기검진하기보다는 매개곤충을 관리할 것을 권고하였다(세계보건기구, 1976). 시에라 레온에서의 연구에 따르면 한 안과의사가 학교에서 회전사상충증 조기검진을 성공적으로 시행하였다고 한다. 그러나 대부분의 개발도상국에서 이 방법은 시행가능성이 없을 것이다(스틸마 등, 1983). 세계보건기구에서 1984년에 발간된 실명 예방에 관한 책자에서도 일차예방과 증상이 나타난 사람의 조기발견 전략을 권고하고 있다(세계보건기구, 1984b). 이 질환이 풍토병인 지역에서는 주민 모두에게 서비스를 제공할 수 있는 곳이라면 증상이 나타나면 스스로 병원을 찾아가도록 교육하는 것이 일차예방의 보조 수단으로 유용할 것이다.

제8장

성인 진료에서의 조기검진

일반사항

임산부와 신생아를 대상으로 하는 정기 집단검진과 예방접종 일정에 기초하여 영아와 어린이를 대상으로 하는 집단검진은 질병예방과 건강증진에서 중요한 전략이다. 어머니와 어린이들의 위험을 조기에 발견하여 효과적으로 중재하면, 장기적으로 볼 때 주민의 전체적인 건강수준을 올리는 데 실질적으로 기여할 수 있을 것이다. 그러나 일차보건의료체계내에서는 성인의 집단검진은 몇 가지 이유로 인해 제한될 수밖에 없다.

먼저 임산부와 유아는 비교적 일반적인 질환을 조기에 발견하여 치료하지 않으면 부작용이 매우 크게 나타난다. 그뿐 아니라 어린이와 어머니에게 가장 문제가 되는 여러 보건문제들은 비교적 낮은 비용으로 상당히 효과적으로 치료할 방법이 있다. 예를 들어 임신중의 무증상 요로감염이나 빈혈의 발견과 치료, 어린이의 예방접종과 유아의 약시나 사시의 발견 등이 그것이다. 게다가 영유아의 예방접종을 포함하여 어머니와 어린이에게 정기적으로 최소한의 진료만을 제공하더라도 이는 대상 인구집단과 보건인력이 주기적으로 만날 수 있는 기회가 된다. 이렇게 함으로써 가장 필요한 집단을 대상으로 조기검진을 하게 되고, 주민 모두를 대상으로 하는 서비스가 강화되며, 전체 주민중에 고위험 집단에게 자원을 보다 합리적이고 형평성 있게 분배할 수 있게 된다.

다른 한편, 성인을 조기검진하는 보다 합리적인 방법은 특정한 위험집단을 대상으로 포함시키는 것이다. 그뿐 아니라 모두에게 기본보건의료 서비스(basic health services)를 제공하지 못하고 있는 지역에서는, 무증상 질병 예방사업의 편익을 받는 성인들은 나머지 사람들보다 교육수준이 높고 예방 서비스의 가치를 잘 아는 사람들이다. 자원이 극도로 제한되어 있고 많은 주민들이 아직 기본보건의료 서비스를 받지 못하고 있는 지역에서는 만성 또는 급성 질환으로 의료를 이용하려고 하는 성인들은 나머지 사람들보다 서비스에 대한 접근성이 더 큰 사람들(예를 들어 농촌거주자보다는 도시거주자)이다. 이와는 달리 상대적으로 자원이 풍부하고 주민 모두에게 기본보건의료 서비스를 제공하고 있는 지역에서는 성인을 대상으로 하는 포괄적인 건강증진 서비스, 예를 들어 보건교육 및 상담과 통합된 주기적인 일반건강검진은 건강증진과 질병예방에 기여할 수 있을 것이다.

고위험군을 조기검진의 대상으로 적절하게 포함시킬 수 있도록 특별한 주의를 기울여야 한다. 저위험군을 조기검진하게 되면 위양성률이 높아지고 확진을 하는 데 비용이 소비되며, 불필요한 걱정을 하게 되고, 아프지도 않은 많은 사람들을 '아픈' 사람으로 딱지를 붙이게 된다. 특히 어떤 질병을 적절히 치료하려면 상대적으로 높은 수준의 기술과 비용이 드는 질병의 경우, 이미 진료에 쉽게 접근할 수 있는 저위험군을 조기검진하게 되면 결과적으로 더 높은 수준의 기술을 가지고 있는 보건의료체계를 만들기 위한 투자 요구만 증가하게 될 것이다. 이보다는 기본적이고 기술적으로 덜 복잡하지만 전체 주민의 건강수준 향상에 대한 기여도는 더 높은 서비스를 주민 전체에게 제공할 수 있도록 만드는 데 투자하는 것이 더 나을 것이다. 따라서 대상집단을 정하지 않고 일반 성인을 조기검진하면-기

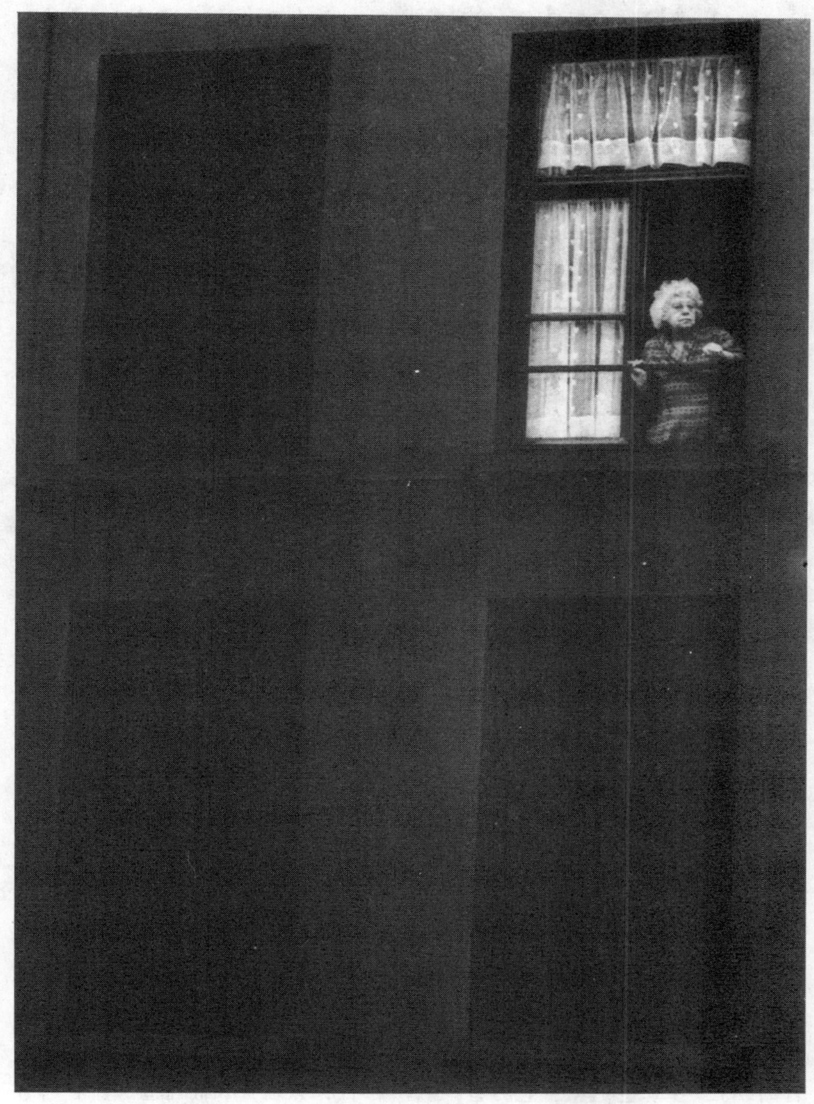

역학적 변천기의 사회적 고립은 노인의 주 위험요인이다(Zafar/ WHO/ 21601).

회가 있을 때 조기검진을 하건 아니면 특정 조기검진 시행의 한 부분으로서 하건—자원을 고위험집단으로부터 이미 보건의료 서비스를 받고 있는 상대적으로 적은 수의 사람들에게 돌리는 것이 될 것이다.

고위험군에 속할 것으로 보이는 성인을 조기검진하게 되면 서비스 필요도가 가장 높고 가용자원으로부터의 편익이 가장 클 것으로 예상되는 사람들에게 가용자원을 분배할 수 있게 된다. 그러나 조기검진보다 효과가 더 큰 예방법이 있다면 그 방법을 사용하여야 하며, 그대신 조기검진을 하여서는 안된다. 성인 건강 전략에서는 조기에 질환을 발견하면 스스로 병원을 찾아가도록 하는 대중교육과 건강증진이 가장 근본적인 것이다. 이런 교육은 성인에게 한정되어서는 안되며, 학교에서 시작하여 일생동안 이루어져야 할 것이다(버렌코프와 글라수노프, 1982).

성인을 조기검진할 기회는 모자보건 서비스를 통해서도 얻을 수 있으며, 직장이나 시장에서 서비스를 하면 노년층이 아닌 성인을 확실히 접촉할 수 있을 것이다. 작업장도 성인을 교육하고, 건강증진 활동과 추구관리를 시행하기에 좋은 곳이다. 모자보건사업이나 직장보건사업 및 시장을 중심으로 한 보건사업을 통한 성인 조기검진이 자원의 평등한 배분과 진료의 접근성 향상의 한 방법이 될 수 있다. 그러나 노인, 특히 사회적으로 고립되어 있고 가정내에서만 거주하는 노인에게 예방 서비스를 제공하려면 다른 방법이 필요하다.

성인이 자주 걸리는 비감염성 질환이나 질환군 중에서 조기검진이 주로 이용되거나, 특정 인구집단을 대상으로 한 조기검진이 일차보건의료 전략내에서 중요한 위치를 차지할 수 있는 질환이 있다. 지금까지는 중요한 일반 원칙을 기술하기에 좋은 주제(예를 들어 자궁경부암 조기검진)의 경우 길게 논의하기는 하였지만 어떤 한 질병을 자세히 다루지는 않았다. 이 장에서는 성인에게 있어서 다음과 같은 보건문제나 위험요인의 예방 전략 안에서 조기검진을 사용할 가능성에 대하여 논의하고자 한다. 치과 질환이나 치주 질환, 원하지 않은 임신이나 고위험 임신의 위험(제5장 119면과 제6장 165면에서도 다루고 있다), 가정폭력과 알코올이나 약물남용을 비롯한 사회심리적 문제들, 노인의 기능상태의 문제들, 백내장이나 굴절장애, 녹내장, 직업적 위험요인(세계보건기구에서 나온 다른 책에서 이 주제를 다루고 있으므로 여기서는 간단히 언급한다. 세계보건기구, 1986a), 심혈관 및 뇌혈관질환 (및 당뇨병의 순환기계 합병증) 등이 이 장에서 논의할 질환들이다.

이 장에서 심혈관질환과 암 위험요인을 다룰 때는 주로 미국 예방 서비스 특별조사단을 언급하게 된다. 그 이유는 미국 예방 서비스 특별조사단에서 가장 최근에 이 주제들에 대해 완벽하게 조사하였기 때문이다. 물론 미국의 상황에 기초한 것이기는 하지만 이 중 많은 부분은 개발도상국과도 관련이 있는 것으로 보인다. 미국 예방 서비스 특별조사단의 결론에 의하면 선진국에서 일반 성인들이 일상적으로 받고 있는 많은 조기검진이 과학적 근거가 없다고 한다. 예를 들어 다음과 같은 질병—녹내장(고트리브 등, 1983; 에디 등, 1983), 대장암, 폐암, 심전도검사의 이상, 흉부 X선, 일반혈액검사, 요검사, 무증상자에 대한 혈액화학검사, 당뇨의증 없이 하는 혈당검사(USPSTF, 1989; CTF, 1979; 엘리아킴 등, 1988)—들은 일반인을 대상으로 하는 집단검진이 효과가 있다는 증거가 없다. 조기검진이 널리 이용되고 있는 많은 비전염성 질환들의 경우 개발도상국에서보다 미국에서 일반적으로 유병률이 더 높고, 자원도 개발도상국이 훨씬 더 제한되어 있다. 따라서 미국 예방 서비스 특별조사단에서 조기검진을 하지 말도록 권고한 여러 비전염성 질환은 개발도상국의 정책결정에서도 중요한 기준이 되어야 할 것이다.

일반보건문제

● 치과 및 치주 질환

목적과 방법 치과나 치주 질환은 개발도상국에서 성인들이 고통받고 장애를 겪게 되는 중요한 질병의 하나이다. 유아기부터 전주민을 대상으로 하는 예방활동(구강위생, 불소화사업)을 벌일 필요가 있다. 성인이 되어 조기발견을 하게 되면 통증 관리와 기능 보존이 일차적인 목표가 된다. 한 보고서에 따르면 일차보건요원에게 지역 수준에서 제한된 자원을 가지고 치료할 수 있는 치과 및 치주 질환을 찾아내는 훈련을 시킬 수 있다고 한다(르크러크, 『개인적인 의견』, 1989; 야신, 『개인적인 의견』, 1987). 구강암 유병률이 높은 지역에서는 치과와 치주 조기검진과 구강암 조기검진을 통합시키는 것이 더 합리적일 것이다.

필요한 자원수준 조기검진에는 낮은 수준의 자원이 필요하며, 확진과 치료를 위해서는 중간 수준의 자원이 필요하다.

조기검진에 대한 권고 모든 성인을 대상으로 조기검진할 것이 권고되고 있다. 조기검진의 빈도는 지역 자원에 따라 결정될 문제이다. 유아기부터 일차 예방을 하는 것 또한 높은 우선순위를 갖는다.

● 원하지 않은 임신이나 고위험 임신의 위험

목적 가족계획 서비스를 의뢰하기 위하여

대상자 이상적으로는 모자보건사업과 성인 보건 서비스내에서 기회가 닿는 대로 가임연령의 남녀 모두를 조기검진하여야 한다. 이런 방법이 문화적으로 가능한 지역에서는 가임연령의 성인들이 다른 이유로 진료를 받으러 왔을 때 이 조기검진을 고려하는 것이 좋다.

방법 비밀이 유지될 수 있는 환경에서 물어보면서 조기검진한다. 신뢰성을 유지하는 방법에 대해 훈련을 받은 일차보건의료 요원이 조기검진을 할 수도 있다. 임신사실과 임신간 터울에 대한 정보가 적혀 있는 가정모성건강수첩은 보건요원이 가족계획의 필요성에 대해 물어보도록 상기시켜주는 좋은 수단이 될 수 있다.

시기 모자보건사업이나 일반진료시에 기회가 생길 때

필요한 자원수준 발견에는 낮은 자원이 필요하며, 중재에는 낮은 수준(피임방법의 사용을 강조하는 가족계획에 대한 교육), 중간 수준(먹는 피임약이나 다이아프램, 정관절제술의 처방), 높은 수준(난관결찰술)의 자원이 필요하다.

조기검진에 대한 권고 '기회가 생기면 하는' 조기검진과 문제의 조

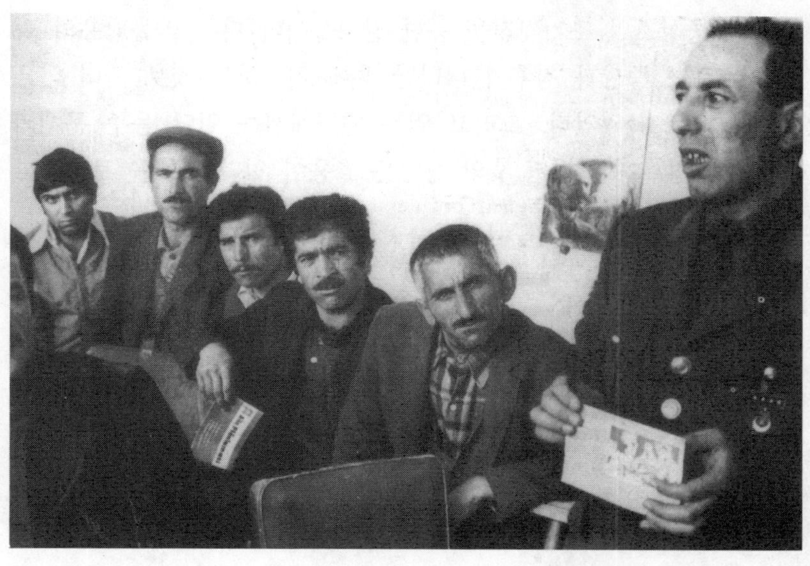

원하지 않은 임신이나 고위험 임신을 줄이려면 일차적으로 지속적인 대중교육과 안전하고 효과적이며 받아들일 수 있는 가족계획 서비스를 제공하여야 한다. 사진은 터키의 한 선술집에서 보건요원이 남성들에게 가족계획에 대해 설명하는 모습(J. Mohr/ WHO/ 16791).

기발견이 권고사항이기는 하지만, 위험을 줄이는 데는 큰 역할을 하지 못할 것으로 보인다. 원하지 않은 임신이나 고위험 임신을 줄이려면 일차적으로 남녀 모두를 대상으로 하는 지속적인 대중교육과 안전하고 효과적이며 받아들일 수 있는 가족계획 서비스를 시행하여야 할 것이다.

● 정신보건, 알코올과 약물남용, 가정폭력을 비롯한 사회심리적 문제

"정신장애가 신체적으로 나타나는 환자는 의료 서비스를 자주 이용하며, 개발도상국의 환자 중 상당한 비중을 차지한다. 이런 환자에게 정신과적 치료를 제공하면 의료 서비스를 이용하는 횟수를 줄일 수 있다. 따라서 의료 환경에서 정신장애를 발견하고 치료하는 데 주력하는 것은 경제적일 뿐 아니라 인간적으로도 바람직하다"(함버그, 1989). 한편 미국 예방 서비스 특별조사단(1989)에 따르면 "조사 결과, 무증상자의 조기검진을 통한 알코올이나 다른 약물남용의 발견과 치료는 증상과 징후가 나타난 후에 치료하는 것보다 더 나은 결과가 나오지 않았다. 그리고 일부 연구에서는 일단 음주 문제의 증상이나 징후가 발견된 후의 상담은 효용이 있다는 것을 보여주고 있다"고 한다.

재난이 발생한 후에, 또는 심리적 문제로 인한 의료 서비스 이용이 많지만 편익은 없는 것으로 생각되는 지역에서는 심리적 문제들을 조기검진하는 것이 바람직할 수도 있다(리마 등, 1987). 교육수준이 그리 높지 못한 일차보건의료 요원을 훈련시켜 농촌지역 등 개발도상국에서 사용할 수 있게 만들어진 표준화된 도구를 가지고 조기검진을 수행하여 성공한 사례도 있다(센 등, 1987; 케어 등, 1988).

목적과 방법 정신보건문제, 알코올과 약물남용 및 가정폭력은 중요한 공중보건문제이지만 일상적인 조기검진이 중요한 역할을 하

지는 않는다. 의뢰를 할 만한 자원이 존재하는 곳에서는 보건요원을 훈련하여 이들이 사회심리적 문제를 파악하여 적절한 곳에 의뢰하도록 만들어야 한다. 연구에 따르면 공식적인 검사를 하지 않는 보건요원이 정신장애를 발견하는 비율이 낮다고 한다. 공식적인 자기기입식 설문지는 일반 주민을 대상으로 하는 조기검진에서는 정확도가 떨어질 수 있다(회퍼 등, 1984; 오듀월과 오군예미, 1989).

필요한 자원수준 일차보건의료 요원이 조기검진하는 데는 낮은 수준의 자원으로도 가능하지만, 확진하려면 낮은 수준이나 중간 수준의 자원이 필요하다. 전문적인 상담요원이 중재를 하려면 낮거나 중간 또는 높은 수준의 자원이 필요하다.

조기검진에 대한 권고 문제가 있는 사람이 도움을 원하지 않을 때 중재가 효과가 있다는 확실한 증거가 없기 때문에 '기회가 생기면' 조기검진을 하라고 확실히 권고하기 어렵다. 아동의 가정이 위험상태에 있는지의 여부는 조기발견하도록 권고한다. 심리적 문제는 일차 예방이 강조되어야 한다.

연구의 우선순위 가장 우선적으로 하여야 할 것은 일차보건의료 수준에서 할 수 있는 효과적인 일차 예방과 조기발견 및 치료방법을 개발하는 연구이다.

● **노인의 기능적 문제**

목적 여러 나라에서 평균 수명이 증가함에 따라 노인의 건강이 관심의 대상이 되고 있다. 사회가 변화함에 따라 노인층의 사회적 고립은 개발도상국에만 적용되는 문제가 아니다. 노인들은 취약하며, 일차보건의료 환경에서 노인들이 적정한 삶의 질을 유지하면서 생활할 수 있는 적당한 방법이 강구되어야 한다. 아래에서는 노인 실명의 가장 일반적인 원인이자 치료가능한 원인인

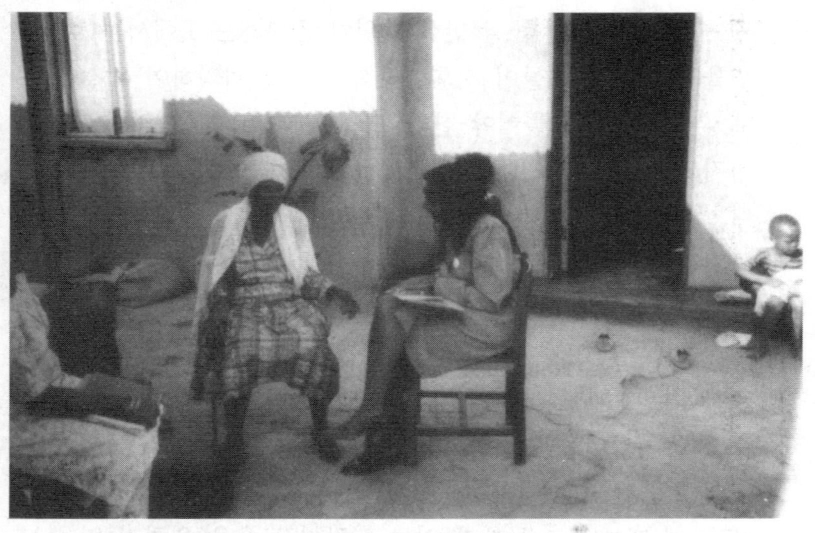

노인을 방문할 경우 건강사정과 지원 서비스가 결합되어야 한다.

백내장의 조기검진을 다루고자 한다.

방법 영국에서 일반의를 대상으로 최근에 발표된 논문에서는 "노인의 조기검진은 환자의 기능에 중심을 두어야지 질병 그 자체에 중심을 두어서는 안된다"고 주장하고 있다(프리어, 1990). 움직이는 능력, 사회적·정신적 기능, 청력, 시력 및 배설억제능력을 주기적으로 사정하고 약물복용을 주기적으로 검토할 것을 권고하였다. 미국 예방 서비스 특별조사단(1989)는 기능수준의 사정이 노인 예방진료의 필수적인 부분이 되어야 한다는 점을 강조하였다. 일차보건의료 요원을 훈련시켜 지역사회에 있는 노인, 특히 사회적 지원을 제대로 받고 있지 못한 노인의 기능상태를 일상적으로 사정하게 하는 것은 바람직하다. 이때 사정의 목표는 질병을 발견하는 것이 아니라 기능적 제약을 발견하여 이를 지역 자원의 한계내에서 간단한 조치로 경감시켜, 기능 상태를 최대로 높이고자 하는 것이다(세계보건기구, 1989b). 일차보건의료 요원이 사용할 수 있는 간단한 다차원의 사정도구와 중재가 개발되고 타당도를 평가받아야 한다(쿠퍼와 빅켈, 1984; 필렌바움, 1985; 비어스 등, 1991).

필요한 자원수준 일차의료요원이 조기검진하는 데는 낮은 수준의 자원으로 가능하며, 확진과 간단한 사회지원과 같은 중재에도 낮은 수준이나 중간 수준의 자원이면 가능하다.

조기검진에 대한 권고 노인의 기능상태의 조기검진은 정신 또는 신체 기능 쇠퇴의 조기발견과 함께 우선순위가 높은 권고사항이다.

연구의 우선순위 일차보건의료 요원들이 사용할 수 있는 간단하면서도 정확한 사정도구를 개발하는 것과 발견된 위험을 효과적으로 다룰 수 있도록 일차의료요원을 훈련하는 방법(삼차 예방)을 개발하는 것

● 백내장과 굴절장애

목적 백내장은 노인 실명의 주요 원인이며 예방이 가능하다. 새로운 백내장 수술법이 개발되어 병원에 입원하지 않고도 백내장을 치료할 수 있게 되었다. 많은 노인들은 시력감퇴가 되돌릴 수 있는 장애임에도 불구하고, 노화의 정상적인 과정이라고 생각하지 어떤 질병의 증상이라고 생각하지는 않는다.

대상자 노인

방법 질문과 관찰을 통한 조기검진. 이상적으로는 시력검사표와 적당한 그림으로 된 대용 검사표를 사용하는 것이 좋다.

시기 빈도는 불확실하다.

필요한 자원수준 질문이나 간단한 시력측정을 하는 첫 번째 조기검진은 훈련받은 일차보건의료 요원이 수행할 수 있으므로 낮은 수준이면 된다(벤카타스와미, 1972). 검안을 하려면 중간 정도의 자원이 필요하고 백내장 적출이나 교정 안경에는 높은 수준의

자원이 필요하지만 이런 이차 수준의 의료는 개발도상국에서는 비교적 낮은 비용으로 제공할 수 있다(세계보건기구, 1984b).

조기검진/조기발견에 대한 권고 노인을 대상으로 하는 조기검진/조기발견은, 기회가 있을 때마다 하도록 권고될 뿐 아니라 전주민을 대상으로 지역자원으로 가능한 기간을 두고 기능상태를 주기적으로 측정하도록 권고되고 있다. 많은 노인들과 노인들을 돌보는 사람들은 실명을 병리적인 것으로 보지 않기 때문에 이 문제의 조기발견을 조기검진의 사례에 집어넣었다. 다른 연령군에서도 조기발견이 권고사항이며 자가의뢰를 장려하는 대중교육과 서비스를 제공하고 있다. 당뇨병에 걸린 사람들도 성인 실명의 또하나의 일반적이고 치료가능한 원인인 증식성 망막병증의 특별감시 대상이 되어야 한다.

● 녹내장

목적 녹내장은 돌이킬 수 없는 실명의 중요한 원인이며, 65세 이하의 연령군에서는 잘 발생하지 않는다. 비교적 높은 안내압도 효과적으로 치료할 수는 있으나, 무증상자의 안내압이 조금씩 증가하는 것을 조기에 발견하였다고 해도 결과가 좋아진다는 분명한 증거는 없다.

방법과 필요한 자원수준 안압계, 검안경검사 및 시야측정법을 사용하여 조기검진과 확진을 한다(이 방법들을 사용하려면 중간 또는 높은 수준의 자원이 필요하다). 비전문가에 의한 조기검진은 효용이 불확실하다. 중재에는 중간 수준(안내압을 줄이기 위한 약물복용)이나 높은 수준(수술)의 자원이 필요하다.

조기검진에 대한 권고 일반인을 대상으로 한 조기검진은 권고사항이 아니다. 특별한 위험이 있는 사람은 특별 감시의 대상이 되어야 한다(에디 등, 1983; 고틀리에브 등, 1983; USPSTF, 1989).

노인들은 시력 문제를 검사받아야 하며 문제가 있는 사람들은
진단검사를 받아야 한다.

● 직업적 유해요인

조기검진에 대한 권고 일반 주민을 대상으로 직업적 폭로를 일상적
으로 검진하는 것은 권고할 만하다고 단정할 수 없다. '기회가
되면' 검진하는 것이 합리적일 수 있으며, 특히 주민들이 직업
적 유해요인에 폭로되어 있다고 알려져 있는 지역에서는 이 방
법이 합리적이다. 일반적인 보건의료를 받는 사람에게 물어보는
것이 편익이 있는지는 불확실하다. 성인을 대상으로 건강기록부
를 작성할 때 잠정적인 직업적 유해요인에 대해 물어보는 것은
합리적인 방법이다. 그러나 이렇게 한다고 해도 효과적인 행동
을 할 수 있는 것은 아니다. 가장 합리적인 전략은 작업장의 일
상적인 모니터링과 일차 예방을 강조하는 것이다.

　고위험 작업을 하는 노동자들은 그 일을 처음 시작할 때 관련
면역상태를 검진받아야 한다. 그리고 유해요인을 발견하여 최소
화하는 작업장 감시체계가 일상적으로 이루어져야 한다. 이 방
법과 노동자를 훈련하여 적절한 장비의 구비를 보장하는 것이
중심적인 예방전략이 되어야 하며, 조기검진은 보조수단이 되어
야 한다. 생물학적인 이유나 심리적인 이유로 다른 사람들보다
유해요인에 더 취약한 사람이 있을 수 있다. 특정한 위험요인에
노출된 노동자는 부작용을 조기에 발견할 수 있도록 주기적으
로 감시를 받을 필요가 있으며, 어떤 이상 신호가 나타나면 유
해도가 낮은 작업으로 이동하여야 한다. 직업관련 건강진단에
대해 더 자세한 정보를 얻으려면 세계보건기구에서 나온 책 두
권을 참조하기 바란다(세계보건기구, 1975; 1986a).

심혈관 질환과 뇌혈관 질환

심혈관 질환과 뇌혈관 질환은 여러 개발도상국에서 현재 이환과 조기사망에서 비중이 가장 큰 원인 중의 하나이다. 조기검진은 심혈관 및 뇌혈관 질환의 위험을 줄일 목적의 전략에서는 제한된 역할밖에 하지 못한다. 이 주제에 관한 문헌은 캐나다 특별조사단과 미국 예방 서비스 특별조사단이 신중하게 검토하였다. 미국 예방 서비스 특별조사단의 활동(USPSTF, 1989)은 가장 최근에 이루어졌으며, 캐나다 특별조사단 핵심 참가자들의 자문을 받았다. 개발도상국의 특별한 요구에 초점을 맞춘 권고사항을 만들기 위한 출발점으로 여기에서는 미국 예방 서비스 특별조사단의 결론을 소개한다.

선진국에서는 심혈관 및 뇌혈관 질환의 유병률이 높아짐에도 불구하고 미국 예방 서비스 특별조사단은 집단검진 기법으로 심전도 검사, 흉부 X선 검사, 혈중지질검사(콜레스테롤 및 중성지방 검사 포함), 경동맥 잡음(carotid bruits) 청진법 등은 권고하지 않았다. 미국 조사단은 의사나 다른 보건의료 제공자와 환자가 심혈관 위험요인을 줄이는 방법(금연, 음주량 조절, 식습관, 운동)에 대하여 정기적으로 상담할 것을 강조하였다. 또 조사단은 19~64세 연령군의 모든 성인들이 매1~3년마다 상담과 함께 기본적인 조기검진(문진)을 받을 것을 권고하였으며, 65세 이상 연령군의 경우에는 해마다 식습관에 따른 위험요인, 신체 활동 및 흡연, 음주 및 약물사용에 대해 상담과 검진을 시행할 것을 권고하였다.

● 식사, 운동 또는 담배와 같은 약물사용에 따른 위험

목적 북미 대륙에서는 '기회가 있을 때마다' 조기검진하여, 보건의료 제공자에게 자신의 행위가 자신의 건강을 해치고 있는 환자가 상담받을 수 있도록 권고하고 있다. 담배, 술, 짠 음식과 앉

아서 일하는 습관은 고혈압과 허혈성 심질환의 주요 위험요인
이며, 이들은 현재 개발도상국에서도 조기 사망과 고통의 중요
한 원인이기도 하다. 보건의료 제공자들이 열심히 조언하면 사
람들이 건강증진에 도움이 되는 방향으로 자신의 행위를 바꾸
는 데 도움이 되는 것으로 보인다. 환자가 진료 제공자를 잘 알
고 있을 때 이런 조언은 특히 효과적일 수 있다.

대상자 모든 성인

방법과 시기 질문(구두로 또는 글을 읽을 줄 아는 사람에게는 설문
지로). 검사와 상담의 적정 빈도는 정해져 있지 않다.

필요한 자원수준 발견에는 낮은 수준(질문)이, 중재에는 낮거나 중
간 수준(상담과 적절한 지원 서비스에 의뢰)이 필요하다.

조기검진에 대한 권고 권고사항이 아니다. 이 질병에서 강조되어야
할 것은 일차 예방과 자신의 습관을 바꾸고자 하는 사람들에게
이용가능한 치료를 제공하는 것이다. 그 방법은 국가마다 다를
것이다.

연구의 우선순위 효과적인 일차 예방법과 건강에 해로운 행위를 그
만두기 위해 도움이 필요한 사람들을 위한 효과적인 치료법의
개발이다.

● **고혈압**

미국 예방 서비스 특별조사단은 19~64세 연령군은 매 1~3년마
다, 65세 이상 연령군은 해마다, 혈압 조기검진을 기본적으로 시행
하도록 권고하였다. 왜냐하면 성인의 경증, 중등도, 중증 고혈압의
조기치료와 관상동맥질환과 뇌졸중으로 인한 사망의 감소간의 연관
성이 있다는 확실한 증거가 있기 때문이다. 고혈압 환자를 조기에
치료하면 편익이 최대로 높아진다. 그러나 미국 특별조사단의 논의
는 (임상시험에서의) 치료 효용과 실제 상황에서의 효과를 구분하고

있다. 조사단은 약복용시 자주 부딪히는 문제인 높은 비용과 불편함, 부작용 때문에 환자가 약을 먹기 어려워하는 것 등과 체중감소, 소금억제, 신체활동 증가, 음주량 감소 등 약과 관련 없는 권고 등에 대하여 언급하였다. 환자가 행위변화에 대한 권고에 잘 따르지 않는 경우가 많을 뿐 아니라 소금섭취와 혈압조절간의 관련성이 크지 않은 환자도 있다.

개발도상국의 관점에서 혈압측정을 고려할 때는 이보다 더 어려운 문제가 발생한다. 보건의료비 지출이 심하게 제약되어 있는 나라에서 고혈압 유병률이 더 높을 수 있다. 가장 값이 싼 항고혈압약으로 치료한다고 해도 한 환자 당 1년에 지출해야 하는 최소비용은 모니터나 추구관리비용을 제외하고도 미화 54달러 정도이다. 아프리카 일부 국가에서는 성인 중 고혈압 환자 유병률이 10% 정도이기 때문에(오비아수와 오쿠파, 1980), 고혈압환자를 치료하는 약품비용만으로도 전체 국가의 연간 보건예산보다 더 많은 비용을 소비할 수 있다(기아파스, 『개인적 의견』).

사망률이 낮아지면 고혈압 환자 중에서도 혈압 수치가 가장 높았던 사람들이 가장 큰 편익을 얻을 수 있기 때문에, 자원이 제한되어 있는 지역에서는 약물 치료를 할 때, 고혈압 판정에 높은 기준을 이용할 필요가 있다. 고혈압이기는 하지만 약물치료 기준치 아래인 사람에게는 약물이 아닌 방법으로 위험요인을 줄일 수 있다. 조기에 적절한 검진을 하면 희소한 자원을 가장 필요한 사람에게 분배할 수 있게 될 것이다. 집단 혈압 측정에 관한 결정은 조기검진의 비용뿐 아니라 장기적인 치료의 비용을 먼저 계산하여 보아야 하고, 전체 보건예산의 의미도 고려하여야 한다.

훈련받은 일차의료요원은 고혈압 조기검진을 할 수 있다. 그러나 보건의료 서비스를 이용하지 않는 주민들은 검사하지 않은 채 일반 의료 서비스를 받으러 온 성인에게만 고혈압 조기검진과 치료를 하게 되면, 이미 편익을 가장 많이 받고 있는 사람들에게 자원이 집중되는 결과를 낳게 될 것이라는 점을 강조할 필요가 있다. 모든 사람이 보건의료 서비스를 받고 있는 지역에서는 이것은 문제가 되지 않을 뿐 아니라, 사실상 가장 효과적인 방법이 될 수도 있을 것이다(브리어스와 호손, 1978). 그러나 아직 기본 서비스를 모든 사람에게 제공하지 못하는 지역에서는 임신중독증을 발견할 목적이 아닌 일반 성인에 대해 집단혈압측정을 할 것인가 하는 문제는 조기검진이 갖는 의미를 충분히 알고, 대안을 충분히 고려한 상태에서 결정되어야 할 것이다.

노인이 아닌 성인을 대상으로 고혈압을 장기적으로 추구관리하는 것은 어려운 일이기 때문에 건강증진 활동을 하기 쉽고 불편은 극소화시킬 수 있는 작업장을 기반으로 시행하는 것이 효과적일 것이다. 작업장을 기반으로 사업을 벌이면 고혈압 외의 다른 위험요인도 검진할 수 있을 것이고, 장기간의 치료와 추구관리가 가능할 것이다(A 그리피스 등, 미간행 자료, 1984). 반면에 이런 활동을 하려면 초기에 상당한 투자를 하여야 하며 장기적으로 지원하여야 하나, 일부 지역에서는 이런 투자와 지원이 불가능한 경우도 있다.

고혈압 문제에 대한 대중의 인식을 확대시키고 환자 스스로 보건의료 서비스를 받도록 장려하기 위해 지역사회에 기반을 둔 집단검진 방법(예를 들어 시장이나 다른 공공장소에서 혈압검사를 하는 것 등)이 사용되어 왔다(플랑크바움 등, 1978; 실버베르그 등, 1974). 이런 방법은 서비스가 받아들일 만하고 접근하기 쉬우며 추구관리도 잘 할 수 있을 때만 효과적일 수 있다. 기존 서비스가 집단검진으로 생긴 추가 요구에 적절하게 대응할 능력이 있는지 사전에 신중하게 계산해볼 필요가 있다. 1980년 피지에서 고혈압과 당뇨병에 관한 주민조사(투오밀레토 등, 1987)에서는 "고혈압과 당뇨병에 대한 간단한 주민 조기검진은 과외의 업무부담을 가져오는 결과를 낳을 수 있고, 전체적인 결과가 만족스럽지 못하기 때문에 가용 보건의료 자원을 제한하게 될 수 있다"고 결론지었다.

담배광고 금지법, 담배 관련 상품을 미성년자에게 판매하지 못하도록 하는 법, 흡연을 방지하고 음식 중의 소금과 동물성 지방의 섭취량을 줄일 목적을 가진 대중교육 등 위험요인을 줄이기 위한 폭넓은 공중보건활동이 이루어지면서 이와 함께 조기검진과 의학적 치료가 이루어져야 한다. 보건교육은 효과적으로 시행하기가 어려우며, 지역의 문화와 사회경제적 문제에 민감하여야 할 뿐 아니라 질병에 영향을 미칠 수 있는 사업을 개발하고 시행하는 데 필요한 자원을 충분히 배분할 수 있어야 한다.

필요한 자원수준 발견을 위해서는 낮은 수준이, 중재를 위해서는 중간 정도의 기술이면 되지만 장기간에 걸쳐 이루어져야 하므로 비용은 많이 든다.

조기검진에 대한 권고 불확실하다. 고혈압을 갖고 있는 사람 모두에게 장기적인 치료와 모니터를 제공할 만큼 자원이 충분하지 못할 경우에는 일반 주민을 대상으로 조기검진할 것은 권고하지 않는다. 고위험군을 대상으로 한 조기검진은 이들에게 장기적인 치료를 제공할 수 있을 만큼 자원이 충분한 경우에만 권고하고 있다. 가장 강조해야 할 사항은 일차 예방(금연, 건강에 좋은 식사와 운동의 장려)이다.

연구의 우선순위 값싼 치료법과 지역사회에 기반을 둔 효과적인 일차 예방 전략을 연구할 필요가 있다.

● 고지혈증

미국 예방 서비스 특별조사단(1989)은 모든 성인을 대상으로 비공복 상태의 총 혈중 콜레스테롤을 정기적으로 조기검진할 것을 권고하였으며, 그 빈도는 '임상적 판단'에 맡겼다. 대부분이 중산층이며 35~39세군의 혈청내 콜레스테롤 수치가 매우 높은(>255 mg/dl), 미국 백인남성과 유럽인들을 조기발견하여 콜레스테롤 수치를 낮추는 약을 투여한 결과 (관상동맥질환의 사망률을 낮춘다는 면에서) 치료의 편익이 높다는 증거가 있다. 그러나 이 결과를 여성, 더 젊은 연령군, 노인, 다른 인종과 사회경제적 수준이 다른 집단, 콜레스테롤 수치가 그렇게 높지 않은 사람들과 같은 다른 집단에게 적용하는 데 대해서는 의문이 있다. 미국 특별조사단은 한 번의 검사는 신뢰성이 떨어지므로 진단을 확인하기 위해 여러 번 측정하는 것이 중요하다는 점을 강조하였다.

혈중 콜레스테롤을 여러 번 측정하고 콜레스테롤을 낮추는 약을 장기간 복용하는 것은 비용이 많이 들며 개발도상국에서는 중년의 유럽인과 미국 백인 남성의 결과를 적용할 수 있을지 불확실하기 때문에, 일차보건의료의 전략 안에서는 높은 콜레스테롤 수치의 조기검진의 우선순위는 높지 않다. 고혈압의 조기검진과 치료의 경우는 증거가 더 명확하기 때문에 고혈압의 우선순위가 더 높으며, 주민 전체에서 흡연, 비만, 과도한 음주 및 과도한 소금 섭취와 가능하다면 동물성 지방 섭취와 같은 다른 위험 요인을 줄이기 위한 조치도 함께 이루어져야 한다(브라우너 등, 1991). 일반 주민을 대상으로 하기보다는 조기에 관상동맥질환에 걸린 가족력이 있는 사람을 대상으로 조기검진을 하는 것이 합리적일 것이다.

필요한 자원수준 발견을 위해서는 중간 정도의 기술이 필요하지만 여러 번 측정을 하여야 하므로 비용은 많이 든다. 중재(식습관 상담)를 위해서는 낮거나 중간 수준의 자원이 필요하고 약 복용에는 중간 정도의 자원이 든다(비용은 많이 든다).

조기검진에 대한 권고 특별한 위험요인이 없는 일반 성인을 대상으

로 하는 조기검진은 권고사항이 아니다. 일차 예방에 강조가 두
어져야 한다.

● **경동맥 잡음**

목적 중풍의 위험이 있는 사람을 찾아, 내과적(항응고요법) 또는
　　외과적(경동맥 내막절제술) 중재를 하기 위하여

방법 청진(청진기)이나 도플러 초음파. 확진을 하려면 동맥조영술
　　이 필요하다.

필요한 자원수준 발견에는 중간 수준이나 높거나 매우 높은 수준의
　　자원이 들어간다. 경동맥 내막절제술을 하려면 매우 높은 수준
　　의 자원이 필요하다.

조기검진에 대한 권고 증상이 없는 성인에 대한 조기검진은 권고사
　　항이 아니다. 정확히 발견하려면 침습적인 검사가 필요하고, 그
　　검사는 비용이 많이 들고 심각한 위험을 감수하여야 한다. 중재
　　는 비용이 매우 많이 들고 장기적인 편익도 불확실하다. 미국에
　　서 최근의 대규모 임상시험을 한 결과 조기검진을 통해 찾아낸
　　"증상이 없는 경동맥협착증 환자에게 혈관수술을 하면 뇌졸중
　　을 예방한다"는 증거를 발견할 수 없었다(피어스, 1992). 지역사
　　회에서 뇌혈관질환의 위험요인을 줄이는 일차예방(흡연예방이
　　나 금연, 식습관, 운동)에 강조점을 두어야 한다.

● **고혈당(당뇨병, 당불내성)**

만성 고혈당은 결국 실명, 사지의 괴사, 신부전증으로 발전할 수
있고, 심혈관 질환과 뇌졸중의 위험에 기여하는 요소이다. 미세혈관
과 거대혈관의 합병증을 줄이는 데 있어서 혈당을 '엄격하게 관리'
하는 것이 어떤 편익이 있는가에 관하여 아직도 약간의 논란이 있으
며, 조기발견과 치료가 증상이 없는 사람의 결과를 개선시킨다는 증

거가 확실하지 않다. 또한 비용도 낮고 편리하며 정확한 조기검진 검사법이 없다. 당뇨검사는 민감도와 특이도가 낮고, 무작위 혈당 검사는 민감도와 특이도가 충분치 못하며, 공복 혈당검사는 정확도는 높지만, 불편하고 민감도가 제한되어 있다. 식후 검사는 불편하고, 75g 경구 당내성검사(경구 당섭취와 일정한 간격으로 여러 번의 혈당검사)(USPSTF, 1989)는 가장 정확하지만 불편하고 비용이 매우 많이 든다

가장 일반적인 형태의 당뇨병은 성인형(adult-onset type)이다. 성인형 당뇨병의 주요 위험요인은 비만, 가족력, 임신성 당뇨병력이다. 성인형 당뇨병에 걸린 많은 사람들은 인슐린이나 구강 혈당강하제를 필요로 하지만 질병은 체중조절에 따라 달라지는 경향이 있다.

이런 여러 가지 이유를 참조하여 미국 예방 서비스 특별조사단에서는 증상이 없는 비임산부에게 당불내성 검사를 하지 말도록 권고하고 있다. 또 조사단은 모든 환자에게 체중조절과 건강에 좋은 운동을 하도록 장려하여야 하며, 비만이면서 가족중에 당뇨병에 걸린 사람이 있거나 임신성 당뇨병의 과거력이 있는 성인의 조기검진은 고려하여야 한다고 권고하고 있다(임신성 당뇨병의 조기검진에 대한 사항은 114면을 참조하시오).

일차보건의료 전략 안에서 무증상 성인의 당불내성에 관한 집단검진은 정당화될 수 없는 것으로 보인다(투오밀레토 등, 1987). 뇌혈관 질환과 심혈관 질환 및 말초혈관 질환의 주요 위험요인(비만과 흡연 포함)을 줄이기 위한 대중교육의 우선순위가 높아야 한다. 그뿐 아니라 전주민에게 기본 보건의료 서비스가 제공되고 고위험군의 발견과 효과적인 치료에 필요한 하부구조가 있는 곳에서는 고위험군을 조기검진하는 것을 선택할 수도 있다.

필요한 **자원수준** 발견에는 중간 수준의 자원이, 중재(식습관 상담,

먹는 약 복용, 인슐린)에도 중간 수준의 자원이 필요하다.

조기검진에 대한 권고 무증상자를 대상으로 고혈당을 조기검진하는 것은 권고사항이 아니다.

암

특정한 상황하에서는 자궁경부암, 유방암, 구강암의 위험이 높은 성인군을 대상으로 조기검진을 하는 것은 일차보건의료를 위한 도구로 권고되고 있다. 이런 질병의 대상이 되는 기준은 아래에 요약하여 정리해 놓았다. 임산부의 B형 간염 항원검사는 항체양성인 어머니에게서 태어난 신생아의 예방접종과 함께 유병률이 높은 지역에서는 원발성 간암을 예방하는 효과가 있다(세계보건기구, 1983. 선 등, 1986). 그러나 유병률이 특히 높은 지역에서는 조기검진하지 않고 모든 신생아에게 예방접종하는 것이 더 효율적일 수도 있다. 정확하고 받아들일 만하며 값이 싼 조기검진 기법이 없기 때문에, 현재 일차보건의료 전략에서는 전체 주민을 대상으로 대장암을 조기검진하는 것은 권고하지 않는다(위나우어와 밀러, 1987; 엘리아킴 등, 1988; USPSTF, 1989).

● 자궁경부암[1]

방법 자궁경부암은 개발도상국 여성들 사이에서 가장 흔히 발생하는 암이며, 조기에 발견하면 치료가 가능한 암이다. 지역수준에

---

[1] 다음의 자료들은 개발도상국의 자궁경부암 조기검진 경험에 대한 훌륭한 일반 정보원이다. 아베예위크레임(1989), 아양가데와 야키니에미(1989), 엔지니어와 미스라(1987), 가루드 등(1983), 런트(1984), 루트라 등(1988), 린치 등(1985), 피노티 등(1981), 삼파이오 고에스 등(1981), 슈나이더와 마인하르트(1984), 슈리바스카프 등(1986), 타오 등(1984), 양 등(1985).

서 고위험군 여성을 조기검진할 역량이 있는 경우라면 특정 집단을 대상으로 하는 자궁경부암 조기검진은 일차보건의료 전략안에서 매우 강하게 권고되고 있다. 위험집단을 대상으로 하는 조기검진과 치료는 안전한 가족계획 서비스의 제공, 성병의 예방과 관리 및 자궁경부암의 중요한 위험요인인 흡연의 예방과 같은 일차보건의료 활동과 연계되어야 한다. 고위험군에 속하는 여성은 35세 이상 여성과 성병에 걸린 여성이다.

대상자, 방법과 시기 세계보건기구는 개발도상국의 상황에 맞는 자궁경부암 조기검진에 관한 권고안을 개발하였으며(세계보건기구 모임, 1986; 스탠리 등, 1987; 스턴스워드 등, 1987), 이 분야에서는 세계보건기구 협력기관의 기여가 컸다(하베마, 1990). 이들이 발견한 사항은 아래에 요약되어 있다.

자원이 부족하여 고위험 여성 모두에게 적당한 간격으로 자궁세포진 검사를 하기 어려운 곳에서는 단계적인 방법을 사용할 수 있다. 일반적으로 검사결과를 판독할 수 있는 세포병리기사의 수가 부족하기 때문에 자궁세포진 검사의 시행이 불가능한 경우가 많다. 이 경우 먼저 모든 여성들은 35~40세 동안에 한 번은 자궁세포진 검사를 받아야 한다. "더 많은 자원을 이용할 수 있는 경우에는 조기검진의 빈도는 35세에서 55세 연령군의 경우 5년이나 10년마다 한 번씩 조기검진을 받아야 하며, 이상적인 방법은 25세에서 60세까지 3년마다 한 번씩 조기검진을 받는 것이다"(세계보건기구 모임, 1986). 이전의 자궁세포진 검사 결과가 항상 음성이었던 65세 이상 여성은 더 이상 검사를 받을 필요가 없다(USPSTF, 1989).

이런 단계적인 방법에 따르면 고위험 연령군 여성의 조기검진 참여율을 높이는 것이 가장 중요하며, 참여자의 조기검진 빈도를 늘이는 것은 그 다음 문제이다. 노년층이 아직 조기검진을

받지 못하고 있으며, 수행가능한 자궁세포진 검사의 수가 제한
되어 있는 곳에서는 앞에서 언급한 단계적인 접근법이라는 틀
안에서 이런 방법을 다시 검토해보아야 할 것이다. 조기검진을
받지 않은 여성에게 검사를 확대하고, 동일한 여성을 계속 조기
검진하기보다는 자궁세포진 검사의 정확도와 추구관리를 개선
하면 자궁경부암 조기검진의 효과는 더 나아질 수 있을 것이다
(USPSTF, 1989).

효과적인 추구관리(진료제공자와 환자에게 결과가 제때 도착
하는 것)와 확진과 치료를 보장할 수 있는 하부구조가 보장되어
있지 않다면 조기검진의 범위를 확대하여서는 안된다. 일부 여
성, 특히 어린 아이가 있는 여성의 경우 가족을 떠나 치료받기
가 어려울 것이기 때문에 치료는 가능한 한 집에서 가까운 곳에
서 받을 수 있어야 한다. 치유가능한 치료방법을 제공하여야 하
지만 치유가 불가능하다면 통증을 덜어주기 위해 효과적인 통
증감소요법이 사용되어야 한다.

첫 번째 조기검진 기법으로 세포진 검사 대신 육안 검사를 이
용하는 방법이 제안되었으며, 자원이 특히 희박한 지역에서는
이 방법을 시도하는 것이 좋을 것이다(스체른스워드 등, 1987;
루트라 등, 1988; 밀러, 1992). 이렇게 하려면 일차의료요원이나
보조요원에게 자궁경부 세포진 검사를 위한 표본체취법이 아니
라 질경(speculum)을 사용하여 육안으로 검사하는 훈련을 하여
야 한다. 과거력이 있기 때문에 고위험군에 속하는 사람들이나,
내진 결과 의심스럽거나 증상이 있는 사람에게만 세포진 검사를
시행한다. 이 방법은 비의료인력에 의해 치료가 가능한 초기에
질병을 발견하는 것이다. 조기검진 빈도를 늘이기 전에 대상자
를 확대하는 데 기반을 두고 있는 단계적 방법이 사용되며, 대
중들에게는 서비스를 찾도록 교육한다. 그러나 육안 검사를 할

경우 수많은 이형성(dysplasia)을 발견하지 못할 수 있다(가루드 등, 1983; 양 등, 1985; 엔지니어와 미스라, 1987). 육안 검사를 사용하는 방법은, 자궁경부암의 자연사는 비교적 느리게 진행하기 때문에 임상적으로 발견할 수 있는 종양이 나타난 후에 이것이 치료불가능한 단계로까지 성장하려면 상당한 시간이 걸린다고 가정하고 있다(스체른스워드 등, 1987; 루트라 등, 1988). 이것은 유망한 방법이지만 효과를 검증할 필요가 있다. 이 방법은 자원이 극도로 제한되어 있는 지역에 적용되는 방법이므로, 모든 개발도상국에서 이 방법을 사용할 필요는 없을 것이다.

첫 번째 조기검진 기법으로 자궁경부를 육안으로 검사하는 방법 외에 또다른 방법은 우선순위 체계를 이용하여 준의료인력이 세포진 검사를 수행하도록 훈련하여 이들을 최대한 활용하는 것이며, 세계보건기구의 연구에서는 이 방법을 제안하고 있다(삼파이오 고에스 등, 1981; 루트라 등, 1988). 또다른 방법은 연령과 무관하게 2명 이상의 아이를 낳은 여성은 모두 한 번씩 세포진 검사을 받도록 하고(슈리바스타프 등, 1986; 아양가데 와 아키네미, 1989), 이외에도 추가 위험요인(흡연, 이전에 이형성이나 악성 종양이 있었던 사람, 성병, 여러 명의 남성과 성관계를 갖고 있는 사람, 여러 여성과 성관계를 갖고 있는 남성과 성관계를 갖고 있는 여성)이 있는 사람들은 특별히 매 5년마다 조기검진을 다시 받는 방법이다.

자원이 제한된 곳에서 시행하기 좋은 또 한 가지 방법이 있다. 이 방법은 20~64세의 이성과 성관계를 갖고 있는 여성들이나 나이와 관계없이 2명 이상의 어린이를 출산한 여성에게 세포진 검사를 시행하고, 위음성을 찾아내기 위해 1년 후에 다시 한 번 검사를 하는 것이다. 두 번의 검사 결과가 정상이며 특별한 위험이 없는 여성은 5~10년에 한 번씩 다시 검사를 받고 추가 위험 요인이 있는 여성들은 이보다 더 자주 조기검진을 받는다.

숙련된 기사에게 첫 번째 판독을 하도록 훈련하고, 모호하거나 의심스러운 것은 병리학자가 검토하며, 질 관리를 위해 무작위 표본을 뽑아 확인하도록 할 수 있다. 임상병리 기사가 충분한 양의 업무를 통해 기술 수준을 유지할 수 있도록 검사물을 모두 중앙의 임상검사실로 보내야 한다(스체른스워드, 『개인적 의견』, 1989).

조기검진과 치료를 할 때는 그 지역의 문화에 맞는 방식으로 이루어져야 한다. 즉, 대부분의 지역에서 여성 의료제공자가 조기검진을 시행하여야 할 것이다. 이 때 프라이버시와 비밀유지에 특별히 신경을 써야 한다. 따라서 일차보건의료 요원이 참여하고 지역사회 주민이 추구관리 활동을 지원하게 될 때에는, 프라이버시와 비밀을 유지하기 위하여 서비스와 정보체계를 훈련하고 조직하는 과정에서 특별한 노력을 해야 할 경우도 있다.

조기검진을 할 때에는 검사 결과가 검사를 받은 당사자에게 전달되며, 적절한 추구관리 활동을 지원할 수 있는 실제적인 계획이 이미 수립되어 있어야 한다. 레소토에서의 연구에서처럼 지역사회 조직이 이런 지원활동에 참여할 수도 있다. 레소토에서는 촌장이 정상이 아닌 결과가 나왔지만 추구관리를 받으러 오지 않았던 여성을 찾아가 진료를 받도록 설득하는 데 도움을 주었다. 치료 계획을 짤 때는 농촌 지역에서는 특히 환자들이 진료받으러 오기가 어려우며 경제적으로도 어렵고, 아이를 돌보는 등의 사회적인 책임 등이 있어 적절한 추구관리를 받기가 어렵다는 점을 감안하여야 한다.

또한 조기검진을 하려면 적어도 해당 지역이나 해당 지역 가까이에 상피내 암종과 국한암 조직을 원추형으로 절제하거나 가능하다면 자궁적출술을 시행할 수 있는 시설이 있어야 한다.

방사선요법을 받을 수 있는 시설도 쉽게 이용할 수 있다면 더욱 이상적이다. 암이 전이된 환자의 통증을 관리하기 위한 약을 구입하는 데도 자원이 분배되어야 한다.

필요한 자원수준 육안 검사에 의한 조기검진에는 낮거나 중간 수준의 자원이 필요하지만 기술이 더 확인될 필요가 있다. 자궁내막의 세포검사를 하려면 높은 수준의 자원만 있으면 되지만, 약으로 통증을 완화시키는 데는 낮거나 중간 수준의 자원이, 원추생검이나 다른 수술을 하는 데는 높은 수준의 자원이, 그리고 방사선 치료가 필요하다면 매우 높은 수준의 자원이 필요하다.

조기검진에 대한 권고 고위험군에 속하는 여성(35~55세 연령군에 속하거나 다출산 또는 성병에 걸린 적이 있는 사람)은 반드시 자궁경부 세포진 검사를 받아야 한다고 권고하고 있다. 최근의 연구에 따르면 고위험군 여성 모두에게 세포진 검사를 시행할 수 없다면 자궁의 육안 검사를 먼저 시행하여 그 결과가 의심스러운 사람에게 세포진 검사를 시행하는 것이 좋다고 조언하고 있다. 저위험군의 세포진 검사에 관해서는 불확실하다. 고위험군이 적절한 검사를 받기 전에 저위험군을 자주 검사하는 것은 바람직하지 못하다. 금연, 가족계획과 성병예방과 조기발견과 같은 일차 예방 활동을 중심적으로 시행하여야 한다.

연구의 우선순위 비용이 많이 들지 않으면서도 정확한 조기검진 방법의 타당도 검증에 관한 연구가 필요하다.

● **여성의 유방암**[2]

목적 유방암은 선진국뿐 아니라 여러 개발도상국에서도 많은 여성

---

2) 최근에 밀러(1991)가 이 주제를 검토하였다. 이외에도 개발도상국의 유방암 조기검진의 경험에 관한 논문으로 유용한 것은 페르난데즈 등(1986), 펄사우드(1987)와 슬라터 등(1981)의 논문이 있다.

들의 사망 원인이 되는 주요한 암이다. 유방암은 조기에 발견하면 방사선 치료를 받지 않아도 되기 때문에 삶의 질뿐 아니라 생존기회(스탠리 등, 1987)가 훨씬 더 커질 수 있다. 현재는 유방절제술(mastectomy)보다는 유방종양 절제술(lumpectomy)을 더 많이 사용하며, 이로 인해 과거보다 치료를 더 쉽게 받아들이게 되었다.

대상자와 방법 미국 예방 서비스 특별조사단(1989)은 35세 이상이며 폐경기 이전에 유방암에 걸린 자매가 있는 여성들과 40세 이상의 여성들은 1년에 한 번씩 임상검사를 받도록 권고하고 있다. 또 고위험군과 50~75세 연령군의 여성은 1~2년에 한 번씩 유선조영술을 받도록 권고하고 있다. 캐나다 특별조사단은 40~49세 여성들은 1년에 한 번씩 임상검사만을 받고, 50~59세 연령군의 여성은 임상검사와 유선조영술을 받도록 권고하고 있다(CTF, 1986; 모리슨, 1986). 네덜란드의 세계보건기구 협력기관에서는 50~70세 여성들은 2년에 한 번씩 유선조영술을 받아야 한다는 권고안에 따라 일부 지역에서는 이동 검사실을 운영하고 있다(하베마, 1990). 선진국에서는 다양한 연령군의 여성들을 대상으로 하는 대중 유선조영술의 비용-효과에 대하여 아직도 논란이 있다(반데르마스 등, 1989). 개발도상국에서 가까운 미래에 첫 번째 조기검진 방법으로 대중 유선조영술(한 번 찍는 데 미화 50~100달러 정도 든다)를 사용하기는 불가능할 것이다. 따라서 몇 가지 대안을 아래에 제시하고 있다.

유방암의 조기검진은 먼저 50세 이상의 여성을 대상으로 하여야 한다. 먼저 이들을 조기검진한 다음에 단계적으로 더 젊은 여성으로 확대해 나가야 한다(CTF, 1986; 모리슨, 1986; 스탠리 등, 1987; USPSTF, 1989). 가장 좋은 방법은 훈련받은 전문가가 매년 유선조영술과 함께 신체검진을 하는 것이다(밀러,

1989). 50세 이상의 여성들 모두에게 유선조영술을 할 수 없는 곳에서는 훈련받은 전문인이 임상검사를 자주 시행하여 의심이 나는 경우에만 유선조영술을 하는 것이 가장 좋은 방법이 될 것이다. 그러나 이 방법은 아직 검증받지 않은 기법이고 민감도나 특이도가 그리 높지 않은 방법이다(파블로프와 세미글라조프, 1981).

고위험군에 속하는 여성 모두에게 유선조영술을 시행할 수 없는 지역에서는 가능하다면 50세 이상의 여성들과 유방암 가족력이 있는 여성들을 더 집중적으로 검진하면서 20세 이상의 여성들을 대상으로 유방암 자가검진을 하도록 대중교육을 하는 것도 좋은 대안이 될 수 있다(스탠리 등, 1987). 1985년 소련에서, 그리고 1989년 동독에서 세계보건기구의 후원으로 유방암 자가검진을 첫 번째 조기검진으로 하는 대규모 전향적 연구가 시작되었다. 예비 보고서에서는 이것이 시행가능하다고 지적하고 있으며(세미글라조프와 모이센코, 1987; 세계보건기구, 1989c), 그 효과에 대한 자료가 가까운 시일 안에 나올 것으로 보인다.

1990년 코롤초크 등은 "대중교육, 조기발견, 지역에서의 치료가능이라는 세 가지 주요 요소가 유방암 관리사업에 포함되어야 한다. 이 사업요소는 기존의 보건의료가 어떤 발전 단계에 있든 관계없이 기존의 보건의료 하부구조를 통하여 제공될 수 있어야 하며, 현재 가용자원이 이 사업에 상당히 투여될 수 있어야 한다. 적정하지는 않지만 실제로 이용가능한 기술을 사용하고 현재 갖고 있는 지식을 적용하면 현재 진단과 치료를 받지 못하고 고통 속에서 죽어가고 있는 많은 환자들에게 진료를 제공할 수 있게 될 것이다.

필요한 자원수준 자가검진을 통한 조기검진에는 낮은 수준의 자원만 있으면 가능하지만 이 방법은 타당도를 검증받을 필요가 있다. 임상검사를 위해서는 중간 정도의, 유선조영술나 생검을 하려면 높은 수준의 자원이 필요하다. 수술이나 화학요법을 하려면 높은 수준의 자원이, 방사선 치료에는 아주 높은 수준의 자원이 필요하다.

조기검진에 대한 권고 개발도상국에서 주민 전체를 대상으로 하는 조기검진은 정확성에 대한 증거가 불충분하기 때문에 불확실하다. 50세 이상 여성에게 기본적으로 유선조영술을 시행하면 상당히 정확한 결과가 나오지만 대부분의 개발도상국에서는 현재 이를 시행할 만한 자원은 없다. 앞으로 이를 수행할 능력을 갖추는 것이 우선순위가 높은 목표가 되어야 한다. 여성들은 유방암에 대해서 더 잘 알고 있어야 하며, 유방에서 이상한 덩어리가 만져지거나 피부에 변화가 있는 경우 바로 병원을 찾아가도록 장려하여야 한다.

연구의 우선순위 비용이 적게 들면서 정확한 조기검진과 조기발견 방법의 타당도를 검증하여야 한다.

● **구강암**

원인과 방법 구강암은 방글라데시와 인도, 파키스탄, 스리랑카에서 발생하는 암 중 약 1/3을 차지한다(세계보건기구 모임, 1984). 구강암은 특히 동남아시아 국가에서 많이 발생하는데 이들 국가에서는 담배, 특히 씹는 담배(betel quid)가 널리 애용되는 것이 그 이유로 추정된다(와르나쿠라수리야 등, 1984). 자궁경부암과 같이 구강암은 치료가능한 암전구기가 상대적으로 길기 때문에 조기발견이 특히 중요하다. 스리랑카에서의 현장연구에서는 34명의 일차의료요원이 간단한 훈련과정을 마친 후, 1년에 28,295명을 검진하였는데, 이 조기검진은 민감도와 특이도가 높은 것으로 평가되었다. 연구 결과 나타난 주요 문제는 이상이 있는 사람이 추후에 치료를 받은 비율이 낮다는 것이며, 따라서 추구관리 서비스 조직을 다시 점검할 필요가 있다(와르나쿠라수리야 등, 1988). 이런 문제에도 불구하고 이 결과를 보면 조기검진 방법의 타당성을 검증하는 것을 고려할 만하다. 유병률이 높은 지역에서 눈으로 볼 수 있는 병소가 있나 확인하고 서비스를 찾도록 사람들을 교육하는 "친구의 입 안을 살펴보자"는 캠페인은 상당히 유용한 것으로 보이며, 현재 효과를 검증하고 있다.

일차보건의료 방법은 담배의 생산과 분배, 광고 및 사용을 관리하는 법과 교육을 통한 구강암과 구인두암(oropharyngeal cancer)의 일차 예방 활동과 조기검진과 조기발견 및 치료를 연계시키는 것이다(스탠리와 스체른스워드, 1986).

필요한 자원수준 일차의료요원에 의한 조기검진에는 낮은 수준의 자원이, 확진과 치료에는 중간이나 높은 수준의 자원이 필요하다.

조기검진에 대한 권고 유병률이 높은 지역에서는 구강암의 조기검진을 권고하고 있다. 지역사회에 기반을 둔 접근법이 가능한 것으로 나타났다. 이 방법의 효과는 시험중이다. 담배와 다른 구강발암물질(예를 들어 씹는 담배)의 사용을 억제하는 활동을 통한 일차 예방에 주안점을 두어야 한다.

● 대장암

증상이 없는 사람에게 대장암 조기검진을 하는 것은 현재 우선순위가 높은 것으로 권고되고 있지 않다. 현재 사용할 만한 조기검진 검사는 위양성률과 위음성률이 높게 나오며(알퀴스트 등, 1993), 조기검진의 편익에 대한 결론이 나 있지 않은 상태이다(USPSTF, 1989). S상결장경검사를 사용한 조기검진은 효과가 있지만(래빈, 1992; 셀비 등, 1992), 비용이 많이 들고 문화적으로 받아들이기 힘든 지역이 많다. 고섬유질 식사를 통한 일차 예방을 강조하여야 할 것이다.

필요한 자원수준 대변잠혈검사와 직장수지검사에 의한 조기검진은 중간 정도의 자원이면 되지만 결과는 결정적이지 못하다. S상결장경검사, 방사선 검사와 생검을 하려면 높은 수준의 자원이 들고 수술을 하는 데도 높은 수준의 자원이 필요하다.

● 전립선암

목적 증상이 없는 사람을 조기검진하는 것은 현재 우선순위가 높은 권고사항이 아니다. 직장수지검사에 의한 조기검진 방법은 위양성률이 높다. 확진을 하려면 비용이 많이 든다(혈청종양표식자, 초음파, 생검). 최근의 연구에 따르면 증상이 발현되기 전에 조기발견하여 수술을 하는 것의 편익에 상당한 의문이 있다고 한다(USPSTF, 1989; 브라워 등, 1992). 미국에서의 연구에서는 아프리카 출신 남성과 전립선암의 가족력이 있는 남성이 위험이 가장 높은 것으로 보인다. 따라서 이 집단을 최우선적으로 조기검진하여야 할 것이다(USPSTF, 1989).

필요한 자원수준 직장수지검사에 의한 발견에는 중간 정도의 자원이, 생검에는 높은 수준의 자원이, 수술에도 높은 수준의 자원이 필요하다.

● 피부암

목적 일반인에게 피부암 조기검진을 시행하는 것은 권고사항이 아니다. 유병률이 높은 지역에서는 일차 예방(햇볕에 타는 것을 방지하는 상품, 모자나 피부 보호를 위한 옷)과 조기발견(의심되는 병소가 있을 경우 병원을 찾는 것)에 대한 대중교육을 하는 것이 더 합리적이다.

필요한 자원수준 일차의료요원이 노출된 피부를 검사하는 형식의 조기검진에는 낮은 수준의 자원이 있으면 되지만 이 방법은 타당도를 검증받을 필요가 있다. 생검과 수술을 하려면 높은 수준의 자원이 필요하다

● 간암

조기검진은 권고사항이 아니다. 정확한 조기검진 방법이 없으며 조기발견을 한다고 해서 어떤 편익이 있다는 증거가 없다. 따라서 특히 영아의 B형 간염 예방을 위한 지역사회적인 일차 예방을 강조하여야 한다(112면 참조).

요약

사용한 용어와 약어 설명

다음에 나오는 표들은 본문에서 논의한 권고사항과 이 권고사항의 핵심을 요약한 것이다. 요약 표에서는 다음 용어를 자주 사용하였다. 본문과 표에서 사용한 다른 용어와 약어의 정의는 257면에 있는 용어해설에 수록되어 있다.

권고사항　증상이 없는 사람이나 건강상의 문제를 인식하지 못하는 사람들에게 해당 질병을 예방하는 일차보건의료 접근법의 하나로 조기검진사업을 시행하는 것(대부분의 경우 일차 예방의 한 부분이 된다)을 우선적으로 고려하도록 권고하는 것이다.

불확실　증상이 없는 사람에게 해당 질병을 예방하기 위한 일차보건의료 접근법의 하나로 조기검진사업을 우선적으로 시행하는 것이 불확실하다고 권고하는 것이다.

권고하지 않음　증상이 없는 사람에게 해당 질병을 예방하기 위한 일차보건의료 접근법의 하나로 조기검진사업을 시행하는 것에 우선순위를 두지 말도록 권고하는 것이다.

조기발견 권고　무증상자에 대한 조기검진은 적당하지 않지만, 일반적으로 일차 예방의 부속물로서 해당 질병을 예방하기 위한 일차보건의료 접근법의 하나로 증상이나 징후의 조기발견에 우선순위를 주어야 한다는 권고이다.

낮은 자원수준　도구나 임상검사 없이 또는 아주 간단한 도구나 자료로
　　　조사나 검사함으로써 이루어질 수 있으며, 전문적인 또는 고도
　　　로 기술적인 훈련을 받을 필요는 없다.

중간 자원수준　일반적인 보건소에서 구비하여 놓은 기본적인 도구나 임
　　　상검사 시설이 필요하며, 특수화되지 않은 기술적 또는 전문적
　　　훈련이 필요하다.

높은 자원수준　일반적으로 지역이나 병원 수준에서만 이용할 수 있는
　　　기술이 필요하고 특수화된 기술적 또는 전문적 훈련이 필요하
　　　다.

매우 높은 자원수준　일반적으로 지역 수준에서는 이용할 수 없고 국가나
　　　더 큰 광역자치단체에 있는 의뢰 센터에서만 이용할 수 있는 기
　　　술이나 훈련이 필요하다.

<표 1> 산전진료에서의 조기검진

보건문제나 위험요인	조기검진에 관한 권고	필요한 자원수준			논평
		조기검진	확진	시기적절하고 효과적인 중재	
임신, 분만이나 출산에 따른 합병증 또는 유산·사산·조산 등의 결과	권고사항	낮다(가정수첩의 조사나 검사)	중간 또는 높다 (더 많은 훈련을 받은 진료 제공자에게 의뢰)	중간이나 높다(더 많은 훈련을 받은 진료제공자나 수술분만을 할 수 있는 기관으로 이송)	
고위험 연령이나 출산횟수	권고사항	낮다(가정기록의 조사나 검사)		중간이나 높다(더 많은 훈련을 받은 진료제공자에게 의뢰)	수술분만을 할 수 있는 기관으로 이송할 필요가 있다
작은 키	권고사항	낮다(도구 없는 검사나 간단한 측정 도구를 사용한 검사)	중간(내진)이나 높다 (X선 골반계측법)	중간이나 높다(폐쇄분만일 경우 수술이 가능하거나 훈련받은 산과제공자)	폐쇄분만의위험이 있는 여성은 임신 마지막 1~2개월에는 수술이 가능한 시설 근처에 있어야 한다
산모의 면역상태 (파상풍, 풍진)	권고사항	낮다(가정수첩의 조사나 검사)	중간(풍진 항체 역가측정)	낮다(파상풍 예방접종, 출산 후 풍진 예방접종의 필요성에 관한 조언)	
가구의 사회심리적 및 사회경제적 위험요인	권고사항(조기검진과 조기발견) 연구대상: 일차 진료 수준에서 위험을 측정할 수 있는 정확한 방법	낮거나 중간 (가정 안에서의 조사나 관찰이 필요하지만 기술이 없는 관찰자의 경우 정확도가 보장되지 않는다)	불확실	불확실: 아마도 낮거나 중간일 것이다 (사회적 지원, 지원적 상담 또는 일부 문제에 대한 사회서비스)	위험을 시기적절하게 인식하여 조기에 중재하면 산모와 태아의 건강을 증진시킬 수 있다. 효과적인 중재에는 개인, 가족 및 지역사회 수준의 활동이 포함될 수 있다. 일차예방에 가장 큰 우선순위를 두어야 한다

보건의료 서비스를 받는 데 장애가 있다	권고사항(특별한 장애물이 있는 주민에 대한 서비스 제공과 같은 접근도 문제에 관한 일차예방의 부속물로서)	낮다(조사)		낮다(방문보건, 추가 감시와 지원)	지리적·재정적 및 다른 접근도 문제를 조기에 규명하여 한번 방문하였지만이후에 이용을 하지 않을 위험이 있는 사람들을 관리할 계획을 위한 정보를 제공해야 한다. 보편적인 적용을 달성하기 위한 방문보건을 비롯한 일차예방이 가장 중요하다
임산부의 흡연, 음주 및 기타 유해약물의 섭취	일차예방의 부속물로서 조기발견이 권고된다	낮다(조사와 기록 검토)		낮고, 중간이거나 높다(산모를 위한사회적 지원이나 상담 서비스, 약물의존 산모의 아이를 위한 치료)	일차예방이 강조되어야 한다. 조기검진은 교육, 법제화 및 치료 서비스를 받을 수 있게 하는 등 공중보건 조치에 부속되어 시행되어야 한다
산모의 영양 수준, 체중증가, 태아 성장	적절한 보완이나 효과적인 상담이 가능할 경우에만 권고된다.	낮다(체중증가를 잴 수 있는 체중계, 자궁저를 재는 줄자)	낮거나 중간(임상검사)이거나 높다(초음파)	낮거나 중간(상담, 보충)이거나 높다(저체중아일 것으로 생각되면고위험군을 치료할수있는 센터로 이송)	조기검진은 적절한 음식 공급과 섭취를 증진하기 위한다부문 참여 활동에 부속되는 것이다. 문제가 지역사회 전체에 걸친 것이라면 개인을 상담하는 것은 효과가 의심스럽다. 임신기간을 결정하기 위해 초음파를 사용하는 것은 권고하지 않는다
직업적 위험, 예를 들어 여성이 중노동을 하거나 기형발생물질에 노출될 경우	불확실	낮다(조사)	다양함	다양함	일차예방이 강조되어야 한다. 유해물질을 제거하고 폭로를 피할 수 있는 정책 수준의 활동 없이 위험 상태에 있는 개인과 상담하는 것은 효과가 없을 것이다. 지역사회의 참여(예를 들어 노동조합)가 필수적이다

<표 1> 계속

보건문제나 위험요인	조기검진에 관한 권고	필요한 자원수준			논평
		조기검진	확진	시기적절하고 효과적인 중재	
만성질환에 걸렸거나 치료받아야 할 급성질환 증상을 무시한 경우	조기발견 권고	낮거나(조사나 기록검토) 중간	중간이나 높지만 질환에 따라 다르다	질환에 따라 낮거나 중간이거나 높다	
철결핍성 빈혈	권고사항	낮거나 중간(헤모글로빈/헤마토크리트)	낮거나(철분제제에 대한 반응) 중간	낮다(철분제제나 식이에 의한 보충)	조기검진과 개별적인 치료가 지역사회 수준의 일차예방의 대체물이 되어서는 안됨
말라리아	말라리아가 풍토병인 지역에선 일차예방에 의한 부속물로서 권고됨	낮거나 중간(혈액 도말)	낮거나 중간	낮거나 중간(클로로퀸이나 다른 약)	일차예방이 가장 중요하다. 증상을 가진 사람의 조기 발견도 권고된다
요오드 결핍증	권고되지 않음	높다(혈액, 소변 분석)	높다(혈액, 소변 분석)	낮다(요오드 공급)	요오드 결핍증의 유병률이 높은 지역에 보편적인 요오드 공급이 권고됨. 조기검진과 증상이 없는 개인의 치료는 상대적으로 비효율적이다. 요오드 공급이 필요한 지역사회를 알기 위해 전체인구 수준에서 주기적인 모니터링이 이루어지고, 검진을 통한 갑상선 비대를 조기 발견하는 것이 산전진료의 일부분이 되어야 한다. 선천적인 갑상선 기능저하증은 <표 2>를 참조

다태아 임신, 둔위나 측위	권고사항	낮거나(복부 검사) 중간(숙련된 인력의 내진)	중간(보다숙련된인력)이거나 높다(초음파 검사)	중간이나 높다(의심되는 경우 수술분만이 가능한 지역이나 병원급으로 의뢰할 필요가 있다)	
임신시 고혈압증	권고사항	낮다(혈압계 커프와 청진기, 소변검 사용 스틱)	낮다	낮거나 중간이거나 높다	모성 및 태아의 이환과 사망 중에서 치료 가능한 원인으로 중요하다
무증상 세균뇨증	권고사항	낮거나 중간(요분석이나 요배양, 검사막대를 사용하면 현미경 검사 없이 백혈구를 찾아낼 수 있다)	대부분의 경우 중간(반복 감염이나 치료 실패를 진단할 필요가 없을 경우)	대부분의 경우 낮거나 중간	조산의 중요한 위험요인. 소녀들과 여성들에게 회음부위생에 대한교육을 함으로써 일차예방을 한다
무증상 임질, 클라미디아 감염	권고사항	낮거나(농뇨검사용 검사지) 중간(백혈구 요분석검사나 비정상적인 질/자궁경부 분비물 또는 검사에 대한 자궁경부 침식증)	중간이나 높다(배양) 확진이 불가능하다면 조기검진 결과를 추정하여 치료하는 것이 합리적일 것이다	낮거나 중간(경구용 항생제)	안전한 성관계에 대한교육을 통한 일차예방이 가장 중요하다
매독	권고사항	중간이나 높은 기술이 필요하지만 비용은 낮다(VDRL 검사)	중간이나 높은 기술이 필요하지만 비용은 낮다(RPR 검사)	중간(항생제)	질병의 비용과 결과에 비해 검사와 치료는 상대적으로 비싸지 않다. 안전한 성관계에 대한 교육을 통한 일차예방은 가장 중요하다

<표 1> 계속

보건문제나 위험요인	조기검진에 관한 권고	필요한 자원수준			논평
		조기검진	확진	시기적절하고 효과적인 중재	
HIV 감염이나 질병	불확실(110면 참조). 자원할 경우, 검사 전후 전문적인 상담이 제공될 때, 감염자가 치료적 유산을 선택할 수 있을 때만 권고	중간이나 높다 숙련된 사전 검사 상담을 포함한다	중간이나 높다	낮은 것에서부터 매우 높은 것까지 가능하다. 숙련된 검사 후 상담과 치료적 유산의 선택 그리고 약물 남용자의 치료도 포함된다	안전한 성관계의 증진을 통한 일차예방의 우선순위가 가장 높아야 한다
B형 간염	수직 감염과 HBs Ag 유병률이 10% 이하인 지역사회에서 권고된다	중간(항원검사)	중간이거나 높다 (감염 검사 포함)	중간이거나 높다(B형 간염에 감염된 어머니의 영아에게 B형 간염 면역 글로불린 제공, 공공부문에서 제공되는 백신은 가격이 낮을 것이다)	지역사회 유병률이 10%가 넘으면 개별적인 조기검진 없이 모든 이에게 예방접종하는 것이 더 합리적일 것이다. 안전한 성관계의 증진을 통한 일차예방과 오염된 주사 바늘을 통한 감염의 예방이 모두 중요하다
ABO 혈액형	권고사항. 모든 사람을 검사하기가 불가능하면 수혈 받을 가능성이 큰 사람을 먼저 한다.	중간이나 높다		높다(수혈)	수술 분만이나 출혈의 위험이 있는 사람을 우선적으로 한다
Rh 항체	권고사항. 앞에서 열거한 질병일 경우만 우선한다	중간이나 높다		높다(Rh 양성 태아를 가진 Rh 음성 어머니에게 Rh 면역 글로불린 투여)	권고사항이기는 하지만 현재는 하지 못할 수도 있다

임신성 당뇨병	일반 임산부에게는 권고사항이 아니다. 위험이 높은 집단을 검사한다.	중간	중간이거나 높다(수차례에 걸친 식후 혈당측정이 필요하다)	낮거나 중간	정확한 검사는 값이 비싸다. 비만 여성이나 과거에 거대아를 낳은 경험이 있는 여성들을 대상으로 한 조기검진에 우선순위가 주어져야 한다
태아 질식 예방을 위한 전자태아 감시기	권고사항 아님	높다	높다	높다	비용이 매우 많이 들며, 편익도 불확실하다. 실제로 이 방법을 사용하면 수술 분만이 증가한다
산전 유전자 검사					검사뿐 아니라 상담과 추구관리에도 매우 전문화된 자원이 필요하다
(1) 염색체 이상이나 구조 이상의 직접적인 기형	권고사항 아님	높거나 매우 높다. 검사 전 숙련된 상담도 필요하다	매우 높다(의뢰 병원만 가능, 초음파도 민감도가 높지 못하다)	중간(치료적 유산)이거나, 검사 후 숙련된 상담도 포함하여 높거나 매우 높다(의뢰병원)	임신에서 초음파를 일상적으로 사용하는 것은 안전성과 효용이 입증되지 않았다. 35세 이상 여성의 출산을 억제하고 독소에의 폭로를 피하는 일차예방이 강조되어야 한다
(2) 산전 생화학적 역가검정을 통해 발견할 수 있는 혈색소병증과 기타 선천성 질환	권고사항 아님(<표 3> 참조) 보건의료 서비스가 발전된 곳에서는 고위험군을 대상으로 하는 조기검진이 가치있을 수도 있다	겸상 적혈구 검사일 경우 중간이며, 다른 질환의 경우 높다. 자원의 수준이 높을 경우 숙련된 검사 전 상담이 필요할 것이다	높거나 매우 높다	높거나 매우 높다(불확실)	제한된 자원을 가진 나라에서는 효과적인 전략의 전체 비용을 감당하기 어렵다. 겸상 적혈구 질환은 <표 3> 참조

<표 2> 생식/가정보건에서의 조기검진

보건문제나 위험요인	조기검진에 관한 권고	필요한 자원수준			논평
		조기검진	확진	시기적절하고 효과적인 중재	
원하지 않은 임신이나 고위험 임신을 할 위험	일상적인 산전 산후 진료의 일부분으로 권고된다. "기회가 되면 하는" 조기검진은 다른 일상적인 (대상부모의) 아동, 청소년 및 성인진료와 연계되어야 한다	낮다 (물어보거나 가정에 있는 어머니의 기록에 있는 생식력을 가정 기록의 조사)		낮거나, 중간이거나 높다	조기검진은 대중교육과 안전하고 받아들일수 있으며, 쉽게 이용할수 있는 가족계획 방법의 제공에 부속되는 것이다
HIV 감염을 비롯한 성병(STD)	지역의 역학적 분석에 따라 고위험군에게는 안전한 성관계를 증진시키는 활동의 일부로 기회가 생기면 하는 조기검진, 환례발견, 조기발견이 권고된다	HIV 검사를 위한 검사전 상담도 포함되며 중간	중간이거나 높다	낮거나(성병의 확산을 예방하는 상담), HIV 양성자에 대한 검사 후 상담을 비롯하여 중간 또는 높다	조기검진은 대중교육과 안전한 성관계의 증진 및 받아들일 만하고 이용가능한 진단과 치료 서비스의 제공의 일부분이 되어야 한다

자궁경부암				
(1) 고위험군(35세 이상, 성병환자 또는 다출산자)	세포학적 조기검진은 권고사항	높다(자궁경부 세포진 검사는 중간 정도의 자원이면 가능하지만 도말표본을 읽으려면 고도로 숙련된 세포병리기사가 필요) 발달된 커뮤니케이션 체계가 필요	높다(생체검사)	높거나(원추형 조직 생체검사나 보다 광범위한 수술) 광범위 침습일 경우(방사선 치료) 매우 높다	(1)과 (2)의 경우 훈련받은 세포전문가는 지역병원이나 국가 수준에서도 드문 경우가 많다. 치료 능력이 제한되어 있는 곳에서는 적어도 통증의 일시적 완화와 통증 관리는 보장되어야 한다. 35세 미만의 위험이 낮은 여성을 자주 조기검진하는 현재의 행태는 합리적이지 못하다. 저위험군을 조기검진하기 전에 35세 이상 여성을 비롯하여 고위험군을 포괄하는 것을 보장하여야 한다. 일차예방: 안전한 성생활에 대한 교육, 가족계획, 흡연 예방
(2) 기타	불확실하다. 권고사항이기는 하지만 우선순위도 낮고 고위험군보다 낮은 빈도로 수행한다. 정확하고 값싼 조기검진방법의 타당성을 검정하는 연구가 필요	낮거나 중간(자궁경부의 육안 검사―아직 확정되지는 않았지만 유망한 것으로 나타남)	높다(생체검사)	높거나(원추형 조직 생체검사나 보다 광범위한 수술) 광범위 침습일 경우(방사선 치료) 매우 높다	
직장이나 가정에 생식 유해요인이 있는 경우	불확실	낮지만(묻거나 관찰) 훈련된 인력이 필요하다. 검사가 필요하면 중간이나 높은 수준이다	낮거나, 중간 또는 높다	불확실, 유해요소를 제거하려면 정책변화가 요구된다	보호를 위한 규제를 통한 일차예방과 작업장 및 상업 및 거주지역의 일상적인 감시가 가장 우선되어야 한다

<표 3> 신생아 진료에서의 조기검진

보건문제나 위험요인	조기검진에 관한 권고	필요한 자원수준			논평
		조기검진	확진	시기적절하고 효과적인 중재	
저체중아	조기발견이 권고됨	낮다	낮다(체중계)	낮거나 중간이거나 높다	일반적으로 위험한 영아/유아를 찾을 수 있는 훌륭한 표식자이다. 일반적인 지역사회 건강증진 활동과 가족계획 및 포괄적인 산전진료를 통한 일차예방이 필수적이다
모성/가구의 사회심리적 및 사회경제적 위험	조기검진과 조기발견이 권고됨	낮다(관찰과 모성수첩의 내용을 아동수첩으로 옮김)	낮거나 중간	문제에 따라 낮거나 중간이거나 높을 수 있다(상담, 지원 적절한 서비스로의 이송)	가족계획, 포괄적인 산전진료 및 지역사회 전반의 사회경제적 발전을 통한 일차예방의 부속물
선천성 매독	신생아 조기검진은 불확실한 권고사항 산전 조기검진은 권고사항	중간	중간	낮거나 중간(비경구 항생제)	산전 조기검진과 치료를 통한 예방이 최우선되어야 한다. 고위험군 신생아는 산전 검사 결과 음성이었어도 검사하여야 한다
정류고환	신생아에게는 불확실(1세아에게는 권고사항)	중간(낮은 기술이지만 숙련된 검사자가 필요)	중간	높다(수술)	이전의 검사가 정상이 아니었던 1세아의 경우 조기검진과 중재가 권고된다
선천성 갑상선 기능 저하증	불확실	중간(필터지에 제대혈액을 채취하여 중안 검사실에 검사의뢰)	중간이거나 높다	낮다(요오드 보충)	일차예방이 필수적. 유병률이 높은 지역에서는 지역사회 전체에 요오드가 제공되어야 하며, 조기검진보다 요오드 제공이 우선되어야 한다

선천성 고관절탈구	신생아 조기검진은 불확실한 권고사항이며 유아 초기에는 권고사항	중간(기술은 낮지만 고도로 숙련된 검사자가 필요함)	중간이거나 높다	높다(정형외과로 의뢰하여 수술할 수 있다)	2세경에 발견하기 쉽고 중재의 효과가 높다
치료가능한 두위 이상	조기검진 결과 양성자 모두에게 확진과 치료가 가능해지기 전까지는 권고사항 아님	낮거나 중간(고도로 숙련된 검사자가 없는 한 신뢰도가 의심됨)	높거나 매우 높다	높거나 매우 높다(신경수술이 가능한 병원으로 이송)	상대적으로 드물다. 확진과 치료에 드는 비용이 매우 비싸다. 조기검진 결과 양성자 모두에게 확진과 치료를 제공할 수 없거나 이보다 더 일반적인 질병도 다루지 못하고 있는 상황이라면 권고사항이 아니다
무증상 심장이상	불확실	중간(기술은 낮지만 고도로 숙련된 검사자가 필요함)	높거나 매우 높다	중간 정도의 기술이지만 장기간이 소요되기 때문에 비용이 많이 들거나(예방적 항생요법), 매우 높다(심장수술)	장기간 예방적 항생요법도 수술처럼 비용이 많이 든다. 심장이상은 대부분 증상이 나타나기 때문에 조기에 발견된다. 기형의 일차예방은 우선순위가 높다
혈색소병증					
(1) 겸상적혈구 질환	불확실	중간(실제 검사는 간단하지만 임상검사와 검사전 상담이 필요함)		높다(동형접합체에서의 감염을 방지하기 위한 집중적인 병원진료). 동형접합체에 관한 유전 상담	겸상적혈구 질환을 조기에 규명하면 보다 적합한 조기치료를 통하여 생명을 구할 수 있지만 비용이 많이 드는 집중적인 치료를 하여야 한다. 신생아에게서 규명하였을 때 출산 결정을 변화시킨다는 증거는 없다

<표 3> 계속

보건문제나 위험요인	조기검진에 관한 권고	필요한 자원수준			논평
		조기검진	확진	시기적절하고 효과적인 중재	
⑵ 기타혈색소병증	권고사항 아님	높다	높다	동형접합체에 대해 조기에 중재를 한다고 해도 효과는 없다. 이형접합체에 대한 중재는 유전상담만 있다	신생아 검사 이후의 유전자 상담의 효과에 관한 증거가 없다
페닐케톤 요증	불확실, 자원의 제약이 심한 곳에서는 높은 우선순위로 시행하도록 권고하지 않음	높다	높다	중간이지만 특수식에 대한 접근이 제한되어있는 곳에서는 식사상담의 효과가 불확실하다	드문 질환이다. 검사비용은 많이 들고 실제로도 어렵다. 중재의 효과도 불확실하다
기타 선천성 대사이상	권고사항 아님	높다	높거나 매우 높다	변화가능하지만 일반적으로 높거나 매우 높다	매우 드물다. 신생아 조기검진으로 얻을 수 있는 것이 적다
특수 기구로 식별가능한 안 장애	불확실	중간(검안경으로 하는 적색반사(red reflex)	높다	높거나 매우 높다	유전적 이상의 일차예방이 선호될 수 있다. 조기발견으로 효과적인 중재가 가능한 경우는 많지 않다

<표 4> 영아와 6세 미만 어린이의 진료에서의 조기검진(<표 6> 참조)

보건문제나 위험요인	조기검진에 관한 권고	필요한 자원수준			논평
		조기검진	확진	시기적절하고 효과적인 중재	
위험상태에 있는 영아나 학령전 어린이	조기검진과 조기발견이 권고됨 연구의 우선순위: 발견과 중재에 관한 일차의료적 방법의 개발과 정확도 검정	낮다(묻거나 기록을 검토하여, 저체중아였다면 좋은 표식자가 되며, 예방접종을 제대로 맞지 않은 것도 좋은 표식자이다)	복잡한 문제를 완벽하게 사정하려면 낮거나 중간이거나 높은 수준	문제에 따라 낮거나 중간이거나 높아질 수 있다	일차예방이 필수적이다. 위험의 사정과 중재 계획은 특수 훈련과 의뢰를 위한 자원이 필요하게 될 것이다. 지역사회에 근거를 둔 발견과 중재 방법은 우선적으로 연구하여야 할 것이다. 위험가정에 대한 조기검진과 중재는 다부문 활동을 통한 지역사회전체적이고 가구단위의 예방의 부차적인 수단이다
예방접종 상태	권고사항	낮다(물어보거나 가정아동건강수첩검토)		낮거나 중간(예방접종)	예방접종을 제대로 맞지 않았다면 일반적으로 위험상태에 있는 어린이라고 간주할 수 있다
신체성장의 모니터링	저위험 어린이의 조기검진에 대한 권고는 불확실, 일반적으로 위험상태에 있는 어린이의 발견은 우선순위가 높아야 한다	낮다	중간, 높거나 매우 높다	낮거나 중간이거나 높거나 매우 높다	영양실조의 일차예방과 문제가 의심되는 어린이의 조기발견에 주안점을 두어야 한다. 문제가 전 지역에 퍼져 있거나 효과적으로 중재할 만한 자원이 부족한 지역에서는 개인을 모니터링하는 것이 좋은 결과를 낳을지는 불확실하다

<표 4> 계속

보건문제나 위험요인	조기검진에 관한 권고	필요한 자원수준			논평
		조기검진	확진	시기적절하고 효과적인 중재	
정신, 신경 및 사회심리적 발달	일차의료수준에서 권고사항. 공식 발달검사는 권고되지 않음	낮다(일차의료요원이 발달을 파악할 수 있는 중요사건을 검토)	중간, 높거나 매우 높다	중간, 높거나 매우 높다	일차예방이 강조되어야 한다. 중재를 하려면 지역 병원이나 이보다 더 높은 수준의 병원에 있는 전문의가 필요하다. 일차의료적인 중재로도 신체장애를 최소로 줄이고 아동 학대를 예방할 수 있을 것이다
선천성 고관절탈구	유아의 경우 권고사항	낮다(걸음걸이 관찰)	중간이나 높다	높다(전문의, 수술 가능)	영아에서의 측정은 걷기 전에는 어렵다. 유아의 경우는 더 쉽다
시력의 문제	3세경 어린이의 사시·약시 조기검진은 권고된다. 학령전 어린이의 시력 조기검진은 권고되지 않는다	낮거나 중간(관찰, 부모에게 물어보기, 그러나 훈련받은 숙련된 검사자가 필요하다)	중간이나 높다	중간, 높거나 매우 높다	시력상실을 막기 위해 사시나 약시의 조기중재는 꼭 필요하다
청력의 문제	조기검진은 권고사항이 아니고 조기발견이 권고된다	정확하면서 값싼 조기검진 검사가 없다	중간이나 높다	낮은 수준에서 중간까지(이염의 치료), 높거나 매우높다(수술이나 보청기). 장애를 최소화하기 위한 보조 장치 필요(낮다)	정확하고 비용이 낮은 조기검진 검사법이 없다. 확실한 치료법은 비용이 많이 든다. 결과가 불확실하다. 부모나 아동을 돌보는 사람이 문제를 조기발견하도록 권고됨
정류고환	권고사항	낮거나 중간 정도의 기술이면 되지만 훈련이 필요	중간(숙련된 검사자)	높다(수술)	생후 1년경에 불임을 줄이기 위해 중재를 한다. 수술을 하면 고환암의 위험을 줄어들 가능성이 있다

영아의 치료가능한 두 위이상	불확실	낮거나 중간(조기 검진 측정의 정확도는 의심스럽다)	높다	높거나 매우 높다	비교적 드문 질환이다. 확진과 중재비용이 매우 많이 든다. 조기검진 결과 양성자 모두에게 확진과 치료를 제공할 수 없거나 더 일반적인 질환도 아직 제대로 치료하지 못하고 있는 상황이라면 권고할 만하지 않다
무증상 세균뇨증	권고사항 아님	낮거나 중간(검사지 검사나 요성분 분석)	중간이나 높다(배양)	중간이나 높다(건강에 미치는 영향은 불확실하다)	검사비는 높은 데 비해 결과는 불확실하다
무증상 철결핍성 빈혈과 납중독	권고사항 아님	중간	중간이거나 높다	낮다(식사를 바꾸거나 철분을 보충)또는 낮거나 중간이거나 높다(납 폭로의 제거)	임상적 중요성은 불확실하다. 지역사회의 영양개선과 환경에서의 납 제거를 통한 일차예방이 강조되어야 한다
무증상 류마티스성 심질환 및 기타 무증상 심장 이상	우선순위가 높은 권고사항 아님	중간(위양성률 높다)	높거나 매우 높다	중간(장기적인 예방적 항생요법은 비용이 많이 든다), 높거나 매우 높다(심장수술)	검사의 위양성률이 높아 아프지 않은 사람을 아픈 사람으로 오해할 위험이 크다. 조기발견과 연쇄상구균의 치료, 유산·사산·조산의 예방을 통한 일차예방이 중요하다
고지혈증	권고사항 아님	중간	중간이나 높다(다수의 측정이 필요)	낮거나 중간이거나 높다(결과 불확실)	확진을 하려면 여러 번 측정하여 결정해야 한다. 관상동맥질환의 일차예방이 강조되어야 한다
고혈압	권고사항 아님	낮다	낮거나 중간(병인을 결성하려면 임상시험이 필요)	중간(그러나 장기간이기 때문에 비용은 많이 든다)	어린이들 사이에서는 매우 드물다. 심혈관 및 뇌혈관 질환의 일차예방이 강조되어야 한다

<표 5> 학령기 어린이와 청소년의 진료에서의 조기검진(<표 6> 참조)

보건문제나 위험요인	조기검진에 관한 권고	필요한 자원수준			논평
		조기검진	확진	시기적절하고 효과적인 중재	
성장발달의 문제	학교 입학시 권고된다. 이후에는 공식적인 조기검진 없이 문제의 조기발견이 권고된다. 연구의 우선순위: 저가의 일차의료적 방법으로 조기발견하고 중재하는 법	낮다(지역규범에 따른 교사의 사정)	중간이나 높다	문제에 따라 낮은 수준에서부터 매우 높은 수준까지 다양하다	교사에게 발달, 학습 및 사회심리적 문제를 파악하여 적절하게 의뢰하도록 훈련을 하여야 한다. 일차예방이 강조되어야 한다
예방접종 상태	학교 입학시 권고사항이며 이후에는 지역의 일정표에 따름	낮다(물어보거나 가정수첩을 검토)		낮다(예방접종)	예방접종은 값싸며 효과가 검증되어 있다. 예방접종을 제대로 받지 못했다는 것은 어린이가 일반적으로 위험이 높다는 표시
시력의 문제	학교 입학시 권고사항. 이후 조기검진의 빈도는 불확실	낮다(교사가 할 수 있다)	중간굴절 장애	낮거나(학습의 문제를 최소화하기 위한 단순한 예방조치) 중간(안경)	학습의 문제를 조기 발견하는 것이 중요하다
청력의 문제	권고사항 아님. 문제의 조기발견은 권고사항	조기발견하는 데는 낮은 수준(교사·부모의 관찰), 공식 조기검진의 경우 중간이나 높은 수준	높거나 매우 높다	교실에서 잘들리는 자리에 앉히는 것 등은 낮다. 중간, 높거나 매우 높은 수준도 있다	대중 검사에서 정확한 공식 조기검진 검사는 이용할 수 없다. 교사나 부모가 문제를 조기에 발견하도록 권고되고 있다

보건문제나 위험요인	조기검진에 관한 권고	필요한 자원수준			논평
		조기검진	확진	시기적절하고 효과적인 중재	
구강보건문제	권고사항 아님	낮다	중간	중간	위생교육과 불소화를 통한 일차예방을 강조하여야 한다
성관계를 갖고 있는 청소년의 성병(HIV 감염 포함)	1년에 한 번씩 또는 적당한 빈도로 권고된다	중간(그러나 중앙 임상검사가 필요할 수도 있다).	중간이나 높다	낮거나 중간	검사와 치료시의 비밀유지가 필수적이다. 안전한성에 대한교육을 통한 일차예방이 필수적이다
학령기 어린이의 임신 위험	모든 청소년에게 '기회가 생기면 하는' 조기검진이 권고된다	낮다(물어본다)		낮거나 중간(교육, 피임)	청소년 임산부는 모자 모두가 위험이 크다. 모든 청소년에게 성관계를 갖고 있는지, 만약 그렇다면 어떤 피임방법을 사용하고 있는지 물어보아야 한다. 대답과 관계없이 그들에게 성, 출산조절이나 성병에 관한 어떤 문제가 있는지 물어보아야 한다. 조기검진은 안전한 성관계와 가족계획에 대한 대중교육과 일반적인 사회경제적 발전을 통한 일차예방의 부차적인 수단이 되어야 한다
무증상 철결핍성 빈혈	일반인에게는 권고사항 아님. 임산부는 연령과 무관하게 권고됨	낮거나 중간(헤모글로빈이나 헤마토크리트)	낮거나(철분투여 후 반응검사) 중간(혈청내 철분의 농도와 총철결합능 검사)	낮다(어린이나 청소년의 중등도 철결핍성 빈혈의 임상적 중요성은 불확실하다)	임신한 청소년만(<표 1> 참조)

<표 5> 계속

보건문제나 위험요인	조기검진에 관한 권고	필요한 자원수준			논평
		조기검진	확진	시기적절하고 효과적인 중재	
척추측곡	권고사항 아님	낮고 정확도도 의심된다(신체검사의 신뢰성이 떨어지며, 위양성률이 높다)	높다	높다(증상이 있는 극단적인 경우를 제외하고는 효과가 의심스럽다)	조기검진 검사는 정확하지 못하다. 미묘한 척추측곡의 치료가능성과 중요성은 의심스럽다. 두드러진 경우에는 특별한 조작 없이 관찰로 인식되어야 한다. 조기발견이 권고됨
고혈압	이 연령군에서는 권고사항 아님	낮다	낮거나 중간(병인을 결정하기 위한 임상검사와 이학적 검사)	중간 기술이지만 장기간 해야 하기 때문에 비용이 매우 많이 든다	고혈압과 심혈관질환의 일차예방에 주안점을 두어야 한다
고지혈증	권고사항 아님	중간	중간이나 낮다	낮거나 중간, 또는 높다. 효과는 의심스럽다	관상심질환의 일차예방에 주안점을 두어야 한다
결핵	BCG 예방요법으로 결핵검사가 도움이 되지 않는 곳에서는 무증상자의 조기검진은 권고사항이 아니다	낮거나(증상이나 노출전력을 물어 본다) 중간	중간(담)이거나 높다(X 선)	중간	무증상자에게 X 선 검사를 기본으로 시행하는 것은 권고되지 않는다. 대중교육과 증상이 있거나 폭로된 사람의 조기발견이 일차예방과 함께 강조되어야 한다. BCG를 맞지않았다면 결핵 조기검진이 보조수단으로 도움이 될 것이다
무증상 세균뇨증	청소년 임산부를 제외하고는 권고사항 아님	낮거나 중간(요분석검사나 요배양)	중간(배양)이거나 높다(요도의 방사선검사	낮거나 중간(항생제)이지만 임신일 때를 제외하고는 건강에 미치는 영향이 불확실하다	농뇨는 남성에게서는 성병의 검진이 될 것이다

	불확실	낮다(증상에 관해 물어보고 육안적 혈뇨 검사나 검사지 검사	중간	낮거나 중간	감염을 막기 위한 환경적 조치 없는 치료는 효과가 없다. 일차예방이 가장 우선적으로 시행되어야 한다
요로 주혈흡충증					
암					
(1) 고환암	일반인 대상으로는 권고사항 아님	낮거나(자가검진) 중간	높다	높다(수술과 화학요법)	자가의뢰를 하도록 하는 대중교육에 주안점을 두어야 한다. 정류고환의 전력이 있는사람들은 수술로 고쳤다해도 검사한다
(2) 자궁경부암	이 연령군의 일반인을 대상으로는 우선순위가 높은 권고사항이 아님	낮거나 중간(자궁경부의 검사)이거나 높다(세포진 검사)	높다	높거나 매우 높다	성병 환자들의 조기검진을 가장 우선적으로 하여야 한다
적혈구겸상형상경향	권고사항 아님	임신전후 상담을 포함하면 높다 (겸상혈구화 검사 자체는 간단함)	높거나 매우 높다	동형접합은 쉽게 발견할 수 있다. 이형접합의 유전자 상담을 기본서비스로 제공하는 것이 효과있다는 증거는 없다	조기검진을 하면 출산의 결정에 영향을 미친다는 증거는 없다. 신생아 겸상적혈구 질환의 조기검진에 관한 권고안을 참조하라(<표 3> 참고)
류마티스성 심질환	권고사항 아님	중간(위양성률이 높다)	높다	중간(값은 비싸다), 높거나 매우 높다(심장수술)	조기검진은 고도로 숙련된 검사자가 하여야 한다. 확진과 장기적인 예방적 항생요법은 비용이 많이 든다

<표 6> 어린이와 성인의 전염성 질환 조기검진

보건문제나 위험요인	조기검진에 관한 권고	필요한 자원수준			논평
		조기검진	확진	시기적절하고 효과적인 중재	
성병	고위험군과 임산부에게는 권고사항. 위험, 폭로 및 증상에 대한 조기 발견이 권고됨	낮거나(위험과 증상에 관한 질문) 중간에서 높은 수준까지(임상 검사)	중간이나 높다	낮거나 중간(항생제)	검사와 추구관리에서의 비밀유지가 필수적이다. 안전한 성행위에 관한 대중교육과 받아들일 수 있고 이용하기 쉬운 서비스의 제공이 먼저이고 조기검진은 부수적인 것이 되어야 한다
HIV 감염	불확실	검사전 상담을 포함하면 중간이나 높다	중간이나 높다	검사 후 숙련된 상담을 포함하면 중간이나 높다. 사회 서비스의 지원이 일차의료 수준에서 제공되어야 하며 이것이 HIV 감염자의 삶의 질에 주요한 영향을 미칠 수 있다	안전한 성행위와 깨끗한 주사바늘의 사용 및 약물남용의 예방을 통한 일차예방을 가장 우선하여야 한다
말라리아	무증상자(풍토병인 지역의 임산부는 예외)에게는 권고사항 아님. 증상의 조기발견은 권고됨	낮거나 중간(혈액 도말)	중간	낮거나 중간(클로로퀸/기타 약)	일차예방이 필수적이다. 증상이 나타나면 병원에 찾아가도록 하는 대중교육이 집단검진보다 더 생산적일 수 있다

결핵	BCG 예방접종을 일상적으로 시행하는 지역에서는 무증상자의 조기검진은 권고사항이 아니다. 증상의 조기발견은 권고된다	중간(sputum smears, BCG 전력이 있으면 결핵 검사는 도움이 안된다)이거나 높다(X선)	중간이거나 높다	중간(약)	집단검진은 일반적으로 의심되는 증상이나 전력이 없는 경우 결과가 좋지 못하다. 증상이 있는 사람의 조기발견과 환자와 접촉한 가족들의 치료와 일차예방이 가장 강조되어야 한다
나병, 리슈마니아증, 필라리아병과 피부에 증상이 나타나는 다른 풍토병	권고사항 아님. 증상의 조기발견은 권고된다	낮다(특징적인 피부 병변에 대한 검사)	중간이나 높다	중간이나 높다	피부에 병변이 생기면 병원에 찾아오도록 대중교육하는 것이 집단검진보다 더 생산적이다. 스스로 병원에 찾아오도록 하려면 대중교육과 함께 받아들일 만하고 이용하기 쉬운 의료서비스가 있어야 한다
주혈흡충증	권고사항 아님. 증상의 조기발견은 권고됨	낮다(물어보거나 소변의 육안 검사, 검사지 검사)	중간	중간(약)이지만 재감염을 예방하지 못하면 효과는 의심스럽다	일차예방과 증상이 발견되면 병원을 찾도록 하는 데 주안점을 두어야 한다. <표 5> 참조. 지역사회 수준에서 모니터와 중재가 이루어져야 한다
회전사상충증과 트라코마	권고사항 아님. 증상의 조기발견이 권고됨	낮다(특징적인 피부 병변에 대한 검사)	높다	높다	회전사상충증은 매개체 관리(일차예방)이 가장 중요하다. 트라코마의 경우는 위생이 중요하다. 예방할 수 있는 실명의 주요 원인인 이 두 질환의 경우 증상이 나타나면 병원에 찾아오도록 하는 것(조기발견)도 중요하다

<표 7> 성인 진료에서의 조기검진(<표 6> 참조)

보건문제나 위험요인	조기검진에 관한 권고	필요한 자원수준			논평
		조기검진	확진	시기적절하고 효과적인 중재	
일반보건문제					
치과 및 치주질환	권고사항	낮다	중간	중간	성인이 고통받고 장애를 겪게 되는 일반적인 원인이다. 위생에 관한 대중교육을 통한 일차예방이 필수적이며, 특히 어린이 교육에 주안점을 두어야 한다
원하지 않은 임신이나 고위험 임신의 위험 (<표 2> 참조)	'기회가 있으면 하는' 조기검진이나 조기발견이 권고됨.	낮다(물어보거나 가정수첩 카드의 출산기록을 검토)		일반적으로는 낮거나 중간. 피임수술을 원하면 높다	조기검진은 대중교육과 안전하고 받아들일 만하며 쉽게 이용할 수 있는 가족계획 서비스의 보조수단이 되어야 한다
정신보건, 알코올과 약물남용, 가정폭력과 같은 사회심리적 문제	불확실('기회가 생기면 하는' 조기검진) 위험 가정에 있는 어린이의 조기발견은 권고됨 연구의 우선순위: 비용이 적게 드는 일차의료 사정법과 중재법	낮다	낮거나 중간	낮거나 중간이거나 높다	조기검진은 예방조치의 보조수단이다. 사정을 하려면 훈련을 하여야 한다. 중재를 하려면 의뢰할 자원이 있어야 하지만 사회적 지원을 추가로 동원하는 간단한 중재가 효과적일 수도 있다. 일차예방이 강조되어야 한다

보건문제나 위험요인	조기검진에 관한 권고	필요한 자원수준			논평
		조기검진	확진	시기적절하고 효과적인 중재	
노인의 기능적 문제	권고사항 연구의 우선순위: 저가의 일차의료적 사정법과 중재방법	낮다(집에서의 관찰)	낮거나 중간	낮거나 중간	기능적 상태는 보통 사회적 지원을 추가로 동원하거나 가정의 배치를 이동을 돕고 유해요인을 줄이는 식으로 하는 간단한 중재로도 좋아질 수 있다
백내장과 굴절장애	노인의 조기검진은 권고사항. 다른 성인은 조기발견이 권고.	낮다(물어보거나 간단한 시력측정)	중간(시력측정법)	높다(백내장수술이나 교정용 안경)	백내장은 나이가 들어 시력이 약해지는 것은 당연하다고 생각하는 노인들의 회복가능한 실명의 주요 원인이다
녹내장	일반인을 대상으로 우선순위가 높은 권고사항이 아니다.	중간이거나 높다	높다.	중간이거나 높다.	일차의료 수준의 정확한 조기검진 검사법이 없다. 대부분의 무증상자에게 조기중재를 했을 때의 효과는 불투명하다(고위험군의 검진)
직업적 유해요인	불확실	낮다(물어본다)	중간이나 높다(임상검사)	불확실. 정책 수준에서 유해요인을 제거하는 것이 필요하다	작업장의 모니터를 통한 일차예방이 강조되어야 한다. 조기검진은 유용한 보조수단은 될 수 있지만 중요성은 떨어진다
심혈관 질환 및 뇌혈관 질환					미국 예방 서비스 특별조사단은 ECG나 흉부 X선 검사, 혈중 지질검사 및 경동맥 잡음 청진법을 사용한 집단검진은 하지 말도록 권고하였다
식사, 운동 또는 담배와 같은 약물사용에 따른 위험	권고사항 아님 연구의 우선순위: 효과적인 예방법	낮다(물어본다)		낮거나 중간(상담)	일차예방과 치료를 받을 수 있도록 만드는 데 주안점을 두어야 한다. 나라마다 특색있는 방법을 사용하여야 한다

<표 7> 계속

보건문제나 위험요인	조기검진에 관한 권고	필요한 자원수준			논평
		조기검진	확진	시기적절하고 효과적인 중재	
고혈압	불확실. 치료할 자원이 부족할 때는 일반인의 조기검진은 권고사항 아님. 중재할 자원이 있을 경우 고위험군의 조기검진은 권고사항 연구의 우선순위: 일차예방과 값싸고 받아들일 만한 치료	낮다	낮거나 중간(임상검사와 진찰)	중간정도의 기술이지만 장기에 걸치므로 비용은 높다	조기검진은 상대적으로 간단하지만 장기적으로 치료해야 하기 때문에 비용이 많이 들며 치료순응도의 문제도 있다. 유병률이 높으며 자원이 제약되어 있는 지역에서는 약을 통한 치료의 기준이 더 높을 필요가 있을 것이다. 위험요인(담배, 식습관, 운동)을 줄이려는 다양한 공중보건활동이 필수적이며 가장 우선적으로 행해져야 한다
고지혈증	일반인을 대상으로 하는 조기검진은 권고사항 아님	중간	중간(반복적인 측정이 필요하며, 비용이 많이 든다)	낮거나 중간(식습관 상담)이거나 중간(약은 비용이 많이 든다). 대부분의 경우 치료 효과는 불확실하다	확진과 중재에 사용할 자원이 있다면 우선 가족 중에 젊은 나이에 관상동맥질환에 걸린 사람이 있는 사람을 조기검진하는 것이 합리적이다
경동맥 잡음	무증상자에게는 권고사항이 아님	중간이나 높다(훈련받은 인력의 청진)	매우 높다(동맥조영술)	매우 높다(경동맥 내막절제술)	확진과 치료에는 비용이 극히 많이 든다. 무증상자에 대한 조기 중재의 편익은 불확실하다. 일차예방에 주안점을 두어야 한다

고혈당뇨병, 당불내성	무증상자에 대한 조기검진은 권고사항 아님	중간	중간	중간. 무증상 비임신 성인에게 중재할 경우 결과가 좋아진다는 증거가 분명치 않다	무증상자의 집단검진은 합리적이지 않다
암					
자궁경부암					
(1) 고위험군(35세 이상, 성병환자나 다출산자)	세포진 조기검진이 권고됨 연구의 우선순위: 저가의 정확한 조기검진 방법의 타당도 검증	높다(자궁경부 세포진, 표본채취에는 중간 정도이지만 결과를 판독하려면 고도로 숙련된 세포병리기사와 잘 개발된 커뮤니케이션 체계가 필요하다)	높다	통증관리에는 낮거나 중간수준의 자원이 필요하고 원추생검이나 광범위 수술은 높고 광범위한 방사선요법이 필요한 경우 매우 높다	지역병원이나 국가차원에서도 훈련받은 세포병리기사가 부족한 경우가 많다. 암이 상당히 진행된 환자의 치료시설이 없는 지역에서는 적어도 고식적 치료법과 통증관리는 보장되어야 한다. 현재 35세 미만 여성을 자주 조기검진하는 행위는 합리적이지 못하다. 저위험군을 조기검진하기에 앞서 35세 이상(현재 무시되고 있다) 고위험군의 조기검진을 확대하여야 한다. 안전한 성행위에 대한 교육, 가족계획, 흡연의 예방 등이 일차예방법이다
(2) 기타	권고사항이기는 하지만 고위험군보다는 우선순위도 낮고 빈도도 적어야 한다.	낮거나 중간(자궁경부의 육안검사는 아직 완전히 검증되지는 않았지만 유망한 방법이다)			

<표 7> 계속

보건문제나 위험요인	조기검진에 관한 권고	필요한 자원수준			논평
		조기검진	확진	시기적절하고 효과적인 중재	
여성의 유방암	불확실하다. 조기발견이 권고된다. 연구의 우선순위: 값싸고 정확한 조기검진과 조기발견법	낮거나(자가검진) 중간(임상검진)이거나 높다(유선조영술)	높다(유선조영술)	높다(화학요법을 동반하거나 하지 않은 수술). 방사선치료는 매우 높다	자가검진을 장려하는 대중교육은 일찍 병원에 치료받으러 오는데 중요한 것으로 나타났다. 유선조영술은 50세 이상의 경우 훌륭하지만 개발도상국에서 일반인을 대상으로 사용하기에는 비용이 너무 많이 든다
구강암	유병률이 높은 지역에서는 권고사항	낮다(일차의료요원이 할 수 있다)	중간이나 높다	중간이나 높다	지역사회에 기반을 둔 방법이 성공적이다
대장암	우선순위가 높은 권고사항 아님	중간(잠혈검사나 직장수지검사)이거나 높다(S결장경검사)	높다(X선 검사와 생검)	높다(수술)	값싼 방법에 의한 조기검진은 정확도가 상당히 낮다. S상결장경검사는 비교적 비싸고 대중들이 받아들이기 어렵다. 고섬유질 식사를 통한 일차예방이 중요하다
전립선암	우선순위가 높은 권고사항 아님	중간(직장수지검사)	높다(생검)	높다(수술)	무증상 전립선암 환자를 조기에 중재했을 때의 편익이 불확실하다
피부암	권고사항 아님	낮다(노출된 피부의 관찰)	높다(생검)	높다(수술)	일차예방과 의심스러운 병변이 있을 때 병원에 찾아가는 것이 강조되어야 한다
간암	권고사항 아님				성인의 조기검진에 이용할수 있는 검사가 없다. <표 1>의 B형 간염 참조

HIV 감염 검사와 상담에 대한 자문회의[1]
제네바, 1992년 11월 16~18일

서론

믿을 만한 HIV(인간면역결핍 바이러스)의 항체검사법은 1984년에 처음 개발되어 1985년에는 전 세계 여러 나라에서 널리 사용되었다. 이 검사법의 개발로 연구자들은 HIV 감염과 AIDS에 대해 더 잘 이해할 수 있게 되었고 의료인들은 HIV 감염 여부를 진단할 수 있게 되었으며, 일반인들은 자신들의 HIV 감염 여부를 알 수 있게 되었다. AIDS를 비롯한 HIV 감염은 HIV 검사의 유용성에 영향을 주며, 다른 건강 문제에 대한 검사와는 다른 중요한 특성을 가지고 있다.

- HIV는 한 번 감염되면 일생동안 지속되며 현재까지 감염자를 비감염상태로 돌려놓을 수 있다고 알려진 약은 없다. 따라서 매독과 같은 질병과는 달리 조기진단을 해도 전파를 막기 위해 어떤 의학적 치료도 할 수 없다.
- HIV 감염을 조기에 치료할 수 있을 경우 다양한 HIV 관련 질병의 발현을 연기시키고 생명을 연장할 수는 있을지라도, 알려진 치료방법이 없기 때문에 궁극적으로는 모든 환자들에게 치명적이다.
- HIV는 일상적인 접촉을 통해 전파될 수는 없다. 그럼에도 불구하고 이 사실을 잘 모르기 때문에, 그리고 HIV는 주로 성관계를 통해서 퍼지는 치명적인 질환이기 때문에 HIV 감염자라고 알려진

---

[1] 세계보건기구의 미간행 자료 WHO/ GPA/ INF/ 93. 2를 재구성하였다.

사람들은 보통 사회적으로 낙인이 찍히고 차별대우를 받는다.
- HIV는 교정가능한 행위를 통해 전파되기 때문에 자발적으로 검사를 받은 사람들에게 검사 결과를 알려주면서 적절한 상담을 할 수 있다면 자기자신과 대중들에게 득이 되는 방향으로 행위를 변화시킬 수 있다.

HIV 감염이 이와 같은 특성을 가지고 있기 때문에 HIV/AIDS 예방과 진료사업에서 HIV검사는 잠재적으로 중요한 역할을 할 수 있다.

HIV 검사 프로그램을 기획하고 실행할 때 고려해야 할 문제를 규명하기 위하여 세계보건기구는 1987년 5월 제네바에서 "HIV 검진사업 기준"에 관한 모임을 갖고 HIV/AIDS의 예방과 치료를 위한 다양한 형태의 HIV 검진사업의 역할에 대한 권고안을 만들었다. 더 구체적으로 회의 참석자들은 HIV 검진사업에 관한 그 당시의 상황에 대해 관심을 표시하면서, 다음과 같은 점을 지적하였다.

[조기검진] 활동은 HIV의 일상적인 접촉에 대한 근거 없는 관심이나 HIV 문제에 대해 눈에 보이는 활동을 한다는 것을 보여줄 필요가 있기 때문에 추진될 수 있다. [검사] 프로그램의 목표와 달성되어야 할 목표가 항상 분명히 규정되지 않을 수 있으며, 이런 프로그램을 시행하는 실제적·경제적 및 사회적 비용이 항상 분명하게 검토되지 않을 수도 있다.

참석자들은 다음과 같은 점도 지적하였다.

원하는 사람은 누구나 HIV 검사와 상담을 쉽게 이용할 수 있도록 만드는 것이 강제적인 [검사] 활동보다는 HIV의 확산을 줄이려는 대중보건 목표에 기여하는 행위 변화를 가져올 수 있을 것이다.

그리고 결론적으로 다음 사항을 지적하였다.

[검사] 그 자체는 HIV를 다른 사람에게 전파하는 것을 제한하는 행위 변화를 가져오지 않는다. … 효과적인 예방을 위해서는 잠재적으로 감염의 위험이 있는 모든 사람들이 그들이 감염되었는지 검사를 받았는지와 관계없이 위험 요인을 줄이거나 제거하려는 사업에 반드시 참여하여야 한다.

이러한 관찰과 결론이 현재까지 적용된다고 해도, 1987년 이래 추가적인 정보와 경험이 쌓여 있고, HIV 전파 예방법과 HIV/AIDS에 감염된 사람의 진료 내용도 바뀌었다. HIV 항체 검사의 이용가능성과 신뢰성은 개선되었으며 검사비용도 낮아졌다. 그뿐 아니라 전세계적인 HIV/AIDS 유행은 더 확대되었으며, 지구상의 더 많은 지역에서 더 많은 사람이 HIV의 영향을 받고 있다.

무증상자의 HIV 검사와 상담의 역할에 대하여 국가적인 AIDS 사업에서 활용할 수 있는 최신 지침을 제공하기 위하여, 1992년 11월 16일부터 18일까지 세계보건기구 본부에서 자문회의가 열렸다. 자문회의는 HIV검사의 장점과 단점에 대한 지식을 검토하고 HIV/AIDS 예방과 진료 프로그램에서의 검사와 상담의 역할에 대한 권고안을 만드는 것을 목표로 삼았다.

자문회의에서는 무증상자에게서 감염을 조기발견하기 위한 검사와 상담의 역할에 특별히 초점을 맞추었으며, HIV 검사의 다른 목표에 대해서는 지침을 제공하지 않는다. 즉,

• 수혈하기 위한 혈액과 기부 받은 정액과 난자, 그리고 이식을 위한 장기와 조직을 검진하여 수혈과 이식의 안전성을 보장한다[세계혈액안전활동, 수혈을 통해 전파가능한 감염원의 혈액검사에 관한 합의문(Global Blood Safety Initiative. Consensus Statement on screening of Blood Donations for Infectious Agents Transmissible through Blood Transfusion WHO/ LBS/ 91. 1) 참조].

- 역학적 감시[HIV 감염 공공 감시체계를 위한 익명 검사 국제지침(Unlinked Anonymous screening for the Public Health Surveillance of HIV Infections. Proposed International Guidelines WHO/ GPA/ SFI/ 89. 3) 참조].

- 연구[역학연구의 윤리적 검토를 위한 국제지침 의과학국제조직위원회(International Guidelines for Ethical Review of Epidemiological Studies. Council for International Organizations of Medical Sciences[CIOMS], Geneva, 1991) 참조].

- 증상이 나타난 감염의 진단[성인 HIV 감염 관리를 위한 임상 지침(Guidelines for the Clinical Management of HIV infection in Adults. WHO/ GPA/ IDS/ HCS/ 91. 6) 참조].

강제 검사와 참여동의 절차를 거치지 않은 검사

HIV 검사는 고지된 동의를 받은 검사와 받지 않은 검사로 나눌 수 있다. AIDS 예방과 관리 프로그램에서는 강제 검사와 참여동의의 절차를 거치지 않은 검사가 존재할 수 없다. 제45차 세계보건총회에서는 다음과 같은 점을 지적하였다.

개인의 권리를 제한하는 조치는 어떤 조치이든 정당화될 수 없으며, 특히 강제로 검진하는 조치는 공중보건을 위하는 것이라고 해도 합리화되지 않는다(세계보건총회 결의안 45.35, 1992년 5월 14일).

자발적인 검사와 상담과 같은 덜 침입적인 방법에 의해 달성될 수 없는 참여동의 절차를 거치지 않은 검사로는 개인이나 공중보건 어느 부분에도 편익을 줄 수 없다.

공중보건의 경험에 의하면 개인의 권리와 존엄성을 존중하지 않는 사업은 효과가 없다. 따라서 강제적인 수단을 동원하여 개인에게 강요하기보다는 그들의 자발적인 협력을 받을 수 있도록 하는 것이 필수적이다.

그뿐 아니라 개인의 참여동의를 요구하거나 보장하지 않는 검사 프로그램은 HIV 전파를 예방하려는 노력에 해가 될 수 있으며, 따라서 다음과 같은 이유 때문에 공중보건에 도움이 되지 못한다.

- HIV에 감염된 사람에 대한 비난과 차별 때문에, 자신이 감염되었을지 모른다고 생각하는 사람들은 강제 검사를 피하기 위해 '지하로' 숨는 경향이 있다. 그 결과 HIV 감염의 위험성이 가장 높은 사람들은 AIDS 예방에 대한 교육적 내용을 듣거나 그를 명심하고 있을 수 없게 된다.
- 참여동의 없이 하는 검사는 보건의료 서비스의 신뢰성을 떨어뜨려 서비스를 받을 필요가 있는 사람이 주저하게 만들 수 있다.
- 어떤 검사 프로그램에서도 검사 과정의 실수로 또는 감염되었지만 아직 HIV 항체가 생성되지 않아서 잘못 음성으로 나온 사람이 있을 수 있다. 따라서 강제 검사를 한다고 해서 결코 HIV 감염자를 모두 밝혀낼 수는 없다.
- 강제 검사를 할 경우 검사대상에 속하지 않은 사람은 자신은 안전하다는 잘못된 생각을 가질 수 있고 자신이나 타인들을 감염에서 보다 효과적으로 보호할 수 있는 방법 대신 검사를 받고서 안전하다고 잘못 믿게 될 수 있다. 즉 병원에 들어온 환자 모두가 검사를 받기 때문에 보편적인 예방조치를 따르지 않은 보건의료인이나 모든 매춘부가 검사를 받는다고 믿어 매춘부와의 성관계시 콘돔을 사용하지 않는 고객 등이 그 예가 될 수 있다.
- 강제 검사를 하려면 비용이 많이 들기 때문에, 효과적인 예방조

치에 사용해야 할 자원까지 소비하게 된다.

강제적인 검사가 공중보건에 유용하지 않다는 강력한 증거가 있음에도 불구하고 현재 시행되고 있거나 정부나 입법부에 의해서 제안되는 사업 중에는 강제 검사와 참여동의를 포함하지 않는 사업도 있으며, 보건의료인이 이런 검사를 주도하는 경우도 있다.

• 임산부를 비롯한 가임기 여성 임산부나 임신을 할 수 있는 여성은 HIV 양성자인 사람의 출산이나 수유를 방지할 목적으로 때때로 강제 검사와 같은 참여동의를 받지 않는 검사의 대상이 되어 왔다. 그러나 참여동의 없는 검사는 비밀이 보장된다 할지라도 여성들이 자녀출산이나 수유에 관한 결정을 하도록 도와주기 위하여 만들어진 자발적인 검사와 상담 프로그램보다 더 좋은 것은 아니다. 이런 결정을 하기 전에 자신이 감염되었는지를 알고 싶어하는 여성은 일반적으로 스스로 검사와 상담 프로그램에 참여한다. 그뿐 아니라 여성에게 HIV 감염상태를 비롯하여 어떤 이유로든 출산이나 수유에 대해 결정하도록 압력을 넣거나 강요하는 것은 도덕적으로 옳지 못하다. 그러나 HIV 감염이 예상되는 여성들은 바로 이런 결정을 내리도록 하는 압력을 피하기 위해서 강제 검사를 피하려고 노력할 것이다. 이런 사람들이 검사를 회피하게 되면 임산부가 산후 서비스를 받는 것을 꺼리도록 하는, 의도하지 않은 또다른 결과를 가져올 수 있다.
• 환자 외래환자와 입원환자는 보건의료인들이 자신들과 다른 환자를 감염으로부터 예방하는 데 필요하다는 이유로 강제 검사를 비롯하여 참여동의를 받지 않은 검사의 대상이 되어 왔다. 그러나 보건의료 환경에서 참여동의 없는 검사가 HIV 전파를 예방하는 역할을 하지 못한다. 오히려 감염관리 절차에서 보편적인 예방조

치를 적용하는 것이 보건의료 환경에서 HIV 전파를 최소화할 수 있는 가장 좋은 방법이다. 보편적인 예방조치라는 개념은 모든 혈액(과 잠재적으로 감염 가능성이 있는 다른 체액)은 감염가능성이 있으며, 따라서 표준감염관리 절차는 HIV 검사 반응이 양성이냐 음성이냐와 관계없이 모든 환자에게 적용되어야 한다[진료 환경에서 HIV와 B형 간염 바이러스 감염의 예방에 관한 세계보건기구 자문회의 보고서(Report of a WHO consultation on the Prevention of Human Immunodeficiency Virus and hepatitis B Virus Transmission in the Health Care Setting). WHO/ GPA/ DIR/ 91. 5 참조]. 환자의 검사, 특히 성병 환자의 검사를 시행한다는 사실을 널리 알려 감염자가 적절한 상담이나 다른 진료를 제공받을 수 있도록 하여야 한다. 그러나 이런 목표는 자발적인 검사와 상담을 통해서 달성될 수 있다(아래의 3장 참조). 환자의 HIV 검사의 다른 역할은 임상적인 증상이나 징후에 의해 HIV 감염이 의심될 때 HIV 감염의 진단을 돕는 것이다. 참여동의 없는 검사는 이런 경우에 참여동의를 얻고 한 검사보다 더 나을 것이 없다.

전 세계 여러 곳에서 일부 집단의 주민들이 강제 검사나 고지된 동의 없는 검사의 대상이 되어 왔고 현재도 되고 있다. 비록 건강과 관련되어 강제 검사를 하고 있는 것으로 말하고 있지만, 사실상 강제 검사를 통해 자발적인 검사에서 얻을 수 있는 것보다 더 나은 것을 얻을 수는 없으며, 개인이나 공중의 건강에 전혀 도움이 되지 않는다. 아래는 이런 집단의 목록이다.

• 마약 사용자, 매춘부, 남성 동성애자, 죄수와 같이 HIV 감염의 위험이 높을 것으로 생각되는 집단[감옥에서의 HIV 감염과 AIDS에 관한 세계보건기구 지침(WHO Guidelines on HIV Infection and

AIDS in Prisons. WHO/ GPA/ DIR/ 93. 3) 참조]

● 현재 복무중인 군인과 신입 사병

● 국제 여행자 이민자, 피난민, 외국에서 돌아오는 사람(학생 등), 외국 노동자(Statement on Screening of International Travellers for Infection with Human Immunodeficiency Virus. WHO/ GPA/ INF/ 88. 7 참조)

● 결혼하려는 사람

● 보건의료인(Report of a WHO consultation on the Prevention of Human Immunodeficiency Virus and hepatitis B Virus Transmission in the Health Care Setting. WHO/ GPA/ DIR/ 91. 5 참조)

● 기타 노동자[에이즈와 작업장에 관한 자문회의 선언(Statement from the Consultation on AIDS and the Workplace. WHO/ GPA/ INF/ 88. 7 참조)]

● 운동선수[에이즈와 스포츠에 관한 합의문(Consensus Statement from the Consultation on AIDS and Sports WHO/ GPA/ INF/ 89. 2 참조)]

수혈 예정 혈액은 HIV 검사를 받아야 한다. 익명의 조기검진이 아니라면—즉 표본에 개인식별자료가 붙어 있고 검사 결과가 혈액 제공자에게 전달될 것이라면—혈액 제공자에게 먼저 이 사실을 알려서 사전에 HIV 검사에 대한 참여동의를 받아야 한다. 헌혈은 강제적이거나 강요당하는 상황에서 이루어져서는 안되고 헌혈을 거절했을 때 비난을 받아서도 안된다[세계혈액안전활동의 수혈을 통해 전파가능한 감염원의 혈액검사에 관한 합의문(Global Blood Safety Initiative. Consensus Statement on screening of Blood donations for Infectious Agents Transmissible through Blood Transfusion. WHO/ LBS/ 91. 1) 참조].

　‘기본 검사(routine testing)’라는 용어는 보통 환자나 고객이 명백하게 거절하지 않는 한 수행하거나 심지어 대상자가 알지 못하는 상태에서 수행되는 검사를 의미한다. 기본 검사가 이런 의미의 하나로 사용되었을 때 이것은 검사전 상담과 분명한 동의를 필요로 하지 않는 검사법을 말하는 것이다. 그러나 HIV 검사는 참여동의 없는 검사의 형태로서 효과적이지 않고 윤리적이지도 못하다.

자발적인 검사와 상담

　자발적인 검사와 이에 따른 상담은 HIV/AIDS 예방과 진료, 지원의 포괄적인 범위 안에 포함된다. 그러나 이것은 검사 당사자의 이익과 불이익의 균형이라는 면에서 항상 정당화되어야 할 것이다. 잘 설계되고 비밀이 보장되는 상담 프로그램이라는 상황하에서도 자발적인 검사는 자신들의 HIV 감염 여부를 알고자 하는 사람들에게 도움이 될 수 있을 것이다. 그러나 HIV검사를 이용할 수 없거나 환자가 검사를 받지 않기로 결정한 경우에도 상담이 좋은 중재방법이라는 것을 염두에 두고 있어야 할 것이다. 개인 상담이 갖고 있는 잠재적인 편익은 다음과 같다.

- HIV에 대한 정확한 정보를 얻는다.
- 두려움에 맞설 수 있는 힘을 얻게 된다.
- 감정적인 지원을 얻는다.
- 위험요인을 줄이는 방법을 알게 된다.
- 위험을 줄이는 행동을 하려는 마음을 갖게 되거나 힘을 얻게 된다.
- 위험을 줄이는 행동을 다시 강화한다.

- 추가적인 의료나 사회지원 서비스에 의뢰하게 된다.

예방 조치(예를 들어 콘돔 공급)와 지원 조치(식량, 주거지, 방문보
건의 제공)를 이용할 수 있는 곳과 사회적 환경이 HIV 감염자에게
우호적인 곳에서는 이런 편익이 더 커질 것이다. 자발적인 상담과
함께 검사를 하게 되면 상담만 하는 것보다는 더 많은 이득이 있고
그 내용은 다음과 같다.

- 개인의 혈청상태를 알게 된다.
- 불확실로 인한 두려움은 없어진다.
- 만약 HIV에 감염되었다면, 임상진료에 의뢰받아 가능한 곳에서
  는 특별한 약물치료를 받게 된다.
- 미래를 위한 계획을 세울 수 있게 된다. 예를 들어 아이 돌보기와
  할 일의 순서를 정하고 출산과 수유에 관한 결정을 내리고 앞으로
  의 관계를 정할 수 있다.
- 위험을 줄이고자 하는 동기가 커질 수 있고 개인적인 예방전략에
  관해 많은 정보를 가지고 선택을 하게 된다.

어떤 사람들은 여러 가지 이유로 자신의 HIV 감염 여부에 대해
알고 싶어하지 않을 수도 있다. 예를 들어 이것을 알아도 그들의 행
동을 결정하는 데 별 영향을 미치지 않을 것이라고 믿거나 (특히 감
염되었을 때) 두려움이 커질까봐 거부하는 경우도 있다. 원한다면 이
런 사람들에게도 상담이 제공되어야 할 것이다.

자발적인 HIV 검사가 부부 중 한 사람은 감염되었는 데 다른 사
람은 감염되지 않은 경우를 제외하고는 전파를 예방하는 데 어떤 역
할을 할 수 있다는 증거는 결정적이지 않다. 검사 그 자체는 예방조
치가 아니다. 이것은 원칙적으로 사람들이 보다 안전한 행위를 채택

하거나 유지하도록 동기를 부여하는 데 성공할 때만 다른 상황에서 예방에 도움이 될 수 있다. 개인들은 자신들이 HIV 검사가 자신들에게 큰 편익을 준다고 믿을 때, 즉 검사가 포괄적인 상담사업과 함께 제공될 때, 진료와 지원 서비스를 이용할 수 있고, 우호적인 사회 환경 속에서 그리고 검사가 환자 주도적일 때만 동기를 갖게 되는 것으로 보인다.

자발적인 검사와 상담에 꼭 필요한 내용들

환자가 주도하건 보건의료인이 주도하건 자발적인 HIV 검사가 유익하려면 다음과 같아야 한다.

1. 포괄적인 상담사업의 일부이어야 한다. 검사에 대한 결정을 내리기 전에 훈련받은 상담자와 상담하고(검사전 상담), 검사 후에는 다른 지원 서비스(적절한 곳에서는 콘돔과 안전한 주사기구의 제공)와 함께 상담을 제공하거나 의뢰를 제공한다. 상담의 목표는 다음과 같다.

- 개인의 위험과 행위에 대한 관심과 감정을 표현하도록 한다.
- 검사의 기술적인 측면을 분명히 알려주고 검사의 필요성을 평가한다.
- 개인에게 검사 결과가 의미하는 바를 알아보고 개인이 이런 의미를 받아들일 수 있는지 평가한다.
- 필요한 지원, 안내 및 의뢰를 제공한다.

2. 검사를 받는 것은 완전히 개인의 선택이어야 한다. 상담자에게 얻은 정보를 기초로 자신이 HIV 검사를 받을 때 받을 이득과 손해

에 대한 결정은 당사자만이 내릴 수 있다(예를 들어 고지된 참여동의). 당사자의 개별적인 상황과 더 큰 사회적 상황에 따라 특정 시기에 개인이 검사를 받는 것이 좋은지 나쁜지에 영향을 미칠 수 있다. 검사를 받도록 강요하거나 압력을 넣어서는 안된다. 압력을 넣을 경우 HIV 검사는 개인이나 사회에 역효과를 가져올 수도 있고 진실로 자발적이라고 생각할 수 없기 때문이다.

 3. 비밀유지나 익명: 비밀유지에 어떤 잠재적인 위반이나 실제적인 침해가 있다면 검사 당사자에게 HIV 검사의 가치는 심각하게 손상될 것이다.

 4. 사용하는 임상검사의 면에서 기술적으로 공정하여야 하고 임상검사의 질이 높아야 한다.

국가 AIDS 프로그램 기획 단계의 문제

자발적인 HIV 검사와 상담은 개인의 진료와 지원에 이익이 되므로 이는 HIV/AIDS 진료와 지원 전략의 범위 안에서 국가 AIDS사업에서 중요한 역할을 할 수 있다. 그러나 자발적인 HIV 검사와 상담이 국가 AIDS 예방활동에서 어떤 역할을 할 수 있는지 정하려면 추가 연구가 필요하다. 이것은 다양한 인구집단을 대상으로 연구하여야 하고 이 활동의 상대적인 비용-효과를 파악하기 위해 다른 예방활동에 대한 자료와 비교하여야 한다.

현재 HIV/AIDS 상담과 자발적인 HIV 검사, 자발적인 검사와 연계된 HIV 상담의 이용가능성은 전 세계적으로 크게 다르다. 자발적인 HIV 검사를 아직 널리 이용할 수 없는 곳에서는 자발적인 검사를 조심스럽게 도입하는 방향으로 나아가야 한다. 이것이 도입될 때는 국가 AIDS 사업이 비밀유지나 익명이 보장되며, 개인과 대중의 건강에 도움이 되는 방법으로 서비스가 제공되는 것이 보장되어야 한다. HIV에 대한 자발적인 검사와 상담이 아직 이루어지지 않는 지역에서 이에 관한 국가 정책을 개발할 때, 이상적으로는 먼저 시범사업을 시행하여 환자 주도형 서비스에 대한 요구와 사업비용, 잠재적인 유지 가능성 및 환자를 지원하거나 예방행위를 촉진시킬 수 있는지의 여부를 평가하여야 한다.

자발적인 검사와 상담이나 또는 상담만을 이용할 수 있는 지역에서는 기존 사업의 영향이 사업의 기획된 또는 의도한 효과와 예상치 않았던 어떤 편익이나 피해의 면에서 평가되어야 한다.

자발적인 검사와 상담 사업을 시행하거나 유지하는 결정을 내릴 때 고려해야 하는 추가적인 문제가 있다. 한 가지는 HIV에 대한 지역 주민의 지식 수준이다. 일반적으로 검사는 HIV에 대한 지식과 인식이 이미 높은 지역사회에 더 큰 편익을 줄 것이다. 또다른 중요한 고려사항은 검사를 받는 사람과 자신이 양성자로 밝혀진 사람의 인권 침해에 대한 안전판의 존재이다.

요약

- 검사를 해야 하는 이유, 검사받는 인구집단이나 검사 프로그램을 지칭하는 용어와 무관하게 사전에 고지동의 절차를 거치지 않은 검사는 시행되어서는 안된다.
- 자발적인 검사와 상담은 혈청 양성자의 진료와 지원에 유용할 수 있으며, 음성의 결과가 나온 사람에게 재확인과 지원을 제공해 줄 수 있어 두 집단 모두에게 두려움을 해소시켜 줄 수 있다.
- 자발적인 검사와 상담이 부부 중 한 명만이 HIV에 감염된 부부의 양 당사자가 자발적으로 검사와 상담에 참여하였을 때 부부간의 HIV 전파를 막는 데 효과적일 수 있다는 사실이 여러 연구를

통해 확인되었다. 다른 그룹이나 상황에서도 결과는 동일하며 계속적인 연구가 필요하다.

- 현재 어떤 조치도 취하고 있지 않은 국가에서 자발적인 검사와 상담 서비스를 포함한 국가 AIDS 프로그램을 개발하기로 결정하였다면, 먼저 시범사업을 시행하고 평가하면서 조심스럽게 나아가야 한다. 이런 서비스가 이미 존재하는 곳에서는 그 영향을 평가해보아야 한다.

용어 해설[1]

가정보건의료(family health care) 생식보건의료(reproductive health care) 참조.

건강검진(health screening) 적절한 시기에 중재를 할 수 있도록 추정법을 이용하여, 인식하지 못하고 있는 건강 위험요인이나 증상이 없는 질병을 발견하는 것. 건강검진은 특정한 형태의 조기발견 활동이며, 분명하지 않은 위험요인이나 인식하지 못하고 있던 질병을 적극적으로 찾는 활동이다. 조기검진을 검사의 하나로 생각할 수 있지만 반드시 임상검사과정을 이용할 필요는 없다. 조기검진은 일반적으로 진단절차보다 하기도 쉽고 비용도 적게 든다. 조기검진의 결과는 보통 추정적이며, 확진 검사를 통해 확인받을 필요가 있다. '검강검진'이라는 용어는 때때로 더 넓은 의미로 사용되지만, 이 책에서는 규범적인 조기검진, 즉 진료를 받을 필요가 있는 상태를 갖고 있다고 판단되는 사람들에게 적절한 시기에 중재를 할 목적으로 시행되는 조기검진을 의미한다.

- **대상을 정한 조기검진**(targeted screening) 가장 위험이 큰 집단에 대한 사전 지식에 따라 선택된 하부집단의 조기검진(예를 들어 35세 이상이거나 성병에 걸린 적이 있으며, 출산을 많이 한 여성

---

[1] 여기서 주어진 정의는 이 책에 사용된 용어에 한정되는 것이다.

의 자궁경부암 조기검진). 대상을 정한 조기검진은 상대적으로 유병률이 높은 사람을 대상으로 하기 때문에 예측도(predictive value)가 가장 크다.

● 대상이 정해져 있지 않은 집단검진(untargeted screening) 전체 집단이 해당 질환의 위험이 심각한지와 관계없이 (일반적으로 지역적 기준에 의해 한정되어 있으며 연령과 성이 제한되어 있지 않은) 전체주민을 대상으로 하는 조기검진(예를 들어 모든 어린이를 대상으로 하는 빈혈 조기검진, 모든 가임기 여성을 대상으로 하는 자궁경부암 조기검진, 모든 성인을 대상으로 하는 고지혈증 조기검진)

건강증진(health promotion) 건강에 도움이 되는 생활양식과 다른 사회적·경제적·환경적·개인적 요소를 육성하는 것

검사(test) 건강의 위험요인이나 질병을 발견하기 위해 사용되는 어떤 과정(예를 들어 문진이나 이학적 검사, 개인 건강기록의 검사, 임상검사과정)

민감도(sensitivity) 발견과정이 찾는 질병을 갖고 있거나 위험이 있는 개인을 찾는 능력. 진짜 양성 중에서 양성이라고 발견된 사람의 비율. 민감도 검사는 위음성률이 낮지만 검사하는 질병의 유병률이 낮은 지역의 주민을 대상으로 적용하였을 경우 양성예측도가 낮을 수 있다.

발견(detection) 건강위험요인이나 질병을 발견하는 것. 조기검진, 진단과 조기발견을 포괄하는 폭넓은 용어이다.

● **조기발견**(early detection) 환례발견, 조기 건강검진, 그리고 손상을 예방하거나 최소로 줄이기에 충분한 초기에, 질병이나 건강위험요인을 발견하려는 여러 가지 방법을 포함하는 일반적인 용어. 어떤 조기발견 과정은 검사의 하나로 생각될 수도 있지만, 그렇다고 반드시 임상검사과정을 이용할 필요는 없다. 진단일 경우도 있고 아닐 경우도 있다.

삼차예방(tertiary care) 예방을 보시오.

삼차의료(tertiary care) 높은 수준의 기술과 세부전문의의 서비스를 필요로 하는 특수한 의료. 지역 수준에서 이용할 수 없을 수도 있지만 국가나 광역지역 수준의 자원으로 의뢰를 필요로 할 수 있다.

생식보건의료(reproductive health care) 생식의 결과와 사람들의 생식기계의 건강을 개선하기 위한 서비스. 가족계획서비스를 포함한다. 때때로 가족보건의료라고 부른다.

역학적 변천(health transition) 비교적 최근, 대부분의 개발도상국에서 발생하고 있는 주민의 연령분포의 변화. 그 결과 노년층의 비율이 높아지고 만성질환과 비전염성 질환이 많아졌다.

예측도(predictive value) 발견과정('검사')의 예측도는 검사과정이 질병에 걸린 사람과 걸리지 않은 사람을 구별하는 정도이다. 예측도는 검진을 받고 있는 주민의 위험요소나 질병의 유병률 그리고 검사에 관한 민감도와 특이도(아래를 참조할 것)의 한 함수이다. 한 인구집단에서 예측도가 높은 검사가 다른 인구집단을 대상

으로 할 때는 예측도가 낮을 수도 있다. 따라서 지역에 따라 양
성 및 음성예측도 기준이 달라질 필요가 있으며, 검사 방법도
지역에 따라 달라져야 한다.

● **음성예측도**(negative predictive value)는 음성으로 나온 검사 결과
의 예측도이다. 이것은 검사결과 음성이 옳을 확률이다. 즉 질병
을 가지고 있지 않다고 발견된 사람이 진실로 질병에 걸리지 않
았을 가능성이다.

● **양성예측도**(positive predictive value)는 양성으로 나온 검사 결과
의 예측도이다. 이것은 검사 결과 양성이 옳을 확률이다. 즉 질
병이 있다고 발견된 사람이 실제로 질병에 걸렸을 가능성이다.
비교적 민감도와 특이도가 높은 검사라도 검사를 받은 질병의
유병률이 낮은 주민을 상대로 조사하였다면 양성예측도가 낮을
수 있다.

예방(prevention) 건강에 나쁜 효과를 막기 위한 조치

● **일차예방**(primary prevention) 폭로를 막기 위하여 위험요인과 원
인에 대해서 중재함으로써 질병이나 다른 보건문제를 예방하는
것. 즉 안전한 식수 공급을 보장하고 모유수유를 장려함으로써
영아의 설사를 예방하는 것이나, 안전한 성생활을 장려함으로써
자궁경부암을 예방하는 것 등이다.

● **이차예방**(secondary prevention) 질병이나 질병의 전조를 조기에
발견하여 치료하여 질병의 기간을 단축시키고, 위중도와 후유증
을 줄이는 것. 예를 들어 설사병에 걸린 영아에게 경구용 수분
재공급 용액을 주어 회복을 촉진하고 질병이 심각한 양상으로
진행하거나 사망하는 것을 예방하는 것이나, 침습적인 자궁경부

암을 예방하기 위하여 자궁경부 이형성(dysplasia)이나 상피내암종을 찾아내는 것, 심혈관 질환을 예방하기 위하여 고혈압을 관리하는 것 등이 있다.
● 삼차예방(tertiary prevention) 이미 발생한 질병에 의해서 초래되는 고통, 상해나 장애를 줄이기 위한 조치. 예를 들어 중풍 환자에게 언어와 다른 잃어버린 기능을 회복하도록 가르치는 것, 회복불가능한 침윤성 자궁경부암에 걸린 여성환자의 통증과 장애를 줄이기 위한 고식적 치료를 제공하는 것 등이 있다.

위험요인(risk factor) 질병이나 나쁜 건강상태의 소인요인이나 전조

이차예방(secondary prevention) 예방을 보시오.

이차의료(secondary care) 이차진료(secondary medical care)를 말한다. 이상적으로는 일차의료 수준에서 의뢰받아 보건의료체계의 두 번째 접촉 수준에서 제공하는 의료(care). 일반적으로 병원환경이나 전문의(예를 들어 일반외과의, 산부인과의, 안과의)에 의해 제공된다.

인류 모두의 건강(health for all) 1978년에 열린 제31차 세계보건총회에서 채택된 목표를 요약한 문구. 2000년까지 전세계의 모든 사람들이 사회적·경제적으로 생산적인 삶을 가져올 수 있도록 하는 건강 수준을 달성하자는 것이다.

일차보건의료(primary health care) 한 국가나 지역사회에서 부담할 수 있는 비용으로 실제적이며, 과학적으로 입증되고 사회적으로 받아들일 수 있는 방법으로 이용할 수 있도록 만들 수 있는 필수적

인 보건의료. 일차보건의료는 다음과 같은 원칙에 기초를 두고 있다. 형평성, 일차와 이차 의료서비스를 비롯한 기본 서비스에 대한 보편적인 접근, 건강과 질병의 결정요인이 여러 부문과 관련되어 있다는(다부문적인) 특성을 갖고 있다는 것의 인식, 질병만의 예방이나 관리와 반대되는 개념으로서 건강과 안녕의 증진 등이 그 원칙이다.

일차예방(primary prevention) 예방을 보시오.

일차의료(primary care) 일차진료(primary medical care)라고도 부른다. 일반적으로 외래 환경에서 비전문화된 인력이 제공하는 처음 접촉하는 의료서비스를 말한다. 일반적으로 일차보건의료(아래를 보시오)와 혼용하여 사용하고 있다. 이차의료와 삼차의료도 함께 보시오.

조기검진(screening) 건강검진을 보시오.

주민에 기반을 둔(population-based) 한정된 인구의 필요를 담당하는 것(보통 지역적으로 한정되거나 작업장별로 그리고 성이나 연령군별로 나뉘어지지만 개별적인 인적 자원이나 특정한 보건의료기관을 이용한 것으로 나뉘어지지는 않는다). 주민에 기반을 둔 의료 또는 보건의료는 현재의 서비스 이용자의 필요만이 아니라 주민전체의 필요를 담당한다. 일차보건의료 접근법의 기본적인 특징 중의 하나가 바로 주민에 기반을 두는 것이다.

지역보건의료체계(district health system) 국가보건의료체계의 상당한 수준까지 자체 충족적인 부분으로 명백히 구분되는 지리적·행정적 지역내에 거주하는 뚜렷이 한정된 인구집단의 보건의료에 책임을 지고 있다. 지역의 인구는 보통 5만 명에서 50만 명 정도이다. 보통 지역보건의료체계에는 지역내의 보건의료기관(보건소와 보건지소)을 지원하며, 입원과 외래 서비스를 제공하는 첫 번째 의뢰수준의 종합병원이 있다.

지역사회에 기반한(community-based) 서비스 대상 인구가 살거나 일하는 지역사회에 위치한

지역사회 지향적(community-oriented) 특정한 지역사회의 필요를 담당하고 그 지역사회 구성원의 적극적인 참여를 포함하는 것. 때때로 (불명확하게) '지역사회에 기반을 둔'이라는 용어와 교환하여 사용하기도 한다.

특이도(specificity) 발견과정이 찾고 있는 질병을 갖고 있지 않거나 위험요인을 갖고 있지 않은 사람을 찾는 능력. 진짜 음성중에서 음성으로 발견된 비율. 특이도가 높은 검사는 위음성률이 낮다.

환례발견(case-finding) 다른 이유로 서비스를 받으러 온 사람 중에서 (증상이 있건 없건 관계없이) 건강상태가 나쁜 사람이나 질병에 걸린 사람을 찾아내는 것. 환례발견은 상황에 의해 생긴 기회를 이용하는 것이므로 때때로 '기회가 있으면 하는' 조기검진이라고 부르기도 한다. 환례발견과 조기검진 사이에 겹치는 부분이 있을 수 있지만 이 책에서는 일반적으로 환례발견은 임상에 기초를 두고 증상이 있는 질환을 가진 사람을 발견하는 것으로 보고, 조기검진은 일반인에 기초를 두고 질병이 발생하기 전에 증상이 없는 사람을 찾는 것으로 보아, 이 둘을 구별하였다.

참고문헌

Abeyewickreme, I. 1989, "Cervical cytology screening in a sexually transmitted diseases clinic for the first time in Sri Lanka," *Genitourinary Medicine*, 65: 98-102.

Al-Shawaf, T. et al. 1988, "Gestational diabetes and impaired glucose tolerance of pregnancy in Riyadh," *British Journal of Obstetrics and Gynaecology*, 95: 84-90.

Ahlquist, D. A. et al. 1993, "Accuracy of fecal occult blood screening for colorectal neoplasia: a prospective study using Hemoccult and HemoQuant tests," *Journal of the American Medical Association*, 269: 1262-1267.

Aluoch, J. A. et al. 1984, "Study of case-finding for pulmonary tuberculosis in outpatients complaining of chronic cough at a district hospital in Kenya," *American Review of Respiratory Diseases*, 129: 915-920.

Anon. 1993, "Drugs for AIDS and associated infections," *The Medical Letter*, 35(904): 79-86.

Arevalo, J. A. & A. E. Washington. 1988, "Gost-effectiveness of prenatal screening and immunization for hepatitis B virus," *Journal of the American Medical Association*, 259(3): 365-369.

Ayangade, O. & A. Akinyemi. 1989, "Cervical cytology in an urban Nigerian population," *East African Medical Journal*, 66(1): 50-56.

Aytekin, A. H. & T. Saylan. 1988, "Close-contact surveys and mass-screening studies for leprosy in Turkey," *Leprosy Review*, 59: 225-229.

Backett, E. M. et al. 1984, *The Risk Approach in Health Care*, Geneva: World Health Organization(Public Health Papers, No. 76).

Badami, P. V. & L. P. Deodhar. 1976, "Asymptomatic bacteriuria in school children," *Journal of Postgraduate Medicine*, 22(3): 130-134.

Bain, J. 1990, "Child health surveillance," *British Medical Journal*, 300: 1381-1382.

Barnes, H. V. ed. 1975, "Symposium on adolescent medicine," *Medical Clinics of North America*, 59: 4.

Battista, R. N. & R. S. Lawrence(eds.). 1988, *Implementing Preventive Services,* New York: Oxford University Press(supplement to American journal of preventive medicine).

Battista, R. N. et al. 1984, "The periodic health examination: 3. An evolving concept," *Canadian Medical Association Journal*, 130: 1288-1292.

____. 1991, "The periodic health examination in the workplace," *Canadian Family Physician*, 37: 325-480.

Beers, M. H. et al. 1991, "Screening recommendations for the elderly," *American Journal of Public Health*, 81(9): 1131-1140.

Bhat, G. J. et al. 1982, "Congenital syphilis in Lusaka-III. Incidence in the neonatal intensive care unit," *East African Medical Journal*, 59(6): 74-378.

Braveman, P. & K. Toomey. 1987, "Screening in preventive care for adolescents," *Western Journal of Medicine*, 146: 490-493.

Braveman, P. et al. 1988, "Evaluating outcomes of pregnancy in diabetic women —epidemiologic considerations and recommended indicators," *Diabetes Care*, 11: 281-287.

Brawer, M. K. et al. 1992, "Screening for prostate carcinoma with prostate-specific antigen," *Journal of Urology*, 147: 841-845.

Britton, W. J. et al. 1987, "The serological response to the phenolic glycolipid of Mycobacterium leprae in Australian and Nepali leprosy patients," *Australian and New Zealand Journal of Medicine*, 17(6): 568-573.

Browner, W. et al. 1991, "What if Americans ate less fat? A quantitative estimate of the effect on mortality," *Journal of the American Medical Association*, 265(24): 3285-3291.

Bryers, F. & V. M. Hawthorne. 1978, "Screening for mild hypertension: costs and benefits," *Journal of Epidemiology and Community Health*, 32(3): 171-174.

Burenkov, S. P. & I. S. Glasunov. 1982, "USSR: the preventive approach in public health," *World Health Forum*, 3(1): 54-57.

Butler, J. R. 1989, *Child Health Surveillance in Primary Care*, London: Crown.

CTF. 1979, Canadian Task Force on the Periodic Health Examination, "The periodic health examination," *Canadian Medical Association Journal*, 121: 1193-1254.

___. 1984, Canadian Task Force on the Periodic Health Examination, "The periodic health examination(1984, 2. update)," *Canadian Medical Association Journal*, 130: 1278-1285.

___. 1986, Canadian Task Force on the Periodic Health Examination, "The periodic health examination(1985, update)," *Canadian Medical Association Journal*, 134: 724-729.

___. 1989, Canadian Task Force on the Periodic Health Examination, "The periodic health examination(1989, update)," *Canadian Medical Association Journal*, Suppl.: 1-24.

___. 1990, Canadian Task Force on the Periodic Health Examination, "The periodic health examination(1990, update)," *Canadian Medical Association Journal*, Suppl.: 1-23.

___. 1991, Canadian Task Force on the Periodic Health Examination, "The periodic health examination(1991, update)," *Canadian Medical Association Journal*, Suppl.

Chamberlain, J. 1971, "Multiple screening," *Community Health*, 3(1): 17-23.

___. 1984, "Which prescriptive screening programmes are worth while?" *Journal of Epidemiology and Community Health*, 38: 270-277.

CLAP(Centro LatinoAmericano de Perinatologia). 1987, "Historia del sistema informatica perinatal. Montevideo, Uruguay," *Boletin del Centro Latino Americano de Perinatologia y Desarrollo Humano (CLAP) de OPS/OMS*, 2(8): 81-87.

Collaborative Study Group of Child Developmental Test. 1986, "Restandardization of DDST from six cities in north China," *Chinese Medical Journal*, 99: 166-172.

Cooper, B. & H. Bickel. 1984, "Population screening and the early detection of dementing disorders in old age: a review," *Psychological Medicine*, 14(1): 81-95.

Cooppan, R. M. et al. 1987, "Urinalysis reagent strips in the screening of children for urinary schistosomiasis in the RSA," *South African Medical Journal*, 72: 459-462.

Corth, S. B. & R. W. Harris. 1984, "Incidence of middle ear disease in Indochinese refugee schoolchildren," *Audiology*, 23: 27-37.

Creese, A. & D. Parker(eds.). 1994, *Cost Analysis in Primary Health Care: a training manual for programme managers*, Geneva: World Health Organization.

Dawson, P. et al. 1976, "Cost-effectiveness of screening children in housing projects," *American Journal of Public Health*, 66: 1192-1194.

Dearlove, J. & D. Kearney. 1990, "How good is general practice developmental screening?" *British Medical Journal*, 300: 1177-1180.

Desai, M. P. et al. 1987, "Neonatal screening for congenital hypothyroidism in a developing country: problems and strategies," *Indian Journal of Pediatrics*, 54: 571-581.

D'Souza, P. et al. 1987, "Primary school teachers in delivery of eye health care," *Indian Journal of Ophthalmology*, 35: 429-430.

Eddy, D. M. et al. 1983, "The value of screening for glaucoma with tonometry," *Survey of Ophthalmoloy*, 28: 194-205.

Elegbe, I. A. et al. 1987, "Screening for urinary tract infections in asymptomatic elementary school children in Ile-Ife, Nigeria," *Journal of Tropical Pediatrics*, 33: 249-253.

Eliakim, R. et al. 1988, "Screening for fecal occult blood in Israel," *Journal of Clinical Gastroenterology*, 10: 173-175.

Emery, D. D. & L. J. Schneiderman. 1989, "Cost-effectiveness analysis in health care," *Hastings Center Report*, July/August, 8-13.

Emmanuel, J. C. et al. 1988, "Pooling of sera for human immunodeficiency virus (HIV) testing: an economical method for use in developing countries," *Journal of Clinical Pathology*, 41: 582-585.

Engineer, A. D. & J. S. Misra. 1987, "The role of routine outpatient cytological screening for early detection of carcinoma of the cervix in India," *Diagnostic Cytopathology*, 3(1): 30-34.

Fernandez, L. et al. 1986, "Risk factors in mass screening for breast cancer, multivariate analysis of data from the Cuban diagnosis pilot study," *Neoplasma*, 33: 535-541.

Fillenbaum, G. G. 1985, "The wellbeing of the elderly: approaches to multi-dimensional assessment," Geneva: World Health Organization(WHO Offset Publication No. 84).

Finau, S. A. & L. Taylor. 1988, "Rheumatic heart disease and school screening: initiatives at an isolated hospital in Tonga," *Medical Journal of Australia*, 148: 563-567.

Flancbaum, L. et al. 1978, "'Sidewalk' blood-pressure screening, effective and low-cost method," *New York State Journal of Medicine*, 78(6): 944-948.

Frame, P. S. & S. J. Carlson. 1975, "A critical review of periodic health screening using specific criteria(Parts 1-4)," *Journal of Family Practice*, 1: 29-36, 123-129, 189-194, 283-289.

Frank, J. W. & V. Mai. 1985, "Breast self-examination in young women: more harm than good?" *Lancet*, 2(8456): 654-657.

Freer, C. B. 1990, "Screening the elderly," *British Medical Journal*, 300: 1447-1448.

Friedman, Z. et al. 1983, "Ophthalmic screening of 38,000 children, age 1 to 2 years in child welfare clinics," *Journal of Pediatric Ophthalmology and Strabismus*, 17(4): 261-267.

Ganapati, R. et aL 1984, "Leprosy detection through non-survey techniques," *Indian Journal of Leprosy*, 45(3): 622-625.

Garud, M. A. et al. 1983, "Cytology screening program in an urban and rural community in India: review of a ten-year experience," *Acta Cytologica*, 27(4): 429-431.

Gatner, E. M. S. & K. R. Burkhardt. 1980, "Correlation of the results of X-ray and sputum culture in tuberculosis prevalence surveys," *Tubercle*, 61: 27-31.

Goldbloom, R. & R. N. Battista. 1986, "The periodic health examination: 1. Introduction," *Canadian Medical Association Journal*, 134: 721-723.

Gottlieb, L. K. et al. 1983, "Glaucoma screening, A cost-effectiveness analysis," *Surve of Ophthalmology*, 28: 206-226.

Gottridge, J. et al. 1989, "The nonutility of chest roentgenographic examination in asymptomatic patients with positive tuberculin test results," *Archives of Internal Medicine*, 149: 1660-1662.

Grace, H. J. 1981, "Prenatal screening for neural tube defects in South Africa," *South African Medical Journal*, 60: 324-329.

Griffiths, K. D. et al. 1982, "Neonatal screening for sickle haemoglobinopathies in Birmingham," *British Medical Journal*, 284: 933- 935.

Guanqing, Kan. 1981, "Tuberculosis and its control in Beijing," *Chinese Medical Journal*, 94(10): 685-690.

Gunderson, M. et al. 1989, *IDS: testing and privacy*, Salt Lake City: University of Utah Press.

Habberna, J. D. F. 1990, "Screening for cervical and breast cancer in the Netherlands: policy and technology assessment," in: Jonsson B et al., eds. *Policy-making in Health Care. Changing goals and new tools,* Linköping: Linköping University, Faculty of Health Sciences(Health Service Studies 4).

Halberstam, M. J. 1970, "The silent debits of multiphasic screening," *New England Journal of Medicine*, 283(20): 1114.

Hall, D. M. B. 1989, *Health for All Children: A Programme for Child Health Surveillance,* Oxford: Oxford University Press.

Hamburg, B. A. 1989, "Adolescent health care and disease prevention in the Americas," eds. by D. Hamburg & N. Sartorius, *Health and Behaviour: Selected Perspectives*, Cambridge: Cambridge University Press:127-149.

Hart, R. H. et al. 1990, *Integrating Maternal and Child Health Services with Primary Health Practical Considerations*, Geneva: World Health Organization.

Hathaway, W. E. et al., eds. 1991, *Current Pedialric Diagnosis and Treatment,* East Norwalk, CT, Appleton & Lange.

Henderson, J. B. 1982, "Measuring the benefits of scrceening for open neural tube defects," *Journal of Epidemiology and Community Health*, 36: 214-219.

Hoeper, E. W. et al. 1984, "The usefulness of screening for mental illness," *Lancet*, 1: 33-35

Holland, W. W. & S. Stewart. 1990, *Screening in Health Care*, London: Nuffield Provincial Hospitals Trust.

Holtzman, N. A. 1991, "What drives neonatal screening programs?" *New*

England Journal Medicine, 325(11): 802-804.

Huang, S. C. et al. 1988, "Effectiveness of scoliometer in school screening for scoliosis," *Journal of the Formosan Medical Association*, 87: 955-959.

Imperato, P. J. et al. 1973, "Mass campaigns and their comparative costs for nomadic and sedentary populations in Mali," *Tropical and Geographical Medicine*, 25: 416-422.

Institute of Medicine. 1985, *Preventing Low Birthweight*, Washington, DC: National Academy Press.

_____. 1988, "Prenatal care," *Reaching Mothers, Reaching Infants*, Washington, DC: National Academy Press.

Jenkins, S. 1990, "Organisation of screening: a practical view," *British Medical Journal*, 300: 1050-1052.

Kasongo Project Team. 1984, "Antenatal screening for fetopelvic dystocias, A cost effectiveness approach to the choice of sirnple indicators for use by auxiliary personnel," *Journal of Tropical Medicine and Hygiene*, 87: 173-183.

Khare, C. B. et al. 1988, "Vignette method for psychiatric case detection in a rural community," *Medical Journal of Malaysia*, 43: 100-107.

Kolata, G. 1985, "Debate over colon cancer screening," *Science*, 229: 636-637.

Koroltchouk, V. et al. 1990, "The control of breast cancer: a World Health Organization perspective," *Cancer*, 65(12): 2803-2810.

Krishnamoorthy, K. et al. 1985, "Mass blood survey in three villages of Rameswaram Island endemic for malaria," *Indina Journal of Medical Research*, 81: 140-142.

Krivinka, R. et al. 1974, "Epidemiological and clinical study of tuberculosis in the district of Kolin, Czechoslovakia," *Bulletin of the World Health Organization*, 51: 59-69.

Laszlo, J. 1974, "Automated 'chemistries', a multiphasic misadventure(editorial)," *Archives of Internal Medicine*, 133: 1068-1069.

Lengeler, C. et al. 1991a, "Community-based questionnaires and health statistics as tools for the cost-efficient identification of communities at risk of urinary schistosomiasis(198)," *International Journal of Epidemiology*, 20(3): 796-807.

_____. 1991b, "Rapid, low-cost, two-step method to screen for urinary schistosomiasis at the district level: the Kilosa experience," *Bulletin of the World Health Organization*, 69(2): 179-189.

Levin, B. 1992, "Screening sigmoidoscopy for colorectal cancer," *New England Journal of Medicine*, 326(6): 700-702.

Li, H. P. et al. 1985, "Early diagnosis of scoliosis based on school screening," *Journal of Bone and Joint Surgery*, 8(67-A): 1202-1205.

Lima, B. R. et al. 1987, "Scrceening for the psychological consequences of a major disaster in a developing country: Armero, Colombia," *Acta Psyhiatrica Scandinavica*, 76: 561-567.

Liu, S. R. & Q. H. Zuo, 1986, "Newborn screening for phenylketonuria in eleven districts," *Chinese Medical Journal*, 99: 113-118.

Louria, D. B. et al. 1976, "Primary and secondary prevention among adults: an analysis with comments on screening and health education," *Preventive Medicine*, 5: 549-572.

Lozoff, B. et al. 1991, "Long-term developmental outcome of infants with iron deficiency," *New England Journal of Medicine*, 325: 687-694.

Luka-Tombekana, M. 1984, *The Role of Medical Auxiliaries in Operative Obstetrics in Rural Zaire*, London: Institute of Child Health(dissertation).

Lunt, R. 1984, "Worldwide early detection of cervical cancer," *Obstetrics and Gynecology*, 63: 708-713.

Luthra, U. K. et al. 1988, "Clinical downstaging of uterine cervix by paramedical personnel," *Lancet*, 1: 1402.

Lynch, H. T. et al. 1985, "A demonstration project on cancer screening in rural Thailand: preliminary report," *Oncology*, 42: 193-197.

Macfarlane, A. et al. 1989, *Child Health, The Screening Tests*, Oxford: Oxford University Press,

Manderson, L. & P. Aaby. 1992, "Can rapid anthropological procedures be applied to tropical diseases?" *Health Policy and Planning*, 7(1): 46-55.

Mathai, M. 1988, "Prediction of small-for-gestational-age infants using a specially calibrated tape measure," *British Journal of Obstetrics and Gynaecology*, 95: 313-314.

McCreary, C. H. 1968, "Tuberculosis control in India," *Diseases of the Chest*,

53(6): 699-708.

McKeown, T. & C. R. Lowe(eds.). 1974, *An Introduction to Social Medicine*, 2nd ed. Oxford: Blackwell Scientific.

McNeil, B. et al. 1981, "A cost-effectiveness analysis of screening for hepatis B surface antigen in India," *Medical Decision-Making*, 1(4): 345-359.

McPherson, B. D. & C. A. Holborow. 1988, "School screening for hearing loss in developing countries," *Scandinavian Audiology*, 28 (Suppl.): 103-110.

Miller, A. B. 1989, "Mammography: a critical evaluation of its role in breast cancer screening, especially in developing countries," *Journal of Public Health Policy*, 487-497.

_____. 1991, "The role of screening in the fight aganist breast cancer," *World Health Forum*, 13: 277-285.

_____. 1992, *Cervical Cancer Screening Programmes: Managerial Guidelines*, Geneva: World Health Organization.

Modell, B. et al. 1991, *Community Genetics Services in Europe*, Copenhagen: WHO Reginal Office for Europe.

Morrison, B. 1986, "The periodic health examination: 3, Breast cancer," *Canadian Medical Association Journal*, 134: 727-729.

Mott, K. E. et al. 1985, "Indirect screening for *Schistosoma Haematobium* infection: a comparative study in Ghana and Zambia," *Bulletin of the World Health Organization*, 63(1):135-142.

Mountin, J. W. 1950, "Multiple screening and specialized programs," *Public Health Report*, 65(42): 1359-1368.

Mustafi, A. A. & K. Kouris. 1985, "Effective dose equivalent and associated riskd from mass chest radiography in Kuwait," *Health Physics*, 49(6): 1147-1154.

Nabarro, D. & P. Chinnock. 1988, "Growth monitoring—inappropriate promotion of an appropriate technology," *Social Science and Medicine*, 26(9): 941-948.

Newman, T. et al. 1990, "The case against childhood cholesterol screening," *Journal of the American Medical Association*, 264(23): 3039-3043.

Ng, C. S. A. et al. 1981, "Diabetic screening in pregnancy," *Singapore Medical*

Journal, 22(2): 59-63.

Nuffield Provincial Hospitals Trust. 1968, *Screening in Medical Care*, Reviewing, London: Oxford University Press.

Oduwole, O. O. & A. O. Ogunyemi. 1989, "Validity of the GHQ-30 in a Nigerian medical outpatient clinic," *Canadian Journal of Psychiatry*, 34: 20-23.

Ohwovoriole, A. E. et al. 1988, "Casual blood glucose levels and prevalence of undiscovered diabetes mellitus in Lagos Metropolis Nigerians," *Diabetes Research and Clinical Practice*, 4: 153-158.

Okunade, A. O. 1980, "Screening for handicaps in children: are Nigerian nurses equipped?" *International Journal of Nursing Studies*, 17: 181-187.

Oviasu, V. O. & F. E. Okupa. 1980, "Arterial blood pressure and hypertension in Benin in the equatorial forest zone of Nigeria," *Tropical and Geographical Medicine*, 32(3): 241-244.

PAHO. 1984, *Prevention and Control of Genetic Diseases and Congenital Defects*, Washington, DC: Pan American Health Organization(Scientific Publication, Vo. 460).

______. 1986, *Ttuberculosis Control: a manual on methods and procedures for integrated programs*, Washington, DC: Pan American Health Organization(Scientific Publication, No. 498).

Pandav, C. S. & N. Kochupillai. 1985, "Organisation and implementation of neonatal hypothyroid screening programme in India—a primary health care approach," *Indian Journal of Pediatrics*, 52: 223-229.

Pavlov, K. A. & V. F. Semniglazov. 1981, "Detection of early forms of breast cancer by mass screening examinations," *Neoplasma*, 28: 611-615.

Paxman, J. M. & R. J. L. Zuckerman. 1987, *Laws and Policies Affecting Adolescent Health*, Geneva: World Health Organization.

Peresra, H. W. 1978, "Choice of a policy in case finding," *Journal of the Nepal Medical Association*, 16(1): 72-82.

Pernoll, M. L. ed. 1991, *Current Obstetric and Gynecologic Diagnosis and Treatment*, East Norwalk, CT: Appleton & Lange.

Persaud, V. 1987, *Screening for Breast Cancer Saves Lives*, West Indian medical journal, 36: 57-59.

Phaff, J. M. L. ed. 1986, *Perinatal Health Services in Europe: searching for better childbirth*, London: Croom Helm.

Pierce, C. 1992, "Jury still out on carotid endarterectomy," *Family Practice News*, 22(20): 39-41.

Pinotti, J. A. et al. 1981, "Preventive obstetric and gynecology program: pilot plan for integrated medical care," *Bulletin of the Pan American Health Organization*, 15(2): 104-112.

Polnay, L. 1989, "Child health surveillance—new report highlights value of parental observations," *British Medical Journal*, 299; 1351-1352.

Pratinidhi, A. K. et al. 1987, "Screening tests for vitamin A deficiency," *Indian Journal of Pediatrics*, 54: 563-570.

Program for Appropriate Technology in Health. 1984a, "Technologies for pregnancy care," *Health Technology Directions*, 4(1): 1-12.

____. 1984b, "Technologies for safe birth," *Health Technology Directions*, 4(2): 1-16.

____. 1987, "Iodine deficiency disorders," *Health Technology Directions*, 7(1): 5.

Rai, S. K. et al. 1987, "Difference in tuberculin reaction read after forty-eight and seventy-two hours: a preliminary study," *Nepal Paediatrics Societ Journal*, 6(2): 13-15.

Roemer, M. I. 1984, "The value of medical care for health promotion," *American Journal of Public Health*, 74(3): 243-248.

Royston, E. & S. Armstrong. eds. 1989, *Preventing Maternal Deaths*, Geneva: World Health Organization.

Sampaio, Goes. J. et al. 1981, "Cervical cancer prevention and control in developing countries: a model program," *Bulletin of the Pan American Health Organization*, 15(3): 216-225.

Sarda, R. K. et al. 1986, "Further observations on the use of gross haematuria as an indirect screening technique for the detection of Schistosoma haematobium infection in school children in Dar es Salaam, Tanzania," *Journal of Tropical Medicine and Hygiene*, 89: 309- 312.

Sarue, P. H. E. et al. 1984, *El concepto de riesgo el cuidado de la salud, Manual basico de aprendizaje inicial, Montevideo*, CLAP: American Institute of the Child.

Scheffer, R. M. & L. Paringer. 1980, "A review of the economic evidence on prevention," *Medical Care*, XVIII(5): 473-484.

Schneider, A. & G. Meinhardt. 1984, "Screening for cervical cancer in Butha Buthe, Lesotho," *Tropical Doctor*, 14: 170-174.

Schroeder, S. A. et al. eds. 1991, *Current Medical Diagnosis and Treatment*, East Norwalk, CT: Appleton & Lange.

Selby, J. V. et al. 1992, "A case-control study of screening sigmoidoscopy and mortality from colorectal cancer," *New England Journal of Medicine*, 326: 653-657.

Semiglazov, V. F. & V. M. Moissenko. 1987, "Breast self-examination for the early detection of breast cancer: a USSR/WHO controlled trial in Leningrad," *Bulletin of the World Heal Health Organization*, 65(3): 391-396.

Sen, B. et al. 1987, "Psychiatric morbidity in primary health care, A 2-stage screening procedure in developing countries," *British Journal of Psychiatry*, 151: 33-38.

Shah, K. P. & P. M. Shah. 1981, "The mother's card: a simplified aid for primary health workers," *WHO Chronicle*, 35(2): 51-53.

Shah, P. M. et al. 1988, "The home-based maternal record—a tool for family involvement in health care," *IPPF Medical Bulletin*, 22: 2-3.

Shrestha, S. M. 1987, "Incidence of HBsAg carrier rate in pregnant women in Kathmandu," *Journal of the Institute of Medicine*, 9: 71- 76.

Shrivastav, P. et al. 1986, "Selective screening for carcinoma cervix in South Indian women," *International Journal of Gynaecology and Obstetrics*, 24(5): 337-342.

Silverberg, D. S. et al. 1974, "Use of shopping centres in screening for hypertension," *Canadian Medical Association Journal*, 111: 769-774.

Singer, B. & D. O. Sawyer. 1992, "Perceived malaria illness reports in mobile populations," *Health Policy and Planning*, 7(1): 40-45.

Slater, P. E. et al. 1981, "The early breast cancer detection program of the Israel cancer Association: a retrospective evaluation," *Israel Journal of Medical Sciences*, 17: 827-838.

Smith, G. S. 1989, "Development of rapid epidemiologic assessment methods to evaluate health status and delivery of health services," *International Journal of Epidemiology*, 18(Suppl. 2): S2-S15.

Soni, S. & P. Ingle. 1982, "Comparison of slum survey, school survey and health education as methods of detection of leprosy cases in urban area," *Leprosy in India*, 54(4): 716-720.

Spitzer, W. O. 1984, "The periodic health examination: 1. Introduction," *Canadian Medical Association Journal*, 130: 1276-1278.

Stanley, K. & J. Stjernsward. 1986, "A survey on the control of oral cancer in India," *Indian Journal of Cancer*, 23: 105-111.

Stanley, K. et al. 1987, "Women and cancer," *World Health Statistics Quarterly*, 40: 267-278.

Sterky, G. et al. eds. 1985, *Breathing and Warmth at Birth: judging the appropriateness of technology*, Stockholm: Swedish Agency for Research Cooperation with Developing Countries.

Stewart, T. H. 1966, "Are mass miniature X-ray surveys among South African whites warranted?" *South African Medical Journal*, 49(21): 493-495.

Stilma, J. S. et al. 1983, "Eye screening in 2234 Sierra Leonean school students and detection of onchocerciasis," *Documenta Ophthalmologica*, 56: 123-129.

Stjernswärd, J. et al. 1987, "Plotting a new course for cervical cancer screening in developing countries," *World Health Forum*, 8: 42-45.

Stray-Pedersen, B. 1983, "Economic evaluation of maternal screening to prevent congenital syphilis," *Sexually Transmitted Diseases*, October-December.

Sun, T. T. et al. 1986, "A pilot study on universal immunization of newborn infants in an area of hepatitis B virus and primary hepatocellular carcinoma prevalence with a low dose of hepatitis B vaccine," *Journal of Cellular and Comparative Physiology*, 4: 83-90.

Taiwan Department of Health. 1988, "The Executive Yuan. The Taiwan program to strengthen the vision health care for the school children," *Acta Ophthalmologica*, 185(Suppl.): 140-150.

Tanner, M. et al. 1987, "Longitudinal study on the health status of children in a rural Tanzanian community: parasitoses and nutrition following control measures against intestinal parasites," *Acta Tropica*, 44: 137-174.

Tao, S. et al. 1984, "Twenty-three years research on prevention of cervical cancer," *Chinese Medical Journal*, 97(5): 379-384.

Tarimo, E. & F. G. R. Fowkes. 1989, "Strengthening the backbone of primary health care," *World Health Forum*, 10: 74-79.

Tatara, K. et al. 1991, "Relation between use of health check ups starting in middle age and demand for inpatient care by elderly people in Japan," *British Medical Journal*, 302: 615-618.

Teklu, B. & K. Kassegn. 1982, "Mass miniature radiography at the tuberculosis demonstration and training centre, Addis Ababa," *Ethiopian Medical Journal*, 20: 131-134.

Terris, M. 1981, "The primacy of prevention," *Preventive Medicine*, 10: 689-699.

Thompson, M. S. et al. 1981, "Cost-effectiveness of screening for hypo-and hyperthyroidism in India," *Medical Decision-Making*, 1(1): 44-58.

Trachtenberg, A. I. et al. 1988, "A cost-based decision analysis for chlamydia screening in California family planning clinics," *Obstetrics and Gynecology*, 71: 101-108.

Trowbridge, F. L. & N. Staehling. 1980, "Sensitivity and specificity of arm circumference indicators in identifying malnourished children," *American Journal of Clinical Nutrition*, 33: 687-696.

Tsega, E. et al. 1987, "Prevalence of hepatitis B virus markers among Ethiopian blood donors: is HBsAg screening necessary?" *Tropical and Geographical Medicine*, 39: 336-340.

Tuke, J. W. 1990, "Screening and surveillance of school aged children," *British Meidical Journal*, 300: 1180-1182.

Tuomilehto, J. et al. 1987, "Sequels to screening for HTN and MM in Fiji," *Diabetes Research and Clinical Practice*, 4: 15-22.

United Nations. 1986, *How to Weigh and Measure Children. Assessing the Nutritional Status of Young, Children in Household Surveys*, New York(Annex 1: Summary procedures).

USPSTF. 1989, "United States Preventive Services Task Force," *Guide to Clinical Preventive Services*, Baltimore, MD.: Williams and Wilkins.

USDHEW. 1971, "National Center for Health Services Research and Development," *Multiphasic Health Testing Systems: reviews and annotations*, Rockville, MD.: US Government Printing Office(HSRD 71-1).

van der Maas P. J. et al. 1989, "The cost-effectiveness of breast cancer screening," *International Journal of Cancer*, 43: 1055-1060.

Venkataswamy, G. 1972, "Eye camps in India," *Israel Journal of Medical Sciences*, 8(8-9): 1254-1259.

Vlassoff, C. & M. Tanner. 1992, "The relevance of rapid assessment to health research and interventions," *Health Policy and Planning*, 7(1): 1-9.

Wang, Y. Y. & S. Yang. 1985, "Occult impaired hearing among 'normal' school children in endemic goiter and cretinism areas due to iodine deficiency in Guizhou," *Chinese Medical Journal*, 98(2): 89-94.

Warnakulasuriya, K. A. A. S. et al. 1983, "Can primary health workers screen for oral cancer?" *World Health Forum*, 4(3): 202-204.

_____. 1984, "Utilization of primary health care workers for early detection of oral cancer and precancer cases in Sri Lanka," *Bulletin of the Organization*, 62(2): 243-250.

_____. 1988, "Compliance following referral in the early detection of oral cancer and precancer in Sri Lanka," *Community Dentistry and Oral Epidemiology*, 16(6): 326-329.

Watson-Williams, E. J. ed al. 1988, "Solid phase red cell adherence immunoassay for anti-HIV-1: a simple, rapid, and accurate method for donor screening," *Transfusion*, 28(2): 184-186.

Way, L. W. ed. 1988, *Current Surgical Diagnosis and Treatment*, East Norwalk, CT: Appleton and Lange.

WHO. 1971, *Report of the Technical Discussions at the Twenty-fourth World Health Assembly on "Mass Health Examinations as a Public Health Tool,"* Geneva: World Health Organization(A24 Tech. Discussions).

_____. 1975, *Early Detection of Health Impairment in Occupational Exposure to Health Hazards: report of a WHO Study Group*, Geneva: World Health Organization(WHO Technical Report Series, No. 571).

_____. 1976, *Epidemiology of Onchocerciasis: report of a WHO Expert Committee*, Geneva: World Health Organization(WHO Technical Report Series, No.

597).

_____. 1983, *Prevention of Liver Cancer: report of a WHO Meeting*, Geneva: World Health Organization(WHO Technical Report Series, No. 691).

_____. 1984a, *Task Force on Appropriate Technolohgy for Pregnancy and Perinatal Care. Report of the First Meeting of the Steering Committee*, Geneva: World Health Organization(unpublished document WHO/ FHE/ MCH 84.2 Rev. 1; availale on request from Maternal and Child Health, World Health Organization, 1211 Geneva 27, Switzerland).

_____. 1984b, *Strategies for the Prevention of Blindness in National Programmes. A Primary Health Care Approach*, Geneva: World Health Organization.

_____. 1985a, *Having a Baby in Europe*, Copenhagen: WHO Regional Office for Europe.

_____.1986a, *Early Detection of Occupational Diseases*, Geneva: World Health Organization.

_____. 1986b, *Scales and Related Techniques for Weighing Pregnant Women, Newborns, Infants and Children: an evaluation*, Geneva: World Health Oragnization (unpuablished document WHO/ FHE/ MCH 86.5; available on request from Maternal and Child Health, World Health Organization, 1211 Geneva 27, Switzerland).

_____. 1986c, *The Growth Chart. A tool for Use in Infant and Child Health Care*, Geneva: World Health Organization.

_____. 1987, *Birth Weight Surrogates. The Relationship between Birth Weight, Arm and Chest Circumference*, Geneva: World Health Organization(unpublished document WHO/ FHE/ MCH 87.8; avilable on request from Maternal and Child Health, World Health Organization, 1211 Geneva 27, Switzerland).

_____. 1988, *The Challenge of Implementation: district health systems for primary health care*, Geneva: World Health Organization(WHO/ SHS/ DSH/ 88.1/ Rev. 1; available on request from Strengthening of Health Services, World Health Organization, 1211 Geneva 27, Switzerland).

_____. 1989a, *Report on Workshop on Home-based Mother's Records*, February 1989, Manila: WHO Regional Office for Western Pacific(document WHO ROWP 1989).

_____. 1989b, *Health of the Elderly: report of a WHO Expert Committee*, Geneva: World Health Organization(WHO Technical Report Series, No. 779).

_____. 1989c, *Interim Evaluation of the USSR/WHO Study of Breast Self-examination in Breast Cancer Early Detection*, Geneva: World Health Organization(unpublished document VHO/ CAN/ BSE/ 89; available on request from Cancer, World Health Organization, 1211 Geneva 27, Switzerland).

_____. 1993a, *A Global Strategy for Malaria Control*, Geneva: World Health Organization.

_____. 1993b, *Implemenlation of the Global Malaria Control Strategy: report of a WHO Study Group*, Geneva: World Health Organization(WHO Technical Report Series, No. 839).

_____. 1994, *Home-based Maternal Records. Guidelines for Development, Adaptation and Evaluation*, Geneva: World Health Organization.

WHO Meeting. 1984, "Control of oral cancer in developing countries," *Bulletin of the World Health Organization*, 62: 817-830.

_____. 1986, "Control of cancer of the cervix uteri," *Bulletin of the Worlrd Health Organization*, 64: 607-618.

WHO/UNICEF. 1978, *Primary Health Care. Report of the International Conference on Primary Health Care, Alma-Ata, 1978*, Geneva: World Health Organization ("Health for All" Serics, No. 1).

_____. 1986, *Maternal Care for the Reduction of Perinatal and Neonatal Mortality. A Joint WHO/UNICEF Statement*, Geneva: World Health Organization.

Wilson, J. M. G. 1971, *Background Document Based on Summary Reports Received from Countries and Other Material for Reference and Use at the Technical Discussions on "Mass Health Examinations as a Public Health Tool,"* Geneva: World Health Organization(unpublished document A24/ Technical Discussions/ 1)

Wilson, J. M. G. & G. Jungner. 1968, *Principles and Practice of Screening for Disease*, Geneva: World Health Organization(Public Health Papers, No. 34).

Winawer, S. J. & D. Miller. 1987, "Screening for colorectal cancer," *Bulletin of the World Health Organization*, 65: 105-110.

Wu, Y. et al. 1981, "A five year report on community control of hypertension, stroke and coronary heart disease in the Shijingshan people's commune, Beijing," *Chinese Medical Journal*, 94(4): 233-236.

____. 1982, "Nation-wide hypertension screening in China during 1979~ 1980," *Chinese Medical Journal*, 95(2): 101-108.

Yang, D. et al. 1985, "Mass cytologic screening for cervical carcinoma in China," *Acta Cytologica*, 29(3): 341-344.

Yelland, A. et al. 1991, "Diagnosing breast carcinoma in young women," *British Medical Journal*, 302: 618-620

Zadik, Z. et al. 1987, "Blood pressure determinations in Israeli schoolchildren aged 5 to 14 years," *Israel Journal of Medical Sciences*, 23: 789-802.

Zhang, G. et al. 1988, "Screening for scoliosis among school children in Beijing," *Chinese Medical Journal*, 101(2): 151-154.

찾아보기

세계보건기구

세계보건기구(World Health Organization, 보통 WHO로 줄여서 부름)는 국제연합(UN) 산하 전문기관의 하나로 건강 향상과 질병 퇴치를 위한 국제적 협력기구이다. 1946년 헌장이 만들어지고, 1948년 활동을 시작한 이래, 거의 모든 국가가 참여하여 1992년 현재 회원국 수는 168개 국에 이르고 있다.

세계보건기구는 전인류가 가능한 한 최고 수준의 건강을 달성하도록 하는 데 목적(헌장 제1조)을 두고 있으며, 이를 위하여 각국의 정부와 관련 기관의 협조 아래 건강과 질병에 관련된 여러 종류의 사업을 전개하고 있다.

세계보건기구는 중앙에 세계보건총회(World Health Assembly), 실행위원회, 사무국의 3개 조직이 있다. 전세계를 아프리카, 동지중해, 동남아시아, 서태평양, 아메리카, 유럽의 6개 지역으로 나누어 각각 자치적인 활동을 하고 있다. 우리나라는 서태평양 지역에 속해 있다. 서태평양 지역(Western Pacific Region)의 사무국은 필리핀의 마닐라에 있으며, 1989년 이후 우리나라의 한상태(韓相泰) 박사가 사무처장을 맡고 있다. 각 나라별로 세계보건기구 대표(WHO Representative)를 둔다.

세계보건기구의 재정은 주로 각국의 분담금으로 충당된다. 1991~1992 회계년도의 경우 6억 5천만 달러의 예산을 집행하였다. 우리나라도 0.21%(140만 달러)를 부담한 바 있다. 과거에는 수혜국이었으나, 이제는 부담액이 더 큰 공여국이 되었다.

세계보건기구는 인류의 건강한 삶이라는 이상을 달성하기 위하여 1950~60년대에는 말라리아, 결핵, 천연두 등 감염성 질환의 퇴치에 노력을 기울여, 큰 성과를 거두었다. 최근에는 AIDS의 관리, 환경보건의 개선 등에 적극 노력하고 있다. 세계보건기구가 정한 각종 기준, 질병분류, 질병관리체계는 세계적인 표준이 된다. 1970년대에 들어서는 '보건의료체계'를 강화하기 위한 사업을 전개하였다. 이러한 노력의 대표적인 예가 1978년 전 회원국이 모여 채택한 '알마아타(Alma Ata) 선언'이다. "모두에게 건강을(Health For All)"이라는 장기적 목표를 이루기 위하여, 새로운 의료질서로서 '일차보건의료'의 개념을 제시하였다. 이는 세계 각국의 보건의료 발전과 정책 수립에 매우 큰 영향을 미치고 있다. 일차보건의료는 이제 '국가 보건의료체계의 방향 재정립'과 '지역보건의료체계'의 구성이라는 더 높은 개념으로 발전되고 있다. 우리나라에서도 경기도 연천군, 강원도 화천군, 전라남도 곡성군, 대구시 남구 등에서 지역보건의료체계 사업이 진행되고 있다.

눌원보건문고 18

지역사회에서의 올바른 건강검진

ⓒ 서울대학교 의과대학 의료관리학교실, 1997

지은이/파울라 A. 브레이브맨·E. 타리모
옮긴이/서울대학교 의과대학 의료관리학교실
펴낸이/김종수
펴낸곳/도서출판 한울

편집/신선경

초판 1쇄 인쇄/1997년 2월 10일
초판 1쇄 발행/1997년 2월 25일

주소/120-180 서울시 서대문구 창천동 503-24 휴암빌딩 201호
전화/326-0095(대표)
팩스/333-7543
등록/1980년 3월 13일, 제14-19호

Printed in Korea.
ISBN 89-460-2390-2 94510

* 값 7,000원